심폐, 혈관과 위장계의 특수검사

Special Tests of the Cardiopulmonary, Vascular and Gastrointestinal Systems

심폐, 혈관과 위장계의 특수검사

옮긴이 김호봉 외

Special Tests of the Cardiopulmonary, Vascular and Gastrointestinal Systems

Dennis G. O'Connell, PT, PhD, CSCS, FACSM
Professor and Endowed Chair
Department of Physical Therapy
Hardin-Simmons University
Abilene, Texas

Janelle K. O'Connell, PT, PhD, DPT, ATC, LAT
Professor, Department of Physical Therapy
Hardin-Simmons University
Abilene, Texas

Martha R. Hinman, PT, EdD, CEEAA
Professor, Department of Physical Therapy
Hardin-Simmons University
Abilene, Texas

영 문 출 판 사

■ 옮긴이 (가나다 순)

김병곤 대구보건대학교 물리치료과 교수
김호봉 제주한라대학교 물리치료과 교수
윤세원 광주여자대학교 물리치료학과 교수
이인학 대전보건대학교 물리치료과 교수
정대인 광주보건대학교 물리치료과 교수
조현래 마산대학교 물리치료과 교수
최석주 대구과학대학교 물리치료과 교수
황 룡 동남보건대학 물리치료과 교수

Special Tests of the Cardiopulmonary, Vascular and Gastrointestinal Systems
by Dennis G. O'Connell & Janelle K. O'Connell & Martha R. Hinman

심폐, 혈관과 위장계의 특수검사

2012년 8월 23일 초판인쇄
2012년 8월 30일 초판발행

지은이 : Dennis G. O'Connell
Janelle K. O'Connell
Martha R. Hinman
옮긴이 : 김 호 봉 외
발행인 : 박 병 조
발행처 : 도서출판 영문출판사
등 록 : 1987년 12월 21일 제2-419호
주 소 : 서울시 강남구 삼성동 69-1
전 화 : (02) 514-5590, 776-5590
팩 스 : (02) 756-8943
홈페이지 : www.ymsbook.net
E-mail : yeongmunsa@empal.com
정 가 : 23,000원
ISBN 978-89-7224-307-6 93510

※ 파본은 교환해 드립니다.

바 침

(Dedication)

하나님 아버지와, 양치기, 종(servants), 집사로서 그의 은총과 선물을 받는 사람들에게 바칩니다.

목 차

Contents

감사의 말

(Acknowledgment)

교육 및 전문적 경력을 쌓아 가는 과정에 몇몇 지인들이 내가 새로운 도전을 시작 하도록 응원하고 용기를 북돋아 주었다. Charles Busuttil, Drs. Edward Howley, Fred Andres, 그리고 William Gould가 그분들이다. 그분들은 진정한 교육자이고 신사며 훌륭한 본보기가 되는 이들다. 나의 공동 연구자, 동료, 그리고 친구인 Dr.Martha Hinman은 수많은 특수검사에 관한 전문지식, 축소한 몇몇 테이블, 검토한 책들을 제공하였다. 나의 친구이자 학부 동기인, Drs. Brewer, Friberg, Garrett, Palmer, 그리고 Rutland, 또한 나의 학생들은 내가 더 나은 스승, 작가, 동료, 임상인이 될 수 있도록 매일 매일 나를 들뜨게 하고 용기내게 하였다. 2007~2009의 Hardin-Simmons University classes는 매우 큰 도움이 되었고 이 교재에 있는 필사본들은 그곳에 있는 것들이 많다. 친애하는 사서 Mrs. Leta Tillman은 이번 저서에 쓰인 수백개의 필사본을 힘들게 얻어냈다. Mrs. Karen Freeland 와 Mrs. Ann Jones는 다른 방법으로 도움을 주었다. 모델 Dr. Nikki Powers, Mr.Tanner Zimmerman 그리고 Ms. Loretta Pugh 뿐만 아니라 Mr. Pete Hinman이 투자해준 시간과 노력에 깊은 감사를 드린다. Dr. Tim Chandler는 모든 사진 영상을 제공하고 자신의 시간과 전문지식을 지원해 주었다. SLACK사에, Brien Cummings과 Debbie Steckel은 계속해서 격려하고 재촉도하며 지원을 해주었다. 나의 부모님인 George와 Grace O'Connell, 그리고 장인, 장모인 Carl과 Joann Pohlman을 포함한 확대 가족들은 항상 용기를 주는 원천이었다. 물론 가장 큰 응원군은 사랑하는 아내이자 동료인, Dr. Janell O'Connell이다. 그녀는 복부 평가 절(section)을 저술하고 모든 수치와 사진을 정리 했으며, 반복해서 교재 전반을 검토하고 많은 세부 사항들을 세심히 살폈다. 내가 주의 결핍(AADD)-혹은 "author attention deficit disorder"-으로 어려움을 겪을 때 그녀의 뛰어난 관리 능력과 실용주의(pragmatism) 덕에 이 저서가 빛을 보게 되었다. 우리의 노력이 우리 아이들, Evan, Cameron, 그리고 Keelan, 또한 학생들이 평생 교육의 중요성과 혜택을 깨닫게 되는데 도움이 되길 바란다.

Dennis G.O'Connell, PT, PhD, CSCS, FACSM

저자에 대해

(About the Authors)

Dennis G. O' Connell, PT, PbD, CSCS, FACSM는 Hardin-Simmons 대학 물리치료과의 창립 멤버이다. 그는 Shelton-Lacewell 석좌 교수와 정교수로 일하고 있다.

그는 유타 provo의 health 전문인 Rocky Mountain University의 비상근 교수이다. Dennis G.O' Connel은 맨하탄 대학의 체육학과에서 이학사를 받고, Kent 주립 대학과 Toledo 대학에서 각각 운동생리학으로 PhD와 문학석사를 받았다. 그는 San Antonio에 The University of Texas Health science Center에서 물리치료 영역의 두 번째 이학사 학위를 취득했다.

Dr. O' Connell은 운동생리 학자로서 30년 그리고 물리치료사로서 15년의 경력을 갖고 있다. 그의 임상경험은 심장, 폐, 그리고 근골격 장애 환자, 그리고 인체공학에 중점을 두고 있다. 게다가 그와 그의 아내 Janelle은 HSU PT 부서를 만들어 캠퍼스에서 무료 상담을 제공하고 택사스의 애빌런, 멕시코, 과테말라에서 그들의 학생들과 함께 봉사를 했다.

Janelle K. O' Connell, PT, PbD, DPT, ATC, LAT는 현재 자신이 교수와 학과장으로 있는 Hardin-Simmons 대학 물리치료과의 창립 멤버이다. 그녀는 Central Michigan University에서 교육학으로 이학사를, Kent 주립 대학에서 운동생리학으로 문학석사, Toledo 대학에서 체력증진으로 PhD를 받았다. 그녀는 Hardin-Simmons 대학에서 초보 MPT와 DPT를 받았다. 그녀는 14년의 물리치료사 경력과 31년의 운동 트레이너 경력을 갖고 있다. 그녀는 고등학교와 대학교 스포츠 그리고 운동훈련 교육 분야에서 일을 하였다. 그녀는 노인들을 위한 인증된 운동 전문가이며 노인들과 함께 일하는 것을 즐긴다.

Martba R. Hinman, PT, EdD, CEEAA는 Hardin-Simmons 대학의 물리치료과 정교수이고 버밍엄의 알라바마 대학과 인디아 폴리스 대학의 비상근 교수이다. 그녀는 물리치료학으로 이학사를 그리고 조지아 의과 대학에서 체력교육으로 석사를 받았고, 휴스턴 대학에서 행정학과 보건교육으로 EdD를 땄다. 그녀는 물리치료사로서 34년 동안 상처관리, 정형외과, 그리고 노인건강에 주의를 기울였다. 그녀는 노인들을 위한 인증받은 운동 전문가이며 노인들의 낙상과 골절 위험을 평가하는 데 전문성을 갖고 있다. 그녀는 30년간 미국 전역의 수많은 물리치료 프로그램에 대한 인증 검토자 그리고 교육 상담자로서 일하였다.

서 문

(Preface)

지난 15년 동안, 운 좋게도 심장혈관, 폐질환 환자 처치와 계통 질환 환자 처치과정을 물리치료 학생들에게 가르치게 되었다. 그 시간동안 미국의 건강관리 체계는 상당한 변화를 겪었으며 앞으로도 광범위한 변화가 있을 것 같다. 소수의 국회의원들과 제3당 납부자들이 예방진료를 지지하고 고무시키는 선견지명이 있긴 해도 나의 믿음은 “최상의 치료는 예방”이라는 것이다. 수많은 임상의학과 간호학, 그리고 보건학이 질환을 처치하는데 초점을 맞추는 반면에 의사가 의료 재앙을 방지하는 것과 단순하지만 타당하고, 믿을만한, 민감한, 그리고 특수한 검사와 측정법에 주의를 기울이는 것은 어떨까? 한 예로서 나의 아버지는 기본 신체검사에서 복부 동맥류로 진단 받았다. 물리치료사 동료는 진단을 바르게 하여 치료가 된 심장학자 친구의 의심스런 (궁극적으로 종양) 피부 손상을 발견하였다.대다수 의사들의 목표가 주의 깊은 평가를 통한 예방이지만, 지지할만한 증거를 통해 임상적으로 중요한 생리학적 체계에 이르는 방법이 부족한 상황이다. 정형외과 검사를 위한 특수검사의 저자, Dr. Jeff G. Konin의 연구는 매우 인상적이었으며, 그와 논의 중에 그는 자신의 훌륭한 저서를 완성시킬 교재를 지필 하도록 나에게 의견을 제시하였다. 그사이, Dr. James R. Scifer는 또 다른 훌륭하고 유용한 도수법인 신경학적 검사를 위한 특수검사를 만들었다. 나는 이 교재를 통해 손상과 질환의 처치 및 발견에서 건강관리 전문가에게 도움이 될 중요 저작물이 완성되리라 믿는다.

결론적으로 독자들이 가슴, 복부, 하지 내부에 있는 구조물들의 평가를 검토 하거나 배울때 이 교재가 쓰이길 바란다. 운동이 중요한 예방책이라 여기는 사람들을 위해 최대하 운동평가와 운동처방이 포함된 간단한 섹션이 있다. 어떤 저서도 완벽 혹은 완전하지 않기 때문에, 이런 목표를 달성하기 위해 소통할 것을 권한다. 부디 장래에 개정판을 출판하고 책 내용을 개선하기 위해 여러분의 의견을 나누고자 한다면 Bookpublishing@wyanokegroup.com으로 접속해주길 바란다.

Dennis G.O' Connell, PT, PhD, CSCS, FACSM
Professor and Endowed Chair
Department of Physical Therapy
Hardin-Simmons University

역자 서문

이 책은 선진 심폐, 혈관과 위장계에 대한 특수검사 방법을 총 막라하여 체계적으로 정리해 놓은 것으로 임상에서 심폐 관련 물리치료의 접근방법에 있어서 근거 중심의 운동처방과 환자 관리에 효과적으로 대처할 수 있는 귀중한 내용들을 포함하고 있다. 특히 최근 물리치료의 분야에서 확대되고 있는 심혈관, 폐, 위장계 질환은 국가 사회적 측면에서 국민건강에 대한 획기적인 변화를 요구하고 있는 시점이고 또한 2014년부터 전면 개편되는 국가시험에도 심혈관 및 폐 관련 내용이 독립된 과목으로 출제되도록 제도화되어 있는 상태이므로 이에 대비하여 적극적인 심혈관 및 폐 관련 교재를 개발하여 학교뿐만 아니라 임상적으로도 연수프로그램 등을 통해 확대 보급해 나가야 할 것이다. 또한 이 책은 선진 물리치료 학문에서 대두되고 있는 근거에 기초한 치료(evidence based practice) 방법에 관한 내용이 충실하게 많이 다루어져 있고 자세한 평가를 통해 진단과 치료적 접근을 유도하고 환자의 운동처방과 관리에 중점을 두도록 구성되어 있다.

이 책은 여러 가지 심폐, 혈관과 위장계 관련 저널(문헌)들을 참고해서 근거에 기초한 검사와 운동처방에 관해 시도하고 있다. 아울러 이 책은 심폐, 혈관과 위장계의 이론적인 해부학적 내용과 생리학적인 원리 등도 잘 표현해서 정리해 놓았다. 제1절에서는 심혈관계 검사, 제2절에서는 폐 시스템 검사, 제3절에서는 복부 검사, 제4절에서는 말초 혈관계 검사, 제5절에서는 최대하 운동 평가로 되어 있고, 부록에서는 최대 유산소운동, 사이클 에르고미터 조정, 트레드밀 조정, 정상 상태 심박동수를 통한 최대 산소섭취량/최대 대사량 추정 등에 관한 참고 내용들이 수록 되어 있어 학교나 임상에서 학습하기에 아주 용이하게 저술되어 있다.

결론적으로 이 책은 현대 문명병으로 알려져 있는 심장, 폐, 혈관 및 위장계 질환에 대한 임상적인 근거에 기초한 과학적이고 정량적인 내용들을 가지고 특수검사와 운동처방 등에 관한 것들을 보여 주고 있다. 특히 근거에 기초한 원리는 검사와 치료 및 임상적 추론 방법에서 의학적이고 과학적인 최근 문헌들을 통해 체계적으로 잘 구성하였고 요약 정리하여 독자들로 하여금 쉽게 접근할 수 있도록 되어 있어 학교나 임상에서 심장, 폐, 혈관 및 위장계 질환에 대한 물리치료적인 다양한 접근들을 이해하고 적용할 수 있는 귀중한 지침서가 될 것으로 확신한다.

이 책이 번역되어 나오기까지 많은 분들의 수고가 있었다. 특히 대한심장호흡물리치료학회 임원들과 여러 교수님들과 임상 전문가들이 함께 모여 세미나를 개최하고 토론하며 이 책이 나오기까지 열성을 다하신 역자 여러분들에게 감사를 드립니다. 그리고 좋은 책을 출판할 수 있도록 힘써 주신 영문출판사 박병조 사장님과 출판사 관계자 여러분께도 진심으로 감사의 뜻을 전합니다.

2012년 5월

역자 대표
대한심장호흡물리치료학회 학회장 의학 박사 **김 호 봉**
Korean Academy of Cardiorespiratory Physical Therapy
President Ho-Bong Kim P.T., PhD.

머리말

(Foreword)

심폐, 혈관, 그리고 위장계 특수검사에 관한 저서는 때 늦은 감이 있다. 저자들은 다양한 자원들을 하나의 사용하기 쉽고, 작은 부피로 합치는데 성공했다. 주목할 만한 것은 환자의 자세와 치료사의 손위치를 명확히 하고 잘 정비된 수치로 각각의 검사를 기술하는 일정 포맷을 사용했다는 것이다. 게다가 각각의 검사를 기술한 후에 정상 및 양성 소견을 확실히 제시하여 유용하다. 전략적으로 표기된 테이블(table)은 또한 규범적 자료와 확대 설명을 제공하여 독자에게 도움을 준다. 원하던 심폐 운동검사 프로토콜의 위치를 찾고자 방대한 자료를 뒤져야하는 이들에게 마지막 장과 부록은 매우 유용하다. 장비의 눈금을 꼼꼼히 기록한 것과 심폐, 혈관 그리고 위장계 특수검사를 모두 합쳐 놓으면 임상인과 교육자에게 중요한 개인 서재가 된다.

Donald K. Shaw, PT, PhD, FAACVPR
Associate Professor
Physical Therapy Program
Midwestern University
Glendale, Arizona

소 개

(Introduction)

임상인과 학생들이 바쁘다고 하는 것은 무례함의 절제된 표현이다. 임상인은 방문일당(per-visit) 임상의(clinician)-환자(patients) 만남이 감소하고 상환 액수가 점차 감소하는 세상에서 생존할 수 있어야 한다. 이후, 비용이 저렴한 선에서 적절한 판단, 진단, 추천이 이루어 져야 한다. 이런 간단한 교재는 최상의, 현재 유용한 검사와 측정법을 이용하고자 하는 건강관리 제공자를 위해 발전되었다. 게다가, 밤새 수백 장을 읽는 것이 불가능한 학생들은 이와 같이 심혈관, 폐, 복부, 그리고 운동검사를 어떻게 수행하는지 간략하게 개관한 간편 안내서를 통해 도움을 받을 것이다. 사용하기 쉬운 교재를 만드는 것이 우리의 목표이다. 보통, 교재는 심혈관, 폐, 위장, 말초혈관, 그리고 최대하 운동평가 섹션으로 이루어졌다. 각 섹션마다 특수검사와 측정법을 개관하였다. 게다가, 유용한 부록들과 색인(index)이 포함되었다. 각각의 검사 수행법을 묘사하는 동작을 도해하기 위해 사진을 넉넉하게 사용했음을 알 수 있을 것이다. 교재는 최소한으로 만들었기 때문에 임상의는 특정 페이지로 가서 교재 내용과 동작을 검토하고, 적절하게 평가를 수행 할 수 있다. 근거에 입각한 실습이 최상이기 때문에 특수 고려사항 섹션에 가능한 한 자주 지지 근거 항목을 만들었다.

이용할 각 검사의 특수성, 민감성, 신뢰도, 타당성에 대해 심사 숙고한 내용을 포함 시키고자 모든 노력을 기울였다. 이러한 노력 중에 큰 어려움이 닥치기도 하지만, 과정은 계속된다.

제 1 절

심혈관계 검사

(Examination of the Cardiovascular System)

심혈관 질환 위험 요소
(Cardiovascular Disease Risk Factors)

실행(Action)

- 구두/서면으로 가족 및 위험요소 병력을 얻거나, 환자에게 위험요소 정보 기록을 주문한다.

Table 1-1

관상동맥 질환 위험 요소들[1, 2]

가족력	• 심근경색, 스텐트(stent), 관상동맥 우회 이식 수술 • 아버지의 급사 혹은 1촌 지간의 남자 친지<55세, OR • 어머니의 급사 혹은 1촌 지간의 여자 친지<65세
고혈압(Hypertension)	• 심장 수축기성≥140mm Hg 혹은 심장 확장기성≥90mm Hg, OR • 두 가지 경우로 나누어질 때 고혈압이 확실한, OR • 고혈압 약 투여
이상지혈증(Dyslipidemia)	• HDL≤40mg/dL 혹은 지질저하제 투여, OR • LDL 콜레스테롤≥130 mg/dL, OR • 총 콜레스테롤 ≥200 mg/dL(만약 LDL결과 수치가 없다면)
흡연	• 현재 흡연자 혹은 최근 금연자(≤6개월)
공복혈당 장애	• 혈당≥100mg/dL 두 가지로 나누어진 경우
비만	• 체질량 지수≥30kg/㎡, OR • 허리둘레/엉덩이 둘레≥88% 여자, ≥95% 남자, OR • 허리둘레≥88㎝ 여자, ≥102㎝ 남자
생활 습관	• 성인이 일주일에 5번 30분간의 유산소 활동을 하지 않음

Adopted from College of Sports Medicine. ACSM's Guideline for exercise testing and Prescription.7th ed. philadelphia, Pa:Lippincott Williams &Wilkins;2005, and Wilson PW, D'Agostino RB, Levy D, Belanger AM, Silbershatz H, Kannel WB. prediction of coronary heart disease using risk factor categories. Circulation.1998;97:1837-1847.

특별 고려사항

- 심혈관 질환의 유병률은 여자 보다 남자에게서 더 크며 나이가 들수록 양쪽 집단 모두 이환률이 증가한다[2].
- LDL-C, 총콜레스테롤, HDL-C, 혈압, 그리고 성별은 프레밍엄 모형공식(Framingham equation)에 이용되어 10년 이상 진행 중인 협심증, 심근경색, 혹은 관상동맥질환의 위험성을 추정한다[3].

- 프레밍엄 자료는 주로 백인 남녀의 위험 요소를 설명하는데 이용되며 타 인종 집단에는 적용하기 어렵다.
- 생활의 변화(운동과 영양)와 필요하다면, 약 처방을 통해 위험요소를 줄이기 위한 모든 노력을 아끼지 않을 것이다.

참고문헌 | References

1. American College of Sports Medicine. *ACSM's Guidelines for Exercise Testing and Prescription*. 7th ed. Philadelphia, PA: Lippincott, Williams & Wilkins; 2005.
2. Wilson PW, D'Agostino RB, Levy D, Belanger AM, Silbershatz H, Kannel WB. Prediction of coronary heart disease using risk factor categories. *Circulation*. 1998;97:1837-1847.
3. Estimate of 10-Year Risk for Coronary Heart Disease: Framingham Point Scores. http://www.nhlbi.nih.gov/guidelines/cholesterol/risk_tbl.htm. Accessed March 18, 2010.

심박수-안정시(성인)
(Heart Rate-Resting(Adults))

검사 자세

- 앉거나 누움; 팔에 힘을 빼고 부드러운 바닥이나 검사자가 지지를 해준다(그림 1-1).

실행(action)

- 두 번째와 세 번째 손가락으로 원하는 맥박 지점을 촉지한다.
- 보통 노뼈 혹은 목동맥을 평가한다; 다른 맥박 지점: 측두(temporal), 위팔(brachial), 넙다리(femoral), 오금(popliteal), 앞정강뼈(tibialis anterior), 발등(dorsalis pedis)
- 60초 동안 뛰는 수를 센다.
  ◈ 측정 시간이 짧을수록 에러가 증가한다
  60-초 세기 ± 1 beat/minute
  30-초 세기 ± 2 beat/minute
  15-초 세기 ± 4 beat/minute
  10-초 세기 ± 6 beat/minute

정상 소견

- 60-100beat/min[1]
- 유산소 운동인 경우 <60 beat/minute

양성 소견

- 빈맥(>100 beat/minute)
  ◈ 빈혈, 갑상선 기능 항진, 미열, 불안 등을 암시
- 서맥 (<60 beat/minute)
  ◈ 동성(sinus) 서맥, 2도 혹은 완전 심장 차단으로 생길 수 있음
- 건너 뛰거나(skipped) 추가 박동(extra beat)
  ◈ 심방 조기 수축, 결절점, 혹은 심실박동, 동성 부정맥, 2도 심장 차단-Mobitz Type I[2]

특별 고려사항

- 안정시 심박수는 종종 유산소 운동을 하는 사람들에게서 낮게 나타난다.
- 안정시 혈압은 아프거나 매일 힘든 일을 하고 나면 상승한다.
- 고혈압이 있는 성인에서, 한번의 심박수 측정치(3.8±8.0 beats/min)는 24시간 평균 심박수와 주간 평균 심박수(1.1±9.1 beats/min)[3] 보다 훨씬 높게 나타난다.

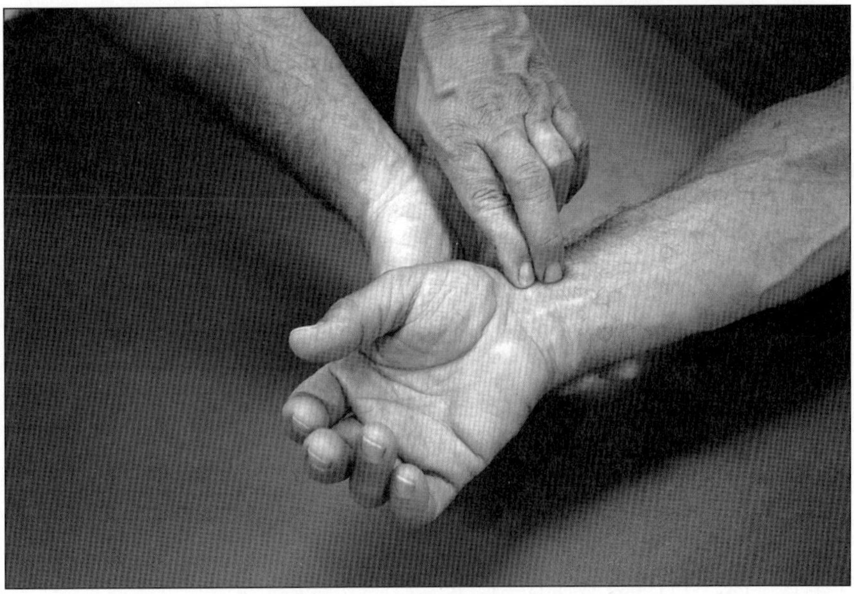

그림 1-1. 노맥박(Radial pulse)

- 임상 및 보행 중 심박동수는 여자보다 남자에서 더 낮으며 심혈관 합병증이 없는 사람에게서 더 높게 나타난다.[3]
- 심첨맥박(apical pulse)은 빗장뼈(쇄골) 중간선에서 4번째와 5번째 늑간 공간에 청진기를 놓으면 얻을 수 있다.

참고문헌 | References

1. Bickley LS. *Bates' Pocket Guide to Physical Examination and History Taking*. 9th ed. Baltimore, MD: Lippincott Williams & Wilkins; 2007.
2. Willms JL, Schneiderman H, Algranati PS. *Physical Diagnosis: Bedside Evaluation of Diagnosis and Function*. Baltimore, MD: Williams & Wilkins; 1994.
3. Palatini P, Thijs L, Staessen JA, et al. Predictive value of clinic and ambulatory heart rate for mortality in elderly subjects with systolic hypertension. *Arch Intern Med*. 2002;162:2313-2321.

심박동수-안정시(유아-청소년)

(Heart Rate-Resting(Infants-Adolescents))

검사 자세

- 안정: 바로 누움 혹은 앉음

실행(action)

- 가볍게 노뼈, 위팔, 혹은 목동맥을 촉지 한다.
- 다른 맥박 지점에는 측두, 위팔, 넙다리, 오금, 앞정강뼈, 발등 등이 있다.
- 60초 동안 뛰는 수를 센다(성인용 지침 참고).

정상 소견[1]

- 안정시 심박수는 나이가 들면서 감소한다.
- 나이가 들면서 표준편차가 크게 감소한다.

Table 1-2

정상 소견

나이	평균 심박동수
1세	140-115
1-4세	110-105
6-18세	95-82

Adapted from Holloway BW:The clinical Pocket Reference for nurse.philadelphia, PA: F.A. Davis;1996, and Bickley Ls, Szilagyi PG.Bates Guide to Physical Examination and history Taking. 9th philadelphia, Pa:Lippincott Williams &Wilkins;2007.

양성 소견[2]

다음 페이지 Table 1-3 참고

특별 고려사항

- 안정시 심박동수는 날마다 다르다.
- 들숨과 함께 심박동수를 증가시키는 동성 부정맥(Sinus arrhythmia) 그리고 날숨과 함께 감소하는 심박동수는 정상 이형(variant)이다.
- 안정시 혈압은 아프거나 매일 힘든 일을 하고 나면 상승한다.

Table 1-3

비정상 소견

집단	진단	가능한 질환
유아	빈맥(180beat/min)	불안 혹은 긴급 치료를 요하는
유아	서맥	심각한 질환이 있는
아동	빈맥	빈혈, 심방세동, 선천성 심장병, 열병, 통증, 동성 서맥, 탈수증
아동	서맥	과민증(anaphylaxis), 알러지 반응, 동방결절 기능부전군 혹은 심장 차단을 포함한 다수
청소년	빈맥	비정상 심박동(조기 심방 혹은 심실 수축), 심박조율기 질환(동방 결절 기능부전군, 완전 심장차단), 비정상 심박 조율기(심심위(suprventricular) 혹은심실빈맥), 혹은 비정상 전달로 (conduction pathway) (Wolff-parkinson-White syndrome)
청소년	서맥	동방결절 혹은 전달로 문제, 저체온증, 심장 손상

Adapted from Holloway BW:The clinical Pocket Reference for nurse.philadelphia, PA: F.A. Davis;1996, and Bickley Ls, Szilagyi PG.Bates Guide to Physical Examination and history Taking. 9th philadelphia, Pa:Lippincott Williams &Wilkins;2007.

참고문헌 | References

1. Holloway BW. *Stat Facts: The Clinical Pocket Reference for Nurses*. Philadelphia, PA: F.A. Davis; 1996.
2. Bickley LS, Szilagyi PG. *Bates' Guide to Physical Examination and History Taking*. 9th ed. Philadelphia, PA: Lippincott Williams & Wilkins; 2007.

맥박

(Pulse)

검사 자세

- 안정, 바로 눕거나 앉는다(검사자 선택)

실행(action)

- 60초간 두 번째 와 세 번째 손가락으로 한쪽 맥박을 촉지한다.
- 심박수, 리듬, 그리고 힘(진폭)을 확인
- 좌우를 비교

Table 1-4

맥박 진폭과 원인작용

	힘(진폭)	가능한 원인 요소들
3+	증가한, 가득찬, 내달리는	운동, 불안, 열병, 빈혈, 갑상선 기능 항진증
2+	정상	
1+	약한	충격, 말초 동맥 질환
0	없음	폐색, 사망

Adapted from Jarvis C. physical Examination and Health Assessment. 5th ed. St. Louis, MO: Saunders-Elsevier; 2008

정상 소견

- 심박동수(60-100 beats/min), 규칙적인 리듬, 정상 진폭

양성 소견[1]

- 비정상 심박동수 그리고/혹은 리듬(다음 페이지 Table 1-5 참고)

특별 언급/특별 고려사항

- 따뜻한 방에서 맥박을 평가 해야한다.
- 편측 목동맥을 평가하고, 동시에 심장 청진을 실시한다.
- 폐색이 발생할 정도로 너무 세게 누르거나 문지르면 안된다.
- 노뼈와 자뼈 맥박은 상지에서 찾지 못 할 수도 있다.
- 위팔 맥박은 유아에서 측정하기 편하다.

Table 1-5

맥박과 그 위치

맥박	위치
측두골	측두골 위, 눈썹 외측
목동맥	흉쇄유돌근 내측, 하악골 바로 아래
노뼈	수근골 근위 측, 전완 전외측
자뼈	수근골 근위 측, 전완 전내측
위팔	팔굽앞 와(fossa)에 이두근 정지점 아래, 이두근과 삼두근 사이 위팔 내측
넙다리	서혜인대 아래 그리고 전상장골극과 치골결합 사이에서 거의 절반 지점
오금	무릎 뒤 오금 안에. 환자가 바로 눕거나 엎드린 자세에서 촉지 할 수 있을 것이다
앞정강뼈	내과(malleolus)의 후방 그리고 약간 아래
발등	발의 배측, 종종 1번째와 2번째 신근 건 사이

- 오금맥박은 정중선에서 약간 외측에 있으며, 촉지하기가 힘들고 원위 측 맥박이 촉지되면 무시해도 될 것이다.
- 뒤정강과 발등동맥 맥박은 촉지하기 어렵다.
  - ◈ 한쪽 발에서 두 가지 맥박 모두 혹은 한 가지 맥박을 촉지 하지 못한다고 해서 병적 문제가 있는 것은 아니다.
  - ◈ 뒤정강 맥박의 상실은 하지 폐쇄성 동맥질환의 훌륭한 예측변수이다.
  - ◈ 발등동맥 맥박은 건강한 사람들 중 12%이내에서 촉지 하지 못한다.
- 만약 맥박이 촉지 않으면 도플러(Doppler)를 사용하라.

참고문헌 | References

1. Jarvis C. *Physical Examination and Health Assessment.* 5th ed. St. Louis, MO: Saunders-Elsevier; 2008.

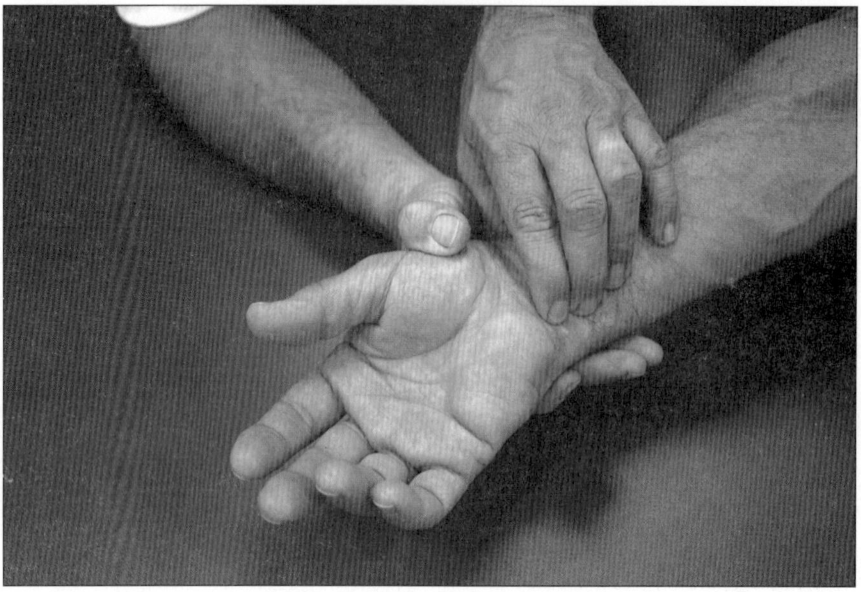

그림 1-2. 자뼈 맥박(Ulnar pulse)

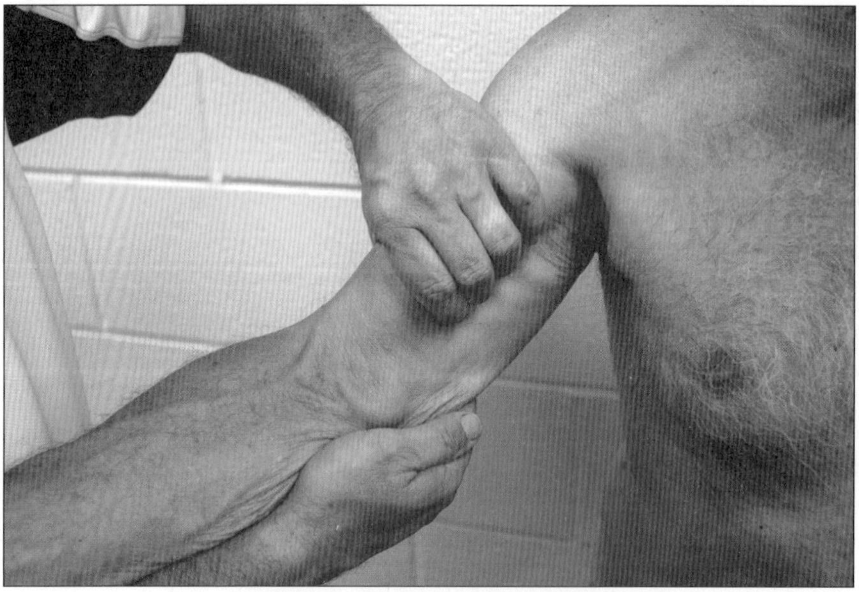

그림 1-3. 위팔맥박(Brachial pulse)

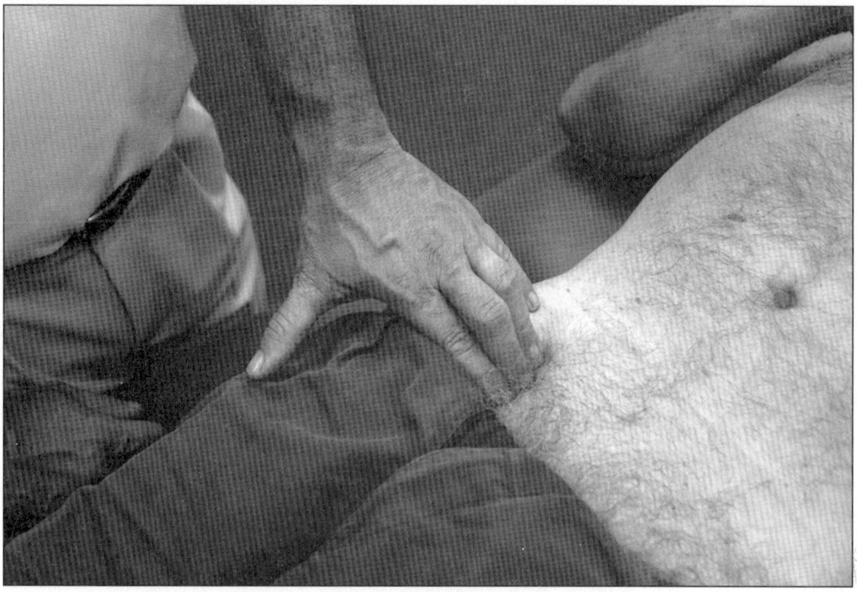

그림 1-4. 넙다리 맥박(Femoral pulse)

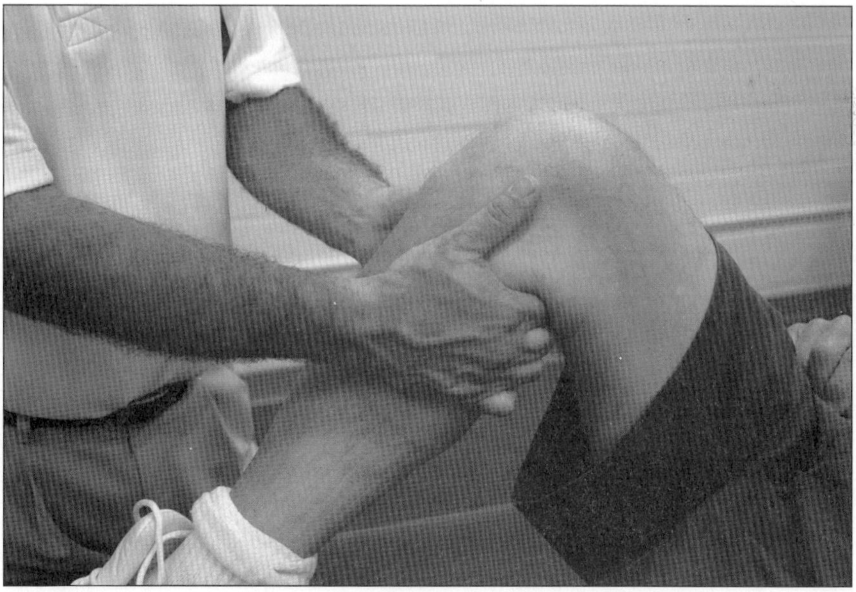

그림 1-5. 오금 맥박(Popliteal pulse)

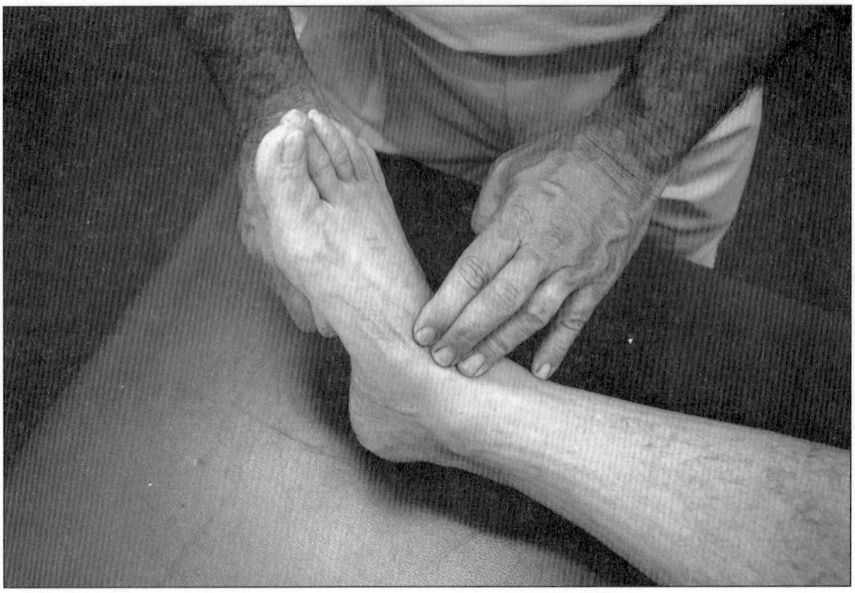

그림 1-6. 발등 맥박(Dorsalis pedis pulse)

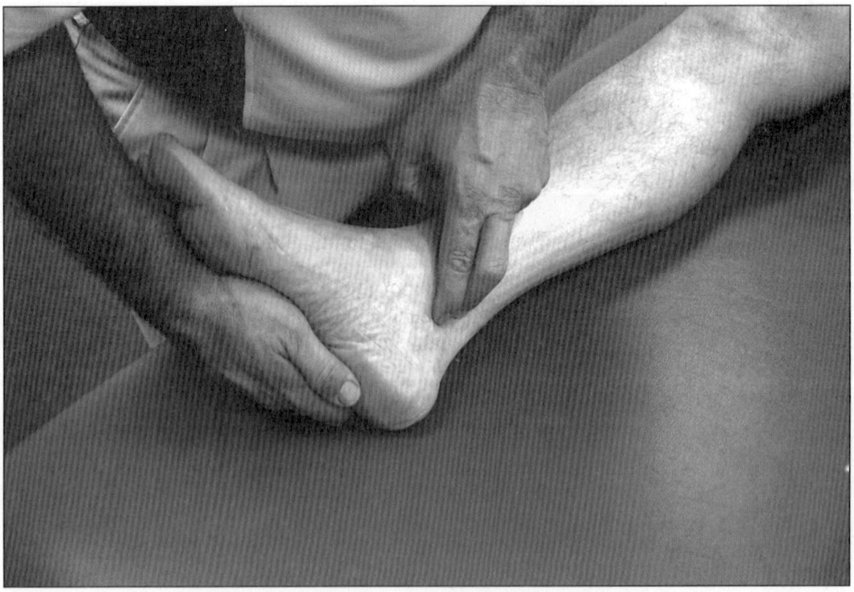

그림 1-7. 뒤정강 맥박(Posterior tibial pulse)

혈압 측정

(Blood Pressure Measurement)

검사 자세

- 팔아래 베개를 받치고 눕는다.
- 다리를 겹치지 않고, 지지된 팔이 완전히 드러나도록 하며 커프(cuff) 중간이 우측 심방 수준에 위치하도록 하기위해 팔을 편안하게 심장수준으로 놓고 앉는다(T4 혹은 유두)

실행(action)

- 최소 5분의 휴식을 갖는다.
- 팔굽앞 와(fossa)에 위팔 맥박의 위치를 찾는다.
- 커프 가장자리를 팔굽앞 와 보다 2-3㎝ 위에 놓지만 청진기에 닿으면 안 되고, 팔굽앞 와에 주머니의 중간지점이 오도록 커프로 팔을 감는다
- 성인과 아동 팔 둘레를 기준으로 주머니 길이=80% & 넓이=40%
- 노맥박을 촉지/찾는다 그리고 노맥박을 마지막으로 촉지할 수 있는 30㎜Hg 이상으로 주머니를 부풀린다.
- 동맥 위에 청진기 벨(bell)을 놓는다.
- 2-3mm/sec 속도로 압력을 풀어준다.
- 심장 수축성 그리고 심장 이완기성 압력으로서 첫 번째와 마지막 가청음을 기록한다.

정상 소견[1]

- 건강한 성인: 수축기성 혈압<120/심장 이완기성<80mmHg
  ◈ 전고혈압(prehypertension) 120-139/ 혹은 80-89mmHg

양성 소견

- 1단계 고혈압= 140-159/ 혹은 90-99[1]
- 2단계 고혈압≥160/ 혹은≥100[1]
- 청진 공백(auscultatory gap): 부족한 선행성 공급(antegrade flow)과 상지의 정맥 충혈 때문에 상실기가 지나고 나서 Korotkoff 음이 들린다.
  ◈ 표적 장기 손상과 고혈압은 노인들에게서 더 일반적이다.[2]
- 기이맥(pulsus paradoxus): 들숨일 때 수축기 혈압이 10mmHg 아래면 비정상이고, 폐 혹은 심장막 질환의 증상일 수 있으나 비만 혹은 임산부인 경우 정상일 수도 있다.[2]

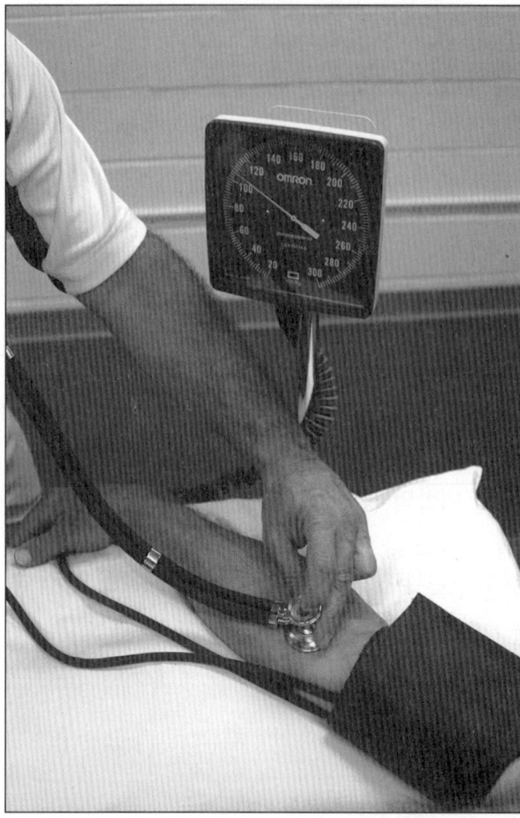

그림 1-8. 바로 누운 자세에서 혈압

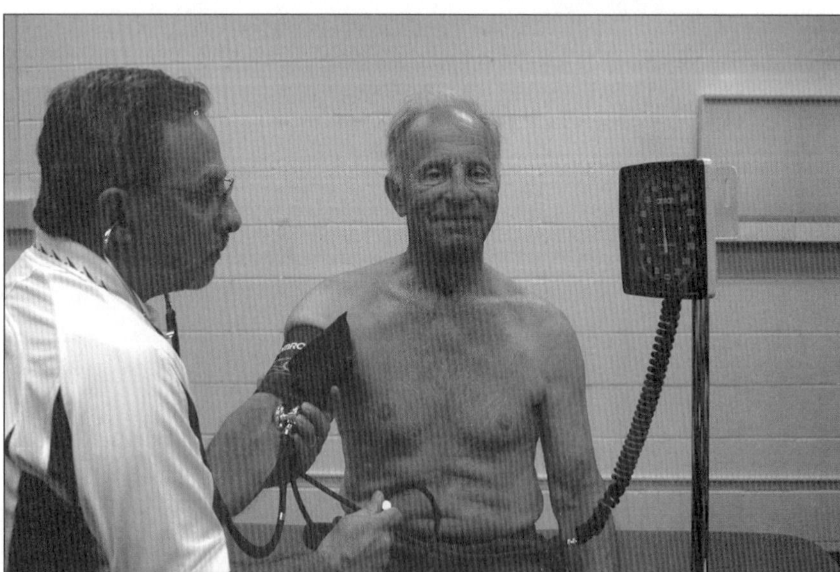

그림 1-9. 앉은 상태에서 혈압

특별 언급/고려사항[1]

- 수은 혈압계를 선호한다.
- 처음 방문시에는 대동맥 축삭증과 상지 동맥 차단을 확인하기 위해 양쪽 팔을 측정한다.
- 좌우 차이를 확인하고, 더 높은 쪽을 기록한다.
- 여성인 경우 유방절제 수술 후 림프 부종만 없다면 양측으로 혈압을 측정 할 수 있다.[1]
- 각각의 팔에서 두 번의 측정을 실시하여 평균값을 낸다; 측정 간 최소 1분의 휴식을 취한다.
- 연이은 편측 측정값 편차가 5mm Hg 이상이면 반복해서 측정을 해야하고 모든 측정값은 평균을 낸다.
- 양측 편차가 >10mm Hg라면 추가로 측정을 한다.
- 운동 혹은 알콜 혹은 흡연 후에는 혈압을 측정하지 않는다.
- 비만이 심한 사람인 경우, 커프를 전완 위에 위치시켜서 공기가 빠지는 동안에 출현하는 노뼈맥박을 수축기 혈압으로 인정한다.
- 임산부인 경우 안정성 때문에 좌측 측와위에서 측정 할 수 있다.
- 기립성 저혈압이 의심되는 경우 바로 누운 자세에서 혈압을 측정하고 나서, 앉은 자세 혹은 기립자세에서 측정을 한다.

  ◈ 하락>20mm Hg는 기립성 저혈압을 의미한다.[3]

참고문헌 | References

1. Pickering TG, Hall JE, Appel LJ, et al. Recommendations for blood pressure measurement in humans and experimental animals: part 1: blood pressure measurements in humans: a statement for professionals from the subcommittee of professional and public education of the American Heart Association Council on High Blood Pressure Research. *Circulation*. 2005;111:697-716.
2. Chobanian AV, Bakris GL, Black HR, et al. Seventh report of the Joint National Committee on Prevention, Detection, Evaluation, and Treatment of High Blood Pressure. *Hypertension*. 2003;42:1206-1252.
3. Fang JC, O'Gara PT. Evaluation of the patient. In: Libby P, Bonow RO, Mann DL, Zipes DP, eds. *Braunwald's Heart Disease: A Textbook of Cardiovascular Medicine*. 8th ed. Philadelphia, PA: Saunders Co; 2008:131.

맥박압

(Pulse Pressure)

검사 자세(위팔 동맥위에서 측정)

- 베개를 팔 아래 받치고 바로 눕는다(팔을 심장 수준으로 유지).
- 커프 중간부분이 우측 동맥 수준에 놓이게 하도록 심장 수준에서 팔을 완전히 노출, 이완, 지지, 다리는 꼬지 말고 앉는다(T4 혹은 유두).

실행(action)

- 노맥박을 찾아 촉지한 후 노맥박이 마지막으로 촉지되는 >30mm Hg 이상으로 주머니를 부풀린다.
- 동맥위에 청진기 벨(bell)을 놓는다.
- 2-3mm/sec 속도로 압력을 푼다.
- 수축기와 이완기 압력으로서 첫 번째와 마지막 가청음을 기록한다.
- 맥압= 수축기압- 이완기압[1]

정상 소견

- 나이가 들수록 맥압은 증가한다.[1, 2]
- 측정값은 평균 30-50mm Hg로 다양하다.

양성소견

- 맥압은 노인들인 경우 60mm Hg보다 작다.[3]
- 맥압이 증가되면 울혈성 심부전증을 의심 할 수 있다.[4]

특별 고려사항

- 맥압이 낮으면 급성 심부전이 있는 성인에서 심장 출력저하의 원인이 된다.[1]
- 맥압의 증가는 혈관 벽 (종종 대동맥)[3] 경화를 의미하고 그 자체만으로 심혈관 질환을 예측하게 하는데 특히 고혈압 환자인 경우 심부전증 위험이 있다.[4]
- 증가된 맥압은 대동맥 판막 장애, 심각한 빈혈, 그리고 갑상선 기능항진증(hyperthyroidism)에서 기인 할 수 있다.[3]
- 수축기와 이완기 혈압이 맥압 보다 더 나은 사망 예측 변수이다.[5]

참고문헌 | References

1. Terlink JR. Diagnosis and management of acute heart failure. In: Libby P, Bonow RO, Mann DL, Zipes DP, eds. *Braunwald's Heart Disease: A Textbook of Cardiovascular Medicine*. 8th ed. Philadelphia, PA: Saunders Co; 2008:583-610.
2. Pearson JD, Morrell CH, Brant LF, et al. Pulse pressure (systolic minus diastolic pressure with aging in apparently healthy subjects enrolled in the Baltimore Longitudinal Study of Aging. *J Gerontol Med Sci*. 1997;53:M177-183.
3. Mayo Clinics. http://www.mayoclinic.com/health/pulse-pressure/AN00968. Accessed March 18, 2010.
4. Haider AW, Larson MG, Franklin SS, Levy D. Systolic blood pressure, diastolic blood pressure, and pulse pressure as predictors of risk for congestive heart failure in the Framingham Heart Study. *Ann Intern Med*. 2003;138:10-16.
5. Pastor-Barriuso R, Banegas JR, Damián J, Appel LJ, Guallar E. Systolic blood pressure, diastolic blood pressure, and pulse pressure: an evaluation of their joint effect on mortality. *Ann Inter Med*. 2003;139:731-739.

심근 산소 요구량

(Rate-Pressure Product or Double Product)

검사 자세

- 편안하게, 팔을 심장 수준으로 유지한 채 똑바로 앉는다.
- 직립 운동하는 동안 측정해도 된다.

실행(action)

- 심박동수와 수축기 혈압(SBP)을 측정/기록한다.
- 심근 산소 요구량(Rate-Pressure Product)(RPP) = (심박동수〔HR〕 × SBP) ÷ 100[1]

정상 소견

- 심근 산소 요구량은 운동/일이 증가하면서 점차 커진다.[2]

양성 소견

- 변수가 매우 많음; 유용한 제외 방법이 없다.
- 심각한 만성 심장 질환 환자인 경우, 심근 산소 요구량이 점차적으로 증가 하지 않는다.[1]

특별 고려사항

- 심근 산소 요구량은 심근 관류(perfusion)를 추정하는 간접 방법이다.[2-4]
- 안정시 수축기 혈압(SBP)과 심박동수는 10번 정도의 측정 때 마다 다르며 일반적으로 주간 측정치 보다 낮다.[2]
- 안정시 관상동맥 순환에서 산소 추출(extraction)은 거의 최대이며; 운동하는 동안관류(perfusion)는 산소 소모량 충족 때문에 증가 해야 한다.[1]
- 만일 심박동수가 증가 하고 세동맥(arteriolar)저항이 감소하면 관류는 증가한다.[2]
- 심박동수에 영향을 미치는 약을 처방받은 환자인 경우 심근 산소 요구량이 약해진다.

참고문헌 | References

1. Dwyer GB, Davis SE, ed. *ACSM's Health-Related Physical Fitness Assessment Manual*. 2nd ed. Philadelphia, PA: Lippincott Williams & Wilkins; 2008.
2. Libby P, Bonow RO, Mann DL, Zipes DP, eds. *Braunwald's Heart Disease: A Textbook of Cardiovascular Medicine*. 8th ed. Philadelphia, PA: Saunders Co; 2008.
3. Siegelova J, Fiser B, Dusek J, Placheta Z, Conrnelissen G, Halberg F. Circadian variability of rate-pressure product in essential hypertension with enalapril therapy. *Scripta medica (BRNO)*. 2000;73:67-75.
4. Nelson RR, Gobel FL, Jorgensen CR, Wang K, Wang Y, Taylor HL. Hemodynamic predictors of myocardial oxygen consumption during static and dynamic exercise. *Circulation*. 1974;50:1179-1189.

급성 흉통-심장 기원

(Acute Chest Pain-Cardiac Origin)

검사 자세

- 30° 상승된 침대에 바로 눕거나 환자에게 편안한 자세를 취한다.

실행(action)

- 통증 병력을 얻는다(기간, 강도, 심각성, 심해지는 혹은 완화되는 요소).
- 병력에 근거하여 응급실에 문의한다.

정상 소견

- 흉통 없음
- 손상받은 늑연골 관절위에서 혹은 촉진, 운동을 통해, 혹은 팔이나 흉벽의 능동 저항운동으로 인해 발현되는 흉통이 심인성일 가능성은 낮다.[1,2]

양성 소견[1,2]

다음 페이지 Table 1-6 참고

특별 고려사항

- 기간, 심각성, 그리고 휴식 후에도 증상이 지속되면 바로 의뢰를 해야 한다.

참고문헌 | References

1. Cannon CP, Lee TH. Approach to the patient with chest pain. In: Libby P, Bonow RO, Mann DL, Zipes DP, eds. *Braunwald's Heart Disease: A Textbook of Cardiovascular Medicine*. 8th ed. Philadelphia, PA: Saunders Co; 2008:1195-1205.
2. Newby LK, Douglas PS. Cardiovascular disease in women. In: Libby P, Bonow RO, Mann DL, Zipes DP, eds. *Braunwald's Heart Disease: A Textbook of Cardiovascular Medicine*. 8th ed. Philadelphia, PA: Saunders Co; 2008:1955-1966.

Table 1-6

흉통의 심장성 원인

증후군	묘사	주요 특징
협심증	심각한 압박, 타는 듯한, 혹은 어깨나 왼쪽 팔, 목, 턱, 혹은 상복부로 전이 될 수 있는 흉골 중앙의 무거운 느낌[1]; 호흡장애; 속쓰림; 복부 통증; 발한; 어지럼증	추운 날씨, 일, 운동, 혹은 정신적 스트레스로 인해 더 심해질 수 있다[1] 기간<2–10분[1]
안정 혹은 불안정한 협심증	위에 내용과 비슷하거나 더 심각[1]	전형적으로<20분; 운동 지구력 감소1
급성 심근경색(남성)	위에 내용과 비슷하거나 더 심각[1]	갑작스런 발작과 함께 30분 혹은 그 이상 지속 종종 짧은 호흡, 약화, 오심, 구토[1]
급성 심근경색(여성)	위에 내용과 대동소이 하거나 약간 덜함[2] 흉통이 있을 수도 있고 없을 수도 있다 흉통이 없는 여성인 경우 오심/구토, 소화불량, 피로, 발한, 팔/어깨 통증[2]	증상은 다르나 전구(prodromal) 피로를 호소 할 것이다[2]
심막염	날카롭고, 자세 변화에 따라 심해지는 날카로운 늑막염 통증[1]	청진기를 통한 심장 마찰음(pericardial friction rub)은 증상 시간에 따라 다르다[1]

Adapted from Cannon CP, Lee TH. Approach to the patient with chest pain. In:Libby p, Bonow RO, Mann DL, Zipes Dp, eds. Braunwald's Heart Disease : A Textbook of cardiovascular Medicine. 8th ed.philadelphia, PA: Saunders Co;2008:1195–1205 and Newby LK, Douglas PS. cardiovascular disease in women. In:Libby p, Bonow 깨, MAnn DL, Zipes DP, eds. Braunwald's Heart Disease A Textbook of cardiovascular Medicine. 8th ed.philadelphia, PA: Saunders Co;2008:1955–1966.

협심통 등급 척도

(Angina Pain Rating Scale)

검사 자세

- 운동 다음 혹은 운동 중의 어떤 자세

실행(action)

- 척도를 보여주고 설명한다.
- 환자는 통증 수준을 확인한다.

정상소견

- 협심보고 없음

양성 소견

- 타는 듯한, 치명적인(crushing), 목을 조이는(strangling), 조이는(contricting), 숨이막히는(suffocating), 가슴에 쥐어짜는 압박(squeezing pressure in chest)

Table 1-7

가슴 불편함의 능급

등급	비운동 상태[2]	운동 상태[3]
1	약한, 거의 느끼지 못할 정도의 불편함	약한, 전형적인 협심통
2	보통, 성가신	보통~심각한, 참기힘든
3	심한, 매우 불편한	심각한, 종종 환자가 운동을 멈춤
4	매우 심한, 참기힘든	매우 심한, 참기 힘든

Adapted from Rothstein JM, Roy Wolf SL. The Rehabilation Specialist's. 3rd ed. philadelphia, Pa: F.A. Davis; 2005, and Fletcher GF, Balady GJ, Amsterdam Ea, et al. Exercise standards for testing and traning; a statement for healthcare professionals from the American Heart association. Circulation. 2001;104:1694–1740.

특별 고려사항

- 환자는 약물이 말초혈관을 확장 할 수 있기 때문에 복용 전에 앉아있어야 한다.
- 협심증 판정 환자는 니트로글리세린(nitroglycerin)을 가지고 다니면서 처방에 따라 복용해야 한다.

- 휴식 후에도 변함이 없는 협심통 혹은 응급의료서비스(EMS)가 필요한 니트로글리세린 프로토콜
- 협심통이 평소와 다르게 인지되는 경우, 쉴 때도 발생하는 경우, 혹은 심한 정도와 빈도가 증가 하는 경우엔 즉시 체력관리 제공자에게 보고 해야 한다.
- 비 허혈성 흉통의 특징에는 a) 한 손가락 끝에 국소화된, b) 도수근력 검사 혹은 촉진하는 동안 재현되는, c) 수초 혹은 수 시간 지속되는, d) 하지로 방사되지 않는, e) 기침 혹은 가슴 동작과 관련된 날카로운 통증 등이 포함된다.[1]

참고문헌 | References

1. Cannon CP, Lee TH. Approach to the patient with chest pain. In: Libby P, Bonow RO, Mann DL, Zipes DP, eds. *Braunwald's Heart Disease: A Textbook of Cardiovascular Medicine.* 8th ed. Philadelphia, PA: Saunders Co; 2008:1195-1206.
2. Rothstein JM, Roy SH, Wolf SL. *The Rehabilitation Specialist's Handbook.* 3rd ed. Philadelphia, PA: F.A. Davis; 2005.
3. Fletcher GF, Balady GJ, Amsterdam EA, et al. Exercise standards for testing and training: a statement for healthcare professionals from the American Heart Association. *Circulation.* 2001;104:1694-1740.

흉통의 그 밖의 원인
(Other Source of Chest pain)

검사 자세

- 바로 눕거나 침대를 30° 올리고 눕는다.

실행(action)

- 병력과 촉진

정상 소견

- 근육 활동과 관련된 드물고, 잠깐 동안의 통증/ 무지근한 통증 혹은 쓰림

양성 소견

- 급성 심막염은 일반적으로 발열 그리고 왼쪽 어깨까지 확대 그리고/혹은 왼쪽 팔까지 내려가는 흉통의 원인이 된다.
  - ◈ 심막염 동승은 심장 발작 통증과 거의 유사 하나, 눕기, 음식 삼키기, 기침하기, 혹은 심호흡 할 때도 증상이 악화 된다.
    다음 페이지 Table 1-8을 참고

특별 고려사항

- Table 1-8에 모든 예가 포함되지는 않았다; 급성 흉통을 호소하는 환자는 주의 깊게 검사를 해야 하고, 응급처치 혹은 전문가에게 더 자세한 평가를 하도록 의뢰해야 한다.

Table 1–8

흉통의 다른 원인

범주	가능한 병인	완화 요소	기타
식도 장애	역류, 고진폭 연동 수축으로 격렬해지는 미만성 경련(diffuse spasm), 이완불능증[1]	니트로글리세린(netroglycerin), 제산제(antacids), 따뜻 한물, 우유, 혹은 음식	식도와 심장 장애가 동시에 있을 수도 있다[1]
담석 산통 (biliary colic)	담낭, 간, 그리고 담관 장애[1]	자발적 통증 완화[1]	일정하게 통증이 있는 침범(attacks)들 사이에 무증상, 우측 상복부 부위에 집중되어 2–4시간 지속되는 통증
늑흉골증후군	4th, 5th, 6th 염증성 늑골[1]	안정, 소염제 처방, 물리치료	국소적인 그리고 종종 촉진으로 재현 심근성 병인은 제외 해야함

계속

Table 1-8(계속)

흉통의 다른 원인

범주	가능한 병인	완화 요소	기타
다른 근골격 장애	척수 신경근염, 활액낭염, 위팔신경총 압박, 왼쪽 어깨 건염	물리치료, 정골의학(osteopathy)	지속적인 아픔, 가끔 감각 상실이 보일 때도 있음[1] 근골격 정밀검사를 통해 파악함
급성 심근경색	관상동맥 폐쇄	없음, 응급처치 요함	지속적인 강한 통증(>30분)[2] 오심, 구토, 발한(diaphoresis), 호흡장애, 약화
대동맥 박리 (Aortic dissection)	외상, 죽상동맥경화증(atherosclerosis), 혹은 고혈압 보다는 대동맥 내막 내벽(aortic intimal lining) 파열	응급처치 요함	후방으로 방사되는 극심한 "파열" 혹은 "찍어지는 듯한" 흉통[2] 진정한 응급 상황
폐 고혈압	알려지지 않은, 가족력, 선천성, 결합조직 질환, 좌측 심장 혹은 판막 질환, 폐질환 그리고/혹은 저산소증, 만성 혈전증 혹은 색전증, 겸상 적혈구(sickle- cell), 또한 수많은 타 질환[3]	앓고 있는 심장 혹은 폐질환 치료, 산소 투여, 디곡신(digoxin), 칼슘 채널 차단제, 이뇨제, 혈관 확장제, 엔도텔린 수용체 길항제(endothelin receptor antagonist) 폐 변형(lung transplantation)[3]	호흡장애가 있는 흉골하 흉통[2] 우 심실 부전(venticular failure)(폐 성심)혹은 운동시 우심실 부전 발생 가능[3] 실신(syncope), 발작성 야간 호흡곤란(paroxysmal nocturnal dyspnea), 기좌 호흡(orthopnea)의 가능성도 있다

계속

Table 1–8(계속)

흉통의 다른 원인

범주	가능한 병인	완화 요소	기타
폐색전증	정맥 울혈, 응고 항진 (hypercoagulability), 벽 외상(Wall trauma)[4]	산소첨가(oxygenation)/기계적인 공환기(mechnical ventilation), 항응혈제(anticoagulant)	심장성 증상: 호흡장애 그리고 빈호흡 생명 위협 징후를 나타내는 흉통 없이 빈호흡, 실신, 청색증[4]
늑막염 통증 (pleuritic pain)	늑막염, 체액 축적(삼출), 기흉(공기 혹은 가스가 참, 혈흉(혈액 축적)	부목고정, 흉강천자, 근본 상황에 대한 의학적 치료, 약물 치료	날카로운, 칼로 찌르는 듯한 혹은 기침, 청색증, 호흡장애, 빈호흡, 어떤경우에 늑막 마찰음
급성 심막염	부종 그리고 대부분 알려지지 않은 원인으로 심막 자극(바이러스성 병인)	통증 처치, 근본적 병인 치료	심장성 징후: 휴식 혹은 니트로 글리세린 으로 진통 안됨 왼쪽 아래 흉골가(border)에서 심막 마찰음[5] 들숨, 운동, 연하, 그리고 바로 누운 자세에서 흉통 악화; 전방으로 기울여 앉으면 통증 완화[5]

참고문헌 | References

1. Morrow DA, Gersh BJ. Chronic coronary artery disease. In: Libby P, Bonow RO, Mann DL, Zipes DP, eds. *Braunwald's Heart Disease: A Textbook of Cardiovascular Medicine*. 8th ed. Philadelphia, PA: Saunders Co; 2008:1354.
2. Cannon CP, Lee TH. Approach to the patient with chest pain. In: Libby P, Bonow RO, Mann DL, Zipes DP, eds. *Braunwald's Heart Disease: A Textbook of Cardiovascular Medicine*. 8th ed. Philadelphia, PA: Saunders Co; 2008:1195-1205.
3. Rich S, McLaughlin VV. Pulmonary hypertension. In: Libby P, Bonow RO, Mann DL, Zipes DP, eds. *Braunwald's Heart Disease: A Textbook of Cardiovascular Medicine*. 8th ed. Philadelphia, PA: Saunders Co; 2008:1883-1914.
4. Goldhaber SA. Pulmonary embolism. In: Libby P, Bonow RO, Mann DL, Zipes DP, eds. *Braunwald's Heart Disease: A Textbook of Cardiovascular Medicine*. 8th ed. Philadelphia, PA: Saunders Co; 2008:1863-1882.
5. LeWinter MM. Pericardial diseases. In: Libby P, Bonow RO, Mann DL, Zipes DP, eds. *Braunwald's Heart Disease: A Textbook of Cardiovascular Medicine*. 8th ed. Philadelphia, PA: Saunders Co; 2008:1829-1854.

심장 검사와 촉진
(Cardiac Inspections and Palpation)

검사 자세

- 침대를 30° 올리고 머리에 작은 베개를 받친 채 바로 누움
- 만일 바로 누운 자세에서 심첨 박동 확인이 안 되면, 좌측으로 눕거나 전방으로 기울여 앉는다.[1]

실행(action)

- 우측에 서서 가슴 전체에 흉터 그리고 맥박을 검사한다.
- 탄젠트 라이트(tangential light)를 이용해, 앞 가슴에서 심첨 박동 혹은 최대 맥박의 지점을 찾는다.[1]

Table 1-9

심장 촉진 부위

촉진 위치[1]	구조물[1]
2nd 우측 늑간(ICS)	대동맥
2nd 왼쪽 ICS	폐
3rd-5th ICS, 왼쪽 흉골가(border) 혹은 상복부 혹은 검상돌기하 부위	우측 심실
쇄골 중간 선 내측 혹은 4th-5th 왼쪽 ICS	좌측 심실

Adapted from Bickley Ls. Bates Packet Guide to Physical Examination and history Taking. 10th philadelphia, PA:Lippincott Williams & Wilkins;2009.

촉진(Palpation)

- 손가락 패드(pad)로 순서에 따라 모든 부위를 촉지하고 이어서 손꿈치로 촉진한다.[1]
  - ◈ 손가락 패드 촉진은 들썩거림(heaves)과 들어 올림을 가장 잘 인지한다.[1]–촉진 손가락을 들어 올리는 심실 박동[1]
  - ◈ 손꿈치는 전율(thrill)을 가장 잘 느낄 수 있게 한다.[1]– 이상음이 수반되어 항상 느낄 수 있는 진동 감각[2]
  - ◈ 손가락 하나로 최대 박동 지점(PMI) 혹은/그리고 심첨 박동을 촉진하고 위치, 직경, 진폭, 시간에 주목한다; 바로 누운 자세 혹은 좌측으로 누운 자세에서 심첨 박동을 촉진한다.

정상 소견

- 치유된 흉터, 들썩거림, 들어올림, 전율이 없음[1]
- 젊고 날씬한 젊은 사람, 혹은 흉벽에 근육이 빈약한 사람에서 확연한 심첨 박동
- 심첨 박동 위치(검상돌기에서 쇄골 중간 선까지 4th 혹은 5th ICS), 직경(<2.5cm), 진폭(작고, 박자를 맞추듯이 상쾌한 느낌이 들다), 시간(<2/3 of S1)[1]
- 종종 맥동이 PMI[1]이다.

양성 소견

- 심첨[3], 들썩거림(heave), 들어올림(lift), 혹은 전율[1]과 다르게 눈에 띄는 박동
- 심첨 박동이 최대 맥동지점이 아니다.

특별 고려사항

- 숨을 내쉬고 나서 호흡을 멈추면 촉진에 도움이 된다.[1]
- 심첨 박동은 심실이 수축하는 동안 흉벽을 자극하고, 성인의 절반에서만 촉진할 수 있는 왼쪽 심실의 초기 맥동이다.[1]
- 심첨 박동과 최대 박동 지점은 대체로 동일하다; 만약 다르다면 질환을 고려해야 한다.
- 들썩거림 혹은 들어올림: 촉진시 심실 비대와 관련된 큰 심장 박동[4]
- 전율(thrill): 이상음(murmur)이 수반된 진동 감각(어리광을 떠는 고양이 목처럼 느끼는) 그리고 신체 표면에서 느껴진다.[2]

참고문헌 | References

1. Bickley LS. *Bates' Pocket Guide to Physical Examination and History Taking*. 10th ed. Philadelphia, PA: Lippincott Williams & Wilkins; 2009.
2. The Cardiac Exam: Palpation. http://filer.case.edu/~dck3/heart/palpate.html. Accessed March 18, 2010.
3. Fang JC, O'Gara PT. The history and physical examination: an evidence-based approach. In: Libby P, Bonow RO, Mann DL, Zipes DP, eds. *Braunwald's Heart Disease: A Textbook of Cardiovascular Medicine*. 8th ed. Philadelphia, PA: Saunders Co; 2008:125-148.
4. Jarvis C. *Physical Examination and Health Assessment*. 5th ed. St. Louis, MO: Saunders-Elsevier; 2008.

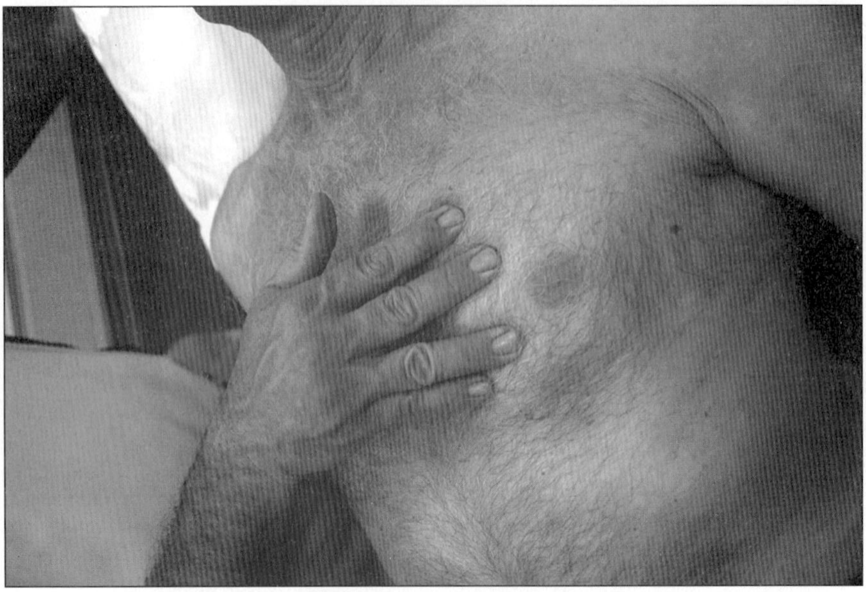

그림 1-10. 손가락패드 촉진.

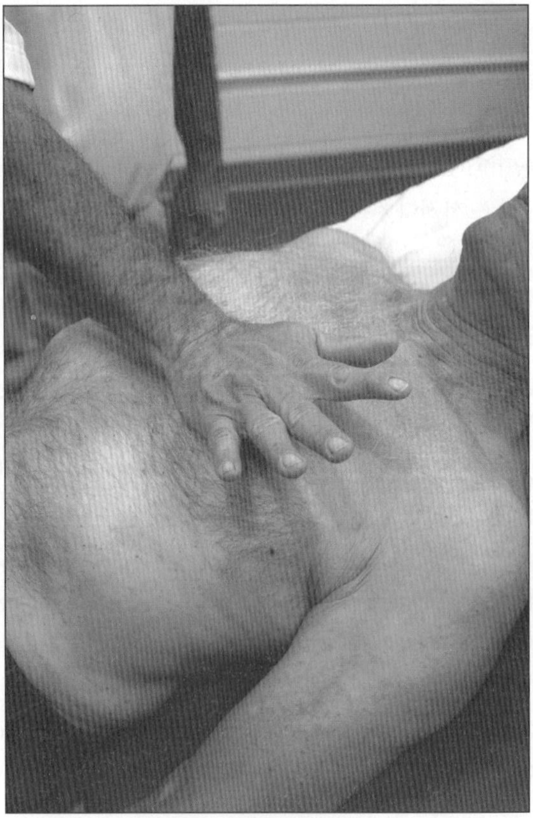

그림 1-11. 손꿈치 촉진.

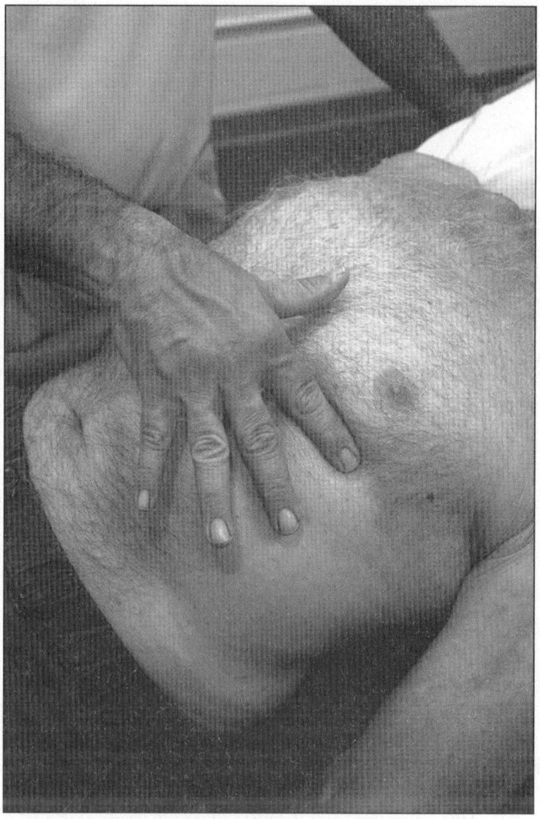

그림 1-12. 심첨 박동 촉진.

청진
(Auscultation)

검사 자세[1]

- 1st: 침대를 30° 올리고 머리 아래 베개를 받친다.
  - ◈ 모든 부위에 청진기 떨림판(diaphragm)을 이용한다.
  - ◈ 청진기 벨(bell)로 삼첨판을 검사한다.
- 2nd: 좌측으로 눕는 자세[1], 특히 S3 검사시
  - ◈ 청진기 벨로 심첨 검사
- 3rd: 앉아서, 앞으로 기울이고, 숨을 내쉬고, 숨을 참는다.
  - ◈ 청진기 떨림판으로 심첨과 왼쪽 흉골가(border)를 검사한다.

실행(action)[1]

- 검사와 촉진을 마치고 나서 청진한다.
- 환자 우측에 선다.
- 청진기 떨림판으로(강한 압박), 그리고 나서 청진기 벨(약한 압력)로, 대동맥, 폐, 삼첨판, 그리고 심첨/승모판 위를 청진한다.
- 떨림판:아주 높은(high-pitched) 소리, S1, S2, 대동맥/승모판 역류증(mitral regurgitation), 심막 마찰음
- 벨: 낮은 소리, S3, S4, 승모판 협착증(mitral stenosis) 잡음

Table 1-10

심장 청진 부위

우측 2nd 늑간(ICS)	대동맥 판막 부위
좌측 2nd-3rd ICS	폐판막 부위
좌측 4th-5th ICS	삼첨판 부위
쇄골 중간선 내측 혹은 4th-5th ICS	심첨/승모판 부위

정상 소견[1]

- 높은 소리는 청진기의 떨림판으로 가장 잘 들을 수 있다.
- S1은 첨부에서 가장 잘 들리고, S2는 기저에서 잘 들린다.[1]

Table 1-11

정상 심장음

이름	~처럼 들림	~의 폐쇄	수축기
S1	마찰음(lub)	승모판, 삼첨판	시작(begins)
S2	더부(dub)	대동맥, 폐판	끝(ends)

Adapted from Bickley Ls, Szilagyi PG.Bates Guide to Physical Examination and history Taking. 9th philadelphia, Pa:Lippincott Williams &Wilkins; 2007.

양성 소견[1]

- 낮은 소리는 청진기 벨(bell)이 가장 잘 들린다.
- 약한 압력에는 들리고, 압력을 강하게 하면 들리지 않을 것이다.
- S1 혹은 S2에 진동
- 수축기 혹은 이완기에서 추가음(Extra sounds)
- 이상음: 범수축기(pansystolic), 수축중기(midsystolic), 병직, 이완기 잡음, 수축기 및 이완기 요소와 소리

Table 1-12

S3와 S4 심장음

이름	~처럼 들리다	제시 가능함
S3	Lub dub dee	심장 발작, 이완기 기능 상실[2]
S4	Dee lub dub	호소 없음(noncompliant) 혹은 심실 비대[3]
S3 혹은 S4	–	운동선수에게서 들리는 기타 음(either sound)은 정상이다[1]

특별 고려사항

- 호스(hose)가 짧은(느슨 하지 않게) 좋은 청진기를 쓰고, 진동판을 피부에 밀착시킨다.
- 정상적으로 S3는 40세 까지 그리고 임신 마지막 3개월 동안은 상승 할 것이다.
- S3는 병적일 때, 심실 분마음(ventricular gallop)으로 알려져 있다.
- S4는 마지막 확장기(diastole)에 발생하며 동맥 갤럽(atrial gallop)으로 알려져 있다.
- 잡음(murmur)은 시간, 형태, 위치, 방사(radiation), 그리고 강도로 표현된다.[1]
- 넓은 범주의 기형 항목들을 여기에 정리 하였다. 독자들은 적당한 오디오 자료를 검토하고 경험 많은 선배와 함께 연구하기 바란다.

참고문헌 | References

1. Bickley LS, Szilagyi PG. *Bates' Guide to Physical Examination and History Taking.* 9th ed. Philadelphia, PA: Lippincott Williams & Wilkins; 2007.
2. Fang JC, O'Gara PT. The history and physical examination: an evidence-based approach. In: Libby P, Bonow RO, Mann DL, Zipes DP, eds. *Braunwald's Heart Disease: A Textbook of Cardiovascular Medicine.* 8th ed. Philadelphia, PA: Saunders Co; 2008:134.
3. Jarvis C. *Physical Examination and Health Assessment.* 5th ed. St. Louis, MO: Saunders-Elsevier; 2008.

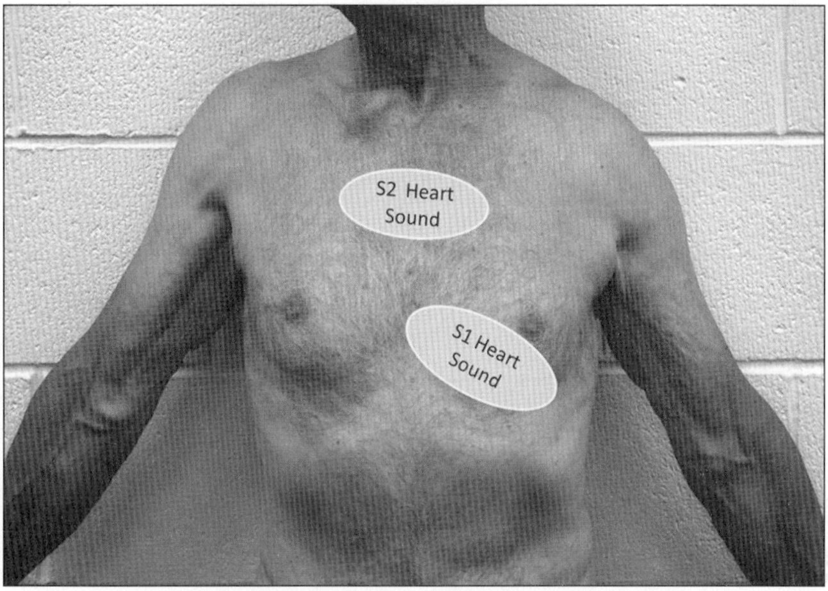

그림 1-13. S1과 S2 심음(heart sounds)

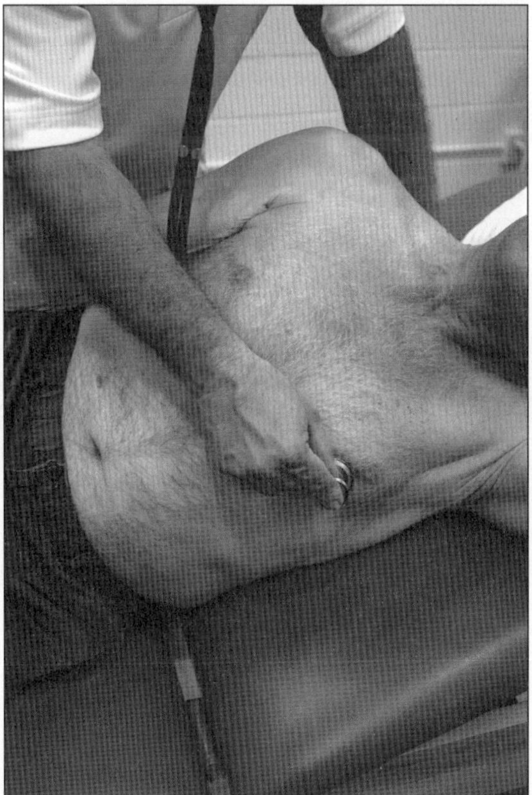

그림 1-14. 왼쪽으로 눕는 자세

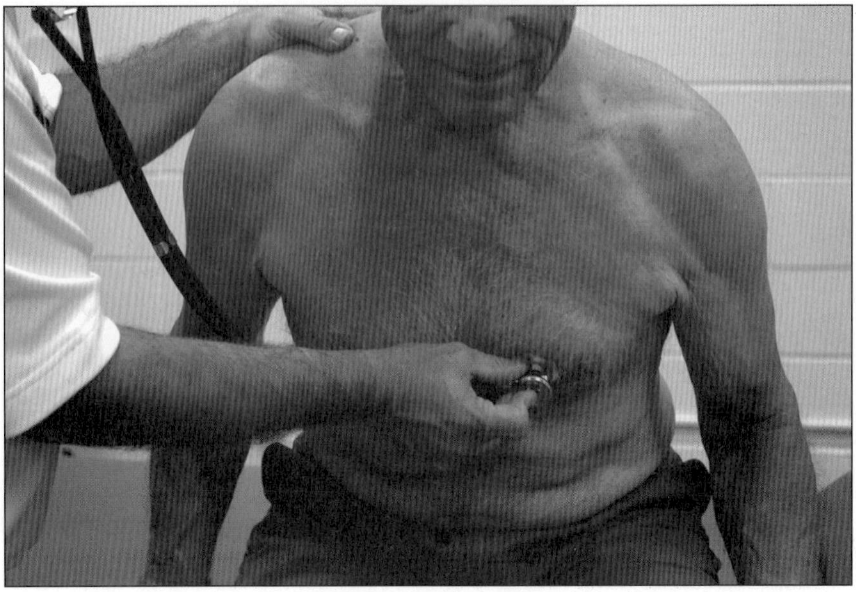

그림 1-15. 앉은 자세

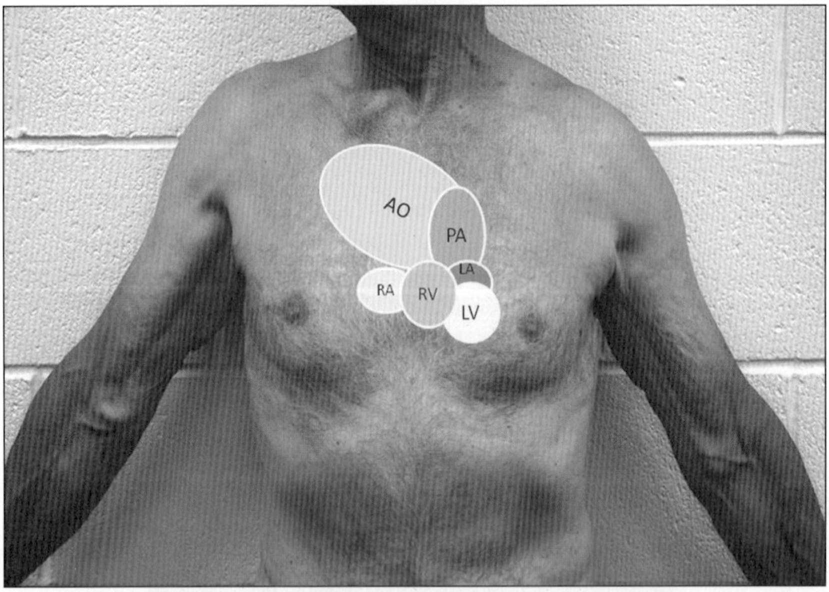

그림 1-16. 청진 부위

목정맥 확장
(Jugular Venous Distension)

검사 자세
- 침대를 30° 올리고 머리 아래 베개를 받친다.
- 머리를 임상의 쪽으로 돌린다.

실행(Action)
- 목정맥 위치를 찾기 위해 비스듬히 목에 불빛을 비춘다.
- 안쪽 목정맥은 흉쇄유돌근 내부 깊은 곳에 있다.
- 복장뼈자루몸통 결합(manubriosternal junction) 맨위에 수직자를 놓는다.
- 첫 번째 자에 수직 되게 두 번째 자를 놓는다.
- 센티미터 단위로 목정맥 높이를 잰다.

정상 소견
- 정맥 기둥< 복장뼈자루몸통 결합 위로 3cm

양성 소견
- 복장뼈자루몸통 결합 위로 3-5cm 위에 있는 정맥 기둥

특별 고려사항
- 안쪽 목정맥은 바깥쪽 목정맥 내측에 있으며 귓불에서 복장뼈자루몸통 결합까지 거의 일직선으로 뻗어있다.
- 목정맥 압은 왼쪽 심실 충만(filling) 압을 반영한다.[1]
- 목정맥 확장은 심부전으로 인한 입원과 심부전 사망을 추정케 한다.[1]
- 만일 안쪽 목정맥 위치 파악이 어려우면 바깥쪽 목정맥을 이용한다.[2]

참고문헌 | References

1. Fang JC, O'Gara PT. The history and physical examination: an evidence-based approach. In: Libby P, Bonow RO, Mann DL, Zipes DP, eds. *Braunwald's Heart Disease: A Textbook of Cardiovascular Medicine.* 8th ed. Philadelphia, PA: Saunders Co; 2008:134.
2. Bickley LS, Szilagyi PG. *Bates' Guide to Physical Examination and History Taking.* 9th ed. Philadelphia, PA: Lippincott Williams & Wilkins; 2007.

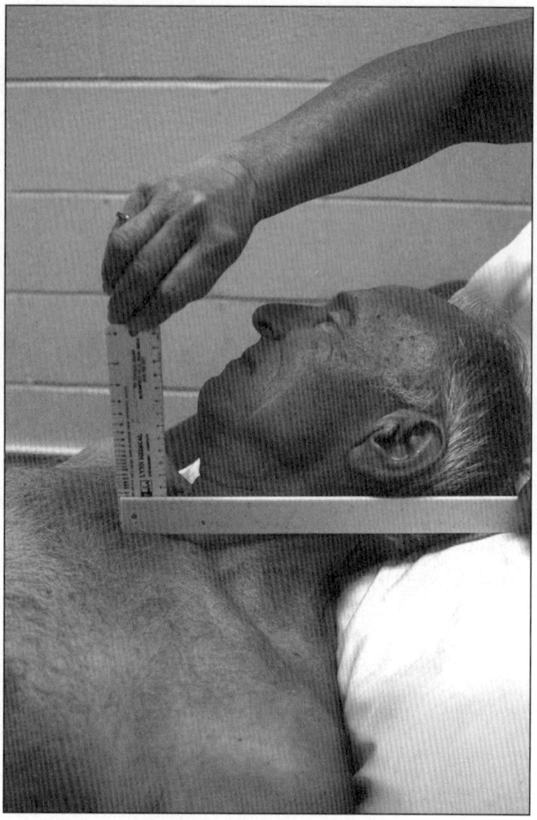

그림 1-17. 목정맥 확장

제 2 절

폐 시스템 검사
(Examination of The Pulmonary System)

호흡 병력
(Respiratory History)

가슴에 불편한 느낌을 가져 본 적이 있는가?[1]

Table 2-1

폐의 불편함과 관련된 질문[1, 2]

시작(Onset)	처음 발생한 것은? 서서히 혹은 갑자기?
위치(Location)	불편한 부위를 지적 할 수 있는가?
시간(Duration)	불현함이 지속되는 시간은?
특징(Charcter)	불편함을 묘사 할 수 있는가? 만약 아프다면 1-10점까지 중 어느 수준인가?
악화(Aggravating) /완화(Alleviating Factors)	어떻게 하면 편해지는가? 어떻게 하면 악화되는가?
방사(Radiation)	불편함이 퍼지거나 이동 하는가?
시간(Timing)	항상 불편한가? 혹은 불편 했다가 다시 편해지는가? 연관성이 있는 무언가가 있는가?
징후 혹은 증상 (Signs or Symptoms)	불편 할 때 나타나는 징후 혹은 증상이 있는가?

Adapted from Bickley Ls, Szilagyi PG.Bates Guide to Physical Examination and history Taking. 9th philadelphia, Pa:Lippincott Williams &Wilkins;2007.

참고문헌 | References

1. Bickley LS, Szilagyi PG. *Bates' Guide to Physical Examination and History Taking*. 9th ed. Philadelphia, PA: Lippincott Williams & Wilkins; 2007.
2. Jarvis C. *Physical Examination and Health Assessment*. 5th ed. St. Louis, MO: Saunders-Elsevier; 2008.

Table 2-2

호흡 곤란의 증상과 징후[1, 2]

증상/징후	가능한 폐 병리학	질문을 통해 확인	기타 가능한 질환
기침	박테리아 혹은 바이러스 성 물질, 염증, 증가된 압력, 증가된 긴장 때문에 큰 기도(airway)안에 급성 혹은 만성적으로 자극 받는 수용체	• 마른 기침 혹은 습한 기침? • 습하면, 얼마나 습한가(양, 예를 들면:티스푼(tsp), 테이블 스푼(tbsp), 작은 유리잔, 컵) • 색깔은?[2]	왼쪽 심부전 혹은 승모판 협착증, 폐 색전증, 자극성 흡입제(irritating inhalants), 폐종양
흉통	기관기관지염(Tracheobronchitis), 늑막염[1]	• 쥐어 짜거나 무거운 압박감을 느끼는가? • 얼마나 지속되는가? • 휴식 혹은 약 복용 후 괜찮아 지는가? • 갈기갈기 찢기거나 쥐어짜는 느낌을 받은적이 있는가?	협심증, 심근경색, 심막염, 절개성 동맥류, 역류성 식도염 혹은 식도 경련, 늑골연골염 통증, 근건 통증, 근심, 관절염[1]
호흡장애	만성기관지염 혹은 폐기종, 천식, 다양한 침입형 질환(유육종증〈sarcoidosis〉, 석면 폐증, 폐섬유증, 암), 폐렴, 기흉, 급성 색전증, 그리고 과호흡 증후군을 야기하는 근심	• 속도를 늦추거나 멈추어야 할정도가 되려면 얼마나 활동(걷는 거리, 계단오르기, 진공청소기로 청소하기등)해야 하는가?	심부전, 판막 질환

계속

Table 2-2(계속)

호흡 곤란의 증상과 징후[1, 2]

증상/징후	가능한 폐 병리학	질문을 통해 확인	기타 가능한 질환
객혈(Hemoptysis)	박테리아성 폐렴, 만성 기관지염, 기관지 확장증, 결핵, 종기, 종양, 폐 색전	• OLD CAARTS(Table 2-1 참고)	심부전 혹은 승모판 협착
천명(Wheezing)	부드러운(smooth) 근 수축으로 좁아진 기도 혹은 점액 축적(muscle accumulation)	• 괜찮은 가요?	흉곽배액(emphysema), 자극, 운동, 찬 공기로 인해 부드러운 근 수축이 발생 할 수 있다

Adapted from Bickley Ls, Szilagyi PG.Bates Guide to Physical Examination and history Taking. 9th philadelphia, Pa:Lippincott Williams &Wilkins;2007.

흉곽 검사
(Inspection of the Thorax)

검사 자세

- 흉곽 뒤쪽을 검사하려면 앉고; 앞쪽이면 앉거나 눕는다.

실행(Action)

- 후방 관찰, 그 다음에 전방 흉곽 형태, 색깔, 흉터, 피부 손상, 늑간 후인(retraction), 비정상적 움직임, 혹은 근 수축

정상 소견

- 정중선 기관(midline trachea)
- 대칭인 가슴, 들숨 동안 능동적으로 그리고 일정하게 전방과 상방으로 움직이며 날숨 동안 수동적으로 안쪽과 아래로 움직임
- 전후 직경 비율은 2:1

양성 소견

- BAD CAT 기억술(mnemonic)을 이용한다.

Table 2-3

BAD CAT–경고성 호흡 징후

B	A	D	C	A	T
잘 들리는 호흡(Breath that is audible)	능동 부수 근육(Active accessory muscle)	호흡장애 (Dyspnea)	청색증 (Cyanosis) 혹은 곤봉지 (clubbing)	전후직경 Anterior posterior diameter ≥1.0	정중선에서 기관 전위 (Tracheal deviation from midline)

- 들숨 시에 쇄골상(supraclavicular) 혹은 후방 공간 후인
- 들숨 시에 전방하 공간 후인
- 편측 혹은 양측 움직임 손상 혹은 지연
- 비대칭 흉곽 모양, 여기에는: 후만, 측만, 술통형(barrel) 가슴, 오목가슴(pectus excavatum), 그리고 새가슴(pectus carinatum)

특별 고려사항

- 구조적 이상이 있으면 흉곽과 폐 유순도(lung compliance)에 제한이 있을 것이다.
- 구조적 이상 혹은 폐질환이 있으면 호흡장애를 초래 할 것이다.
  - ◈ 후만: "혹"(hump)처럼 보이는 흉추 만곡이 두드러짐
  - ◈ 측만: 정중선에서 극돌기의 이동, 전두면 내에서 우측 혹은 좌측으로 만곡 형성
  - ◈ 술통형 가슴: 흉곽 전후 깊이가 흉곽 넓이와 비슷함
  - ◈ 오목가슴(pectus excavatum): 흉골이 함몰되어 보이는 선천적 결함[2, 3]
  - ◈ 새가슴(pectus carinatum): 흉골이 솟아 오른 선천적 결함; "비둘기 가슴"[2, 3]
- 호흡장애를 갖고 있는 사람들은 스스로 편안 자세를 취한다.

참고문헌 | References

1. Bickley LS, Szilagyi PG. *Bates' Guide to Physical Examination and History Taking*. 9th ed. Philadelphia, PA: Lippincott Williams & Wilkins; 2007.
2. What is pectus excavatum/carinatum? http://www.pectus.org/whatis.htm. Accessed March 18, 2010.
3. UK Pectus Excavatum and Pectus Carinatum Information Site. http://www.pectus.org/contacts.htm. Accessed March 18, 2010.

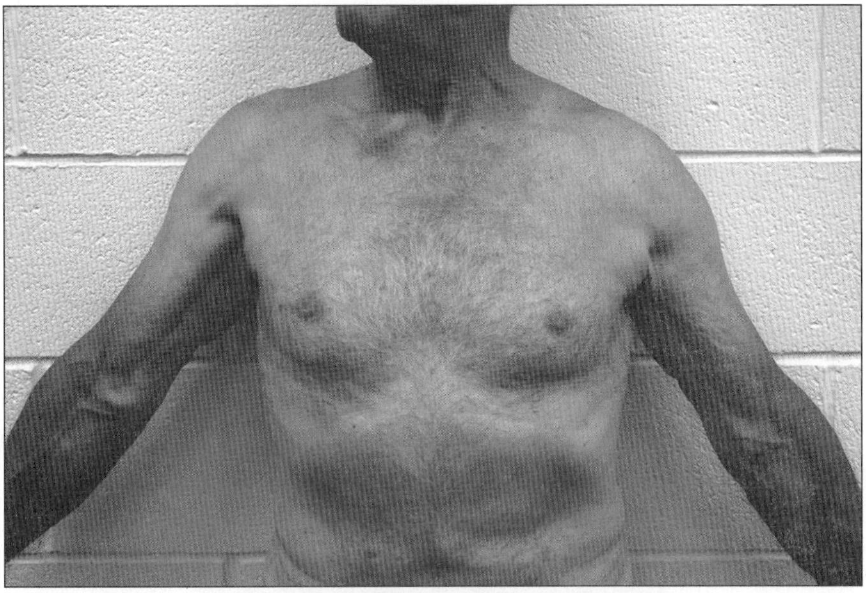

그림 2-1. 전방

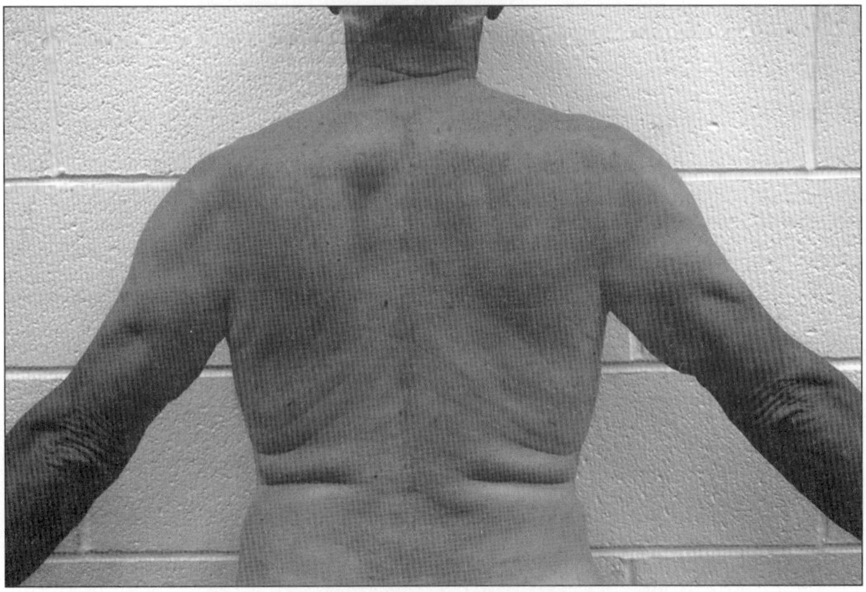

그림 2-2. 후방

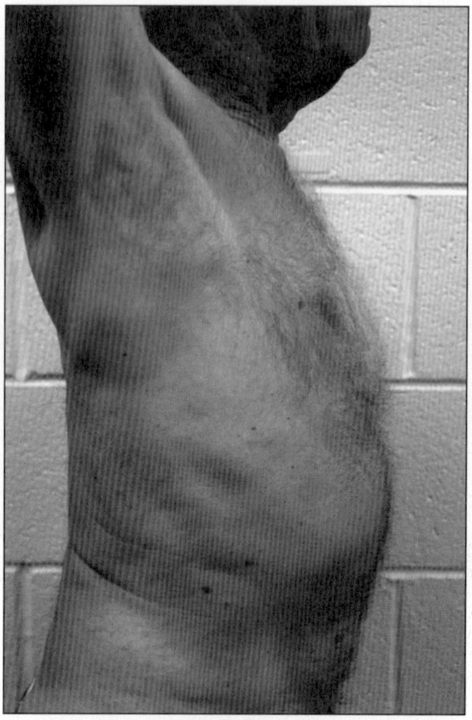

그림 2-3. 우측

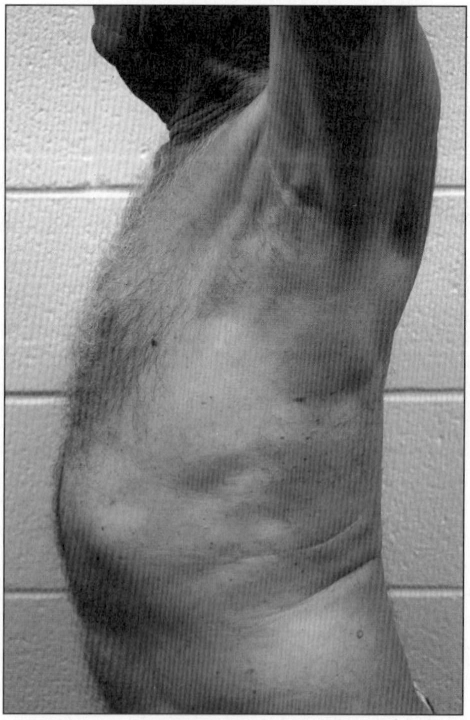

그림 2-4. 좌측

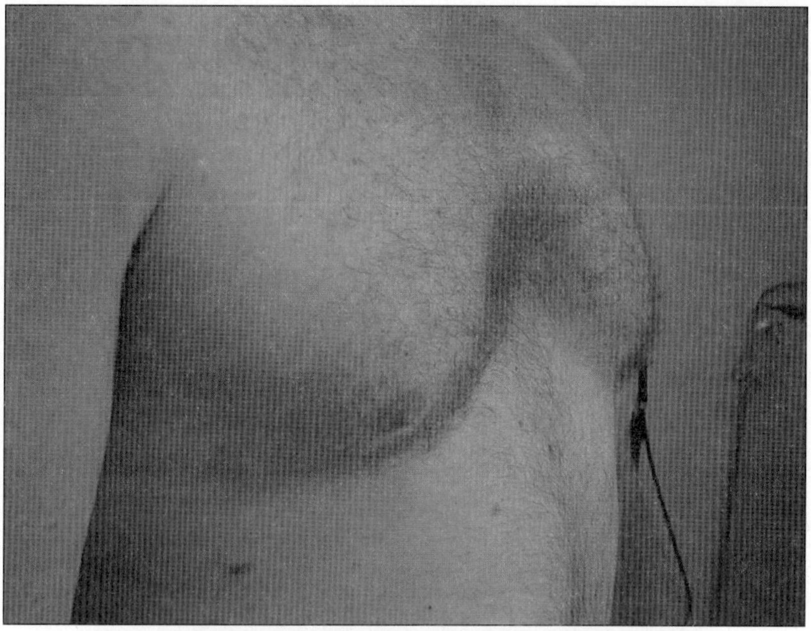

그림 2-5. 오목가슴 (pectus excavatum)

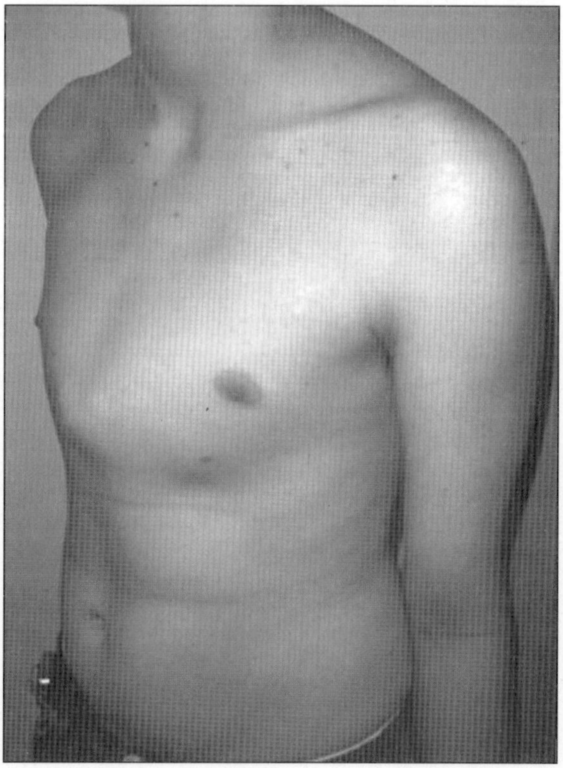

그림 2-6. 새가슴 (pectus carinatum)

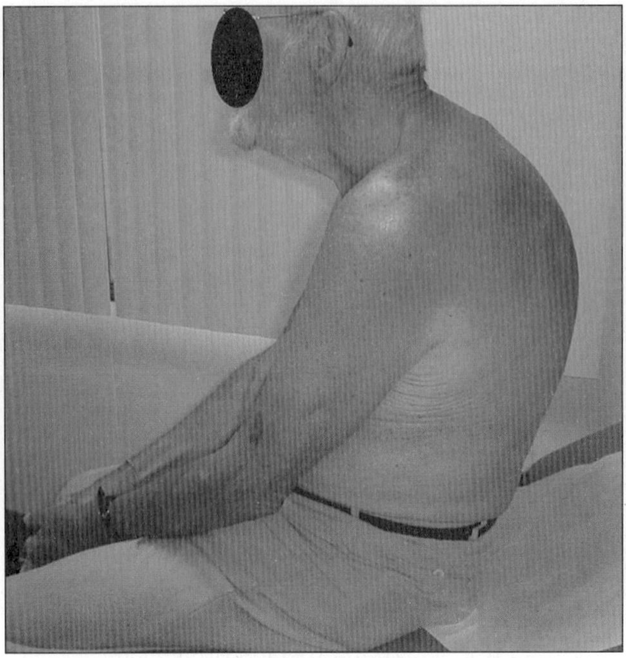

그림 2-7. 후만

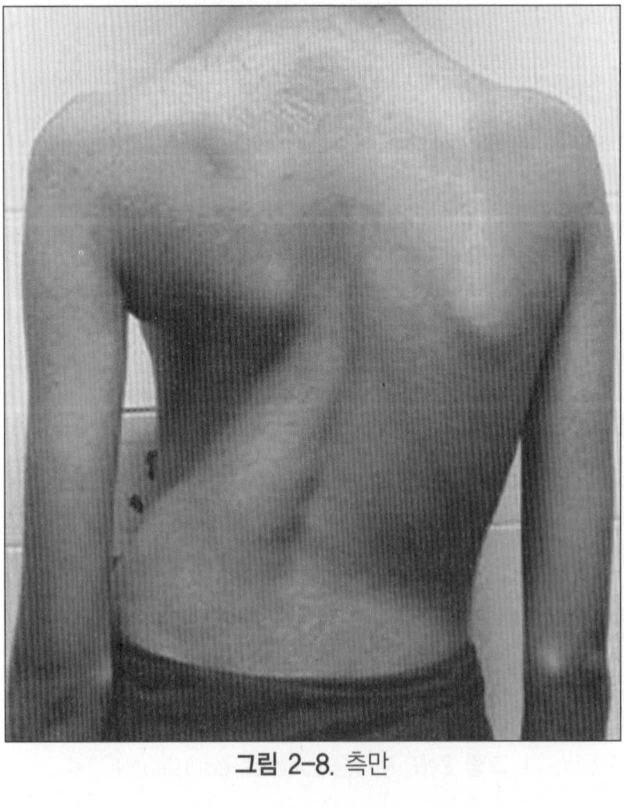

그림 2-8. 측만

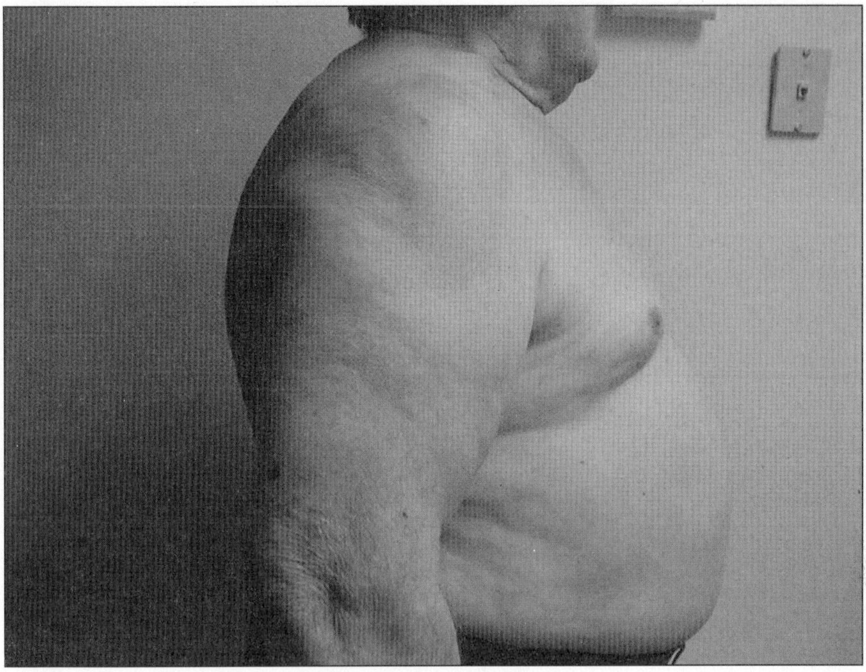

그림 2-9. 술통형(barrel) 가슴

폐 해부학
(Pulmonary Anatomy)

좌측 폐

- 상엽(upper lobe)과 하엽(lower lobe)

우측 폐

- 상엽, 하엽, 중엽

전체 해부학(Gross Anatomy)

- 후방
  - ◈ 상연(superior border)은 T3/T4이다.
  - ◈ 하연(inferior border)은 T10 까지이고 들숨 시 좀 더 확장된다.
  - ◈ 극돌기를 따른 수직선과 견갑골 하각
- 전방
  - ◈ 폐첨부는 쇄골 내측 1/3 위로 2-4cm 올라와 있다.
  - ◈ 하내측연(lower medial border)은 6th 늑골, 외측연(lateral border)은 8th 늑골에 있다.
- 측면
  - ◈ 삼각근 전방과 후방 수직선이 액와(axillary)선을 형성한다.
  - ◈ 중간 액와선(midaxillary line): 전방과 후방 액와선 사이 중간, 삼각근 아래를 지나는 1/3 액와선
- 사열(oblique fissure)이 T3 극돌기부터 중간 쇄골 선에 전방 6th 늑간 공간까지 앞뒤로 절반씩 비스듬히 나눈다.
- 수평열(horizontal fissure)은 우측 폐의 전방을 상엽과 중간엽으로 나눈다.

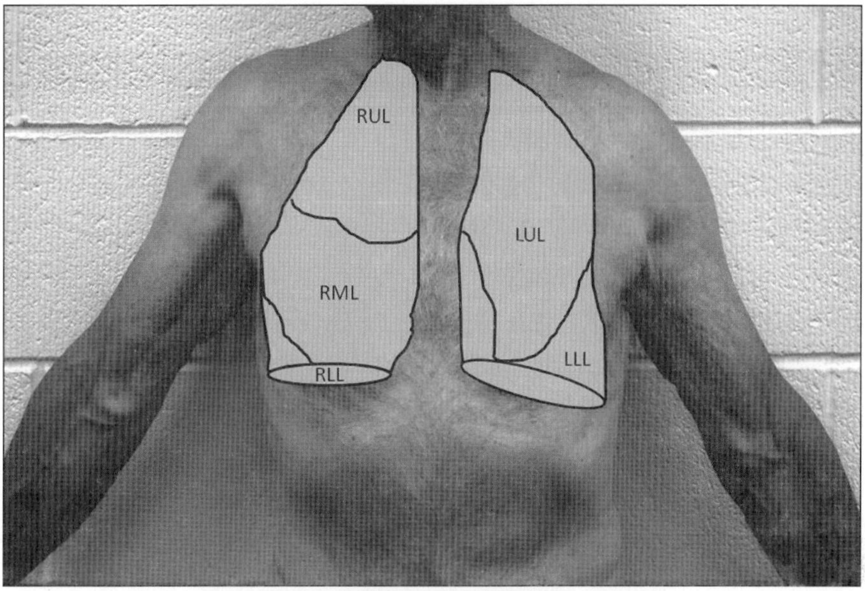

그림 2-10. 전방

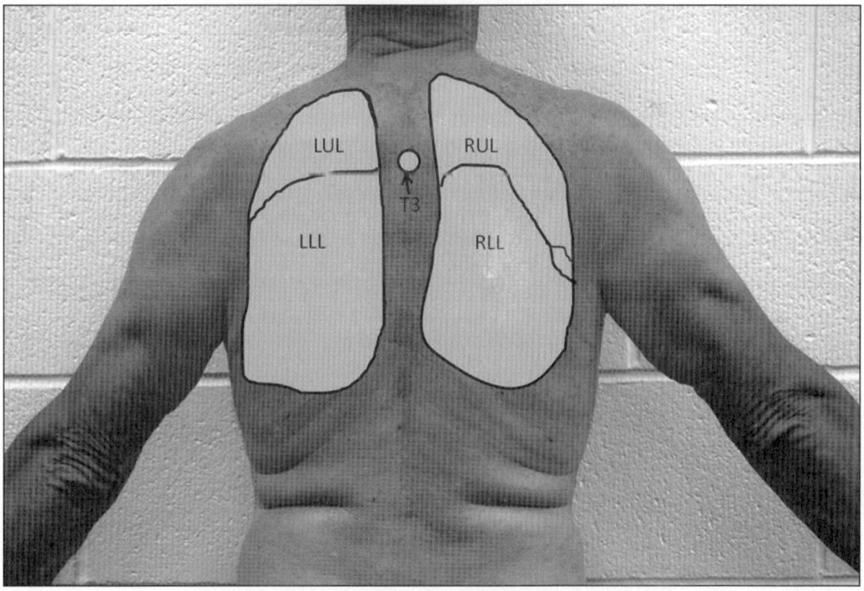

그림 2-11. 후방

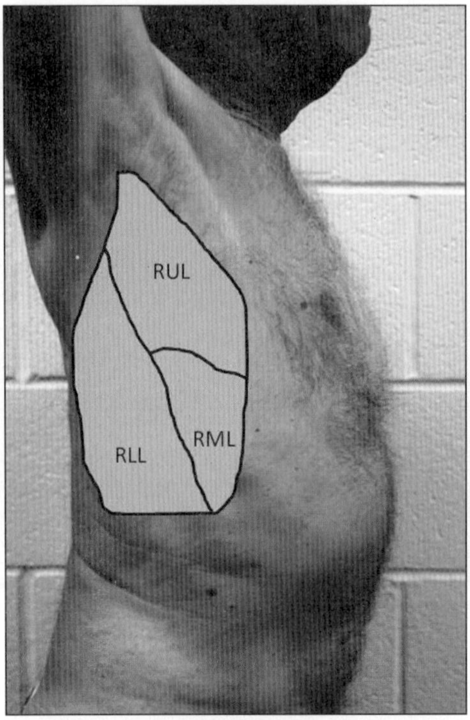

그림 2-12. 우측

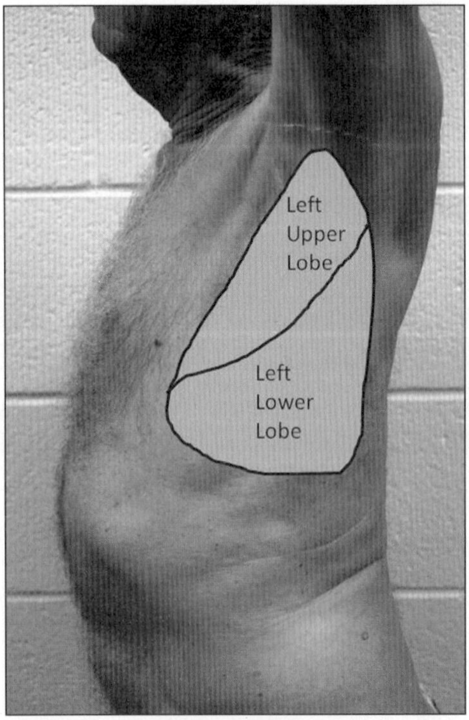

그림 2-13. 좌측

호흡수
(Respiratory Rate)

검사 자세

- 앉기, 바로 눕기, 혹은 옆으로 눕기

실행(Action)

- 노맥박을 평가하는 척 하면서, 호흡수를 확인 하고 관찰한다.[1]
- 아니면, 흉골 위에 청진기 벨을 갖다 댄다.[1]
- 15초간 호흡수를 세고, 여기에다 4를 곱한다.[1]
- 호흡리듬을 확인 한다; 만일 불규칙 하면 30-60초 동안 호흡수를 센다.[1]
- 일회 호흡용적이 정상이어야 호흡수가 정상이 된다.

정상 소견[2]

Table 2-4

호흡 수

나이	분당 호흡 수
신생아	30-40
1-2	20-40
3-10	20-30
11-15	18-22
16-성인	12-20

Adapted from Jarvis C. Physical Examination and Health Assessment. 5th ed. St. Louis, MO: Saunders-Elsevier; 2008.

양성 소견

- 느린 호흡(Bradypnea): 호흡수 ≤ 성인에서 분당 10회[1]
  - ◈ 일회 호흡 용적은 정상 일 것이다.
- 빈호흡(Tachypnea): 호흡수 ≥성인에서 분당 22회[1]
- 1회 호흡 용적은 낮을 것이다.

특별 고려사항

- 옷을 걸쳐주어 자존심이 상하지 않게 한다.
- 호흡수 측정을 너무 표가 나게 하지 않는다.
- 일회 호흡용적과 리듬을 주의깊게 확인한다.

참고문헌 | References

1. Wilms JL, Schneiderman H, Algranati PS. *Physical Diagnosis: Bedside Evaluation of Diagnosis and Function*. Baltimore, MD: Williams & Wilkins; 1994.
2. Jarvis C. *Physical Examination and Health Assessment*. 5th ed. St. Louis, MO: Saunders-Elsevier; 2008.

호흡리듬

(Respiratory Rhythm)

검사 자세

- 앉기

실행(Action)

- 노맥박을 평가하는 척 하면서, 호흡수를 확인하고 관찰 한다.[1]
- 아니면, 흉골 위에 청진기 벨을 갖다 댄다.[1]
- 호흡리듬을 확인 한다; 만일 불규칙 하면 30-60초 동안 호흡수를 센다.[1]

정상 소견

- 날숨이 들숨 보다 거의 두 배 더 길다.[1]
- 한 숨 쉴 때 일회 호흡 용적이 정상 보다 2-3배 더 큰 것은 정상일 수 있다.
- 성인 한숨 수(sigh rate): 시간당 9-10회[2]
- 유아 한숨 수: 태어나서 처음 24시간 동안은 시간 당 18-70회; 태어나서 5일째가 되면 시간 당 6-36회[2]
- 한숨은 들숨 혹은 날숨 동안 발생 할 것이다.[2]

양성 소견

- 무호흡(apnea): 호흡 중에 지연이 길어짐
- Biot' s 호흡: 중간에 무호흡이 있고 일정하게 깊은 혹은 얕은 호흡이 불규칙하게 순환됨
  - ◈ 뇌교(다리뇌) 아래와 연수(숨뇌) 장애, 수막염, 후와(뒤오목) 손상, 몰핀 중독, 고탄산 혼미에서 보임
- Cheyne-Stokes 호흡: 뇌 색전증, 뇌 경색, 유산산증(actic acidosis), 당뇨 케톤산증(diabetic ketoacidosis), 요독증 혼수(uremic coma)로 인해 장시간 일정하게 변하는 과호 흡과 무호흡의 형태
  - ◈ 주기 변동 호흡(periodic breathing): 절반 이상의 시간동안 일회 호흡용적이 변화하는 Cheyne- Stokes 호흡의 일종
- Kussmaul 호흡(Kussmaul breathing): 정상 혹은 비정상 호흡수, 증가하는 깊이(종종 애 쓰는)를 보이는 과호흡의 한 형태
  - ◈ 심한 산성 혈증(acidosis)을 보임
- 폐쇄성 호흡: 정상 들숨이나 날 숨이 지연됨

폐 시스템 검사

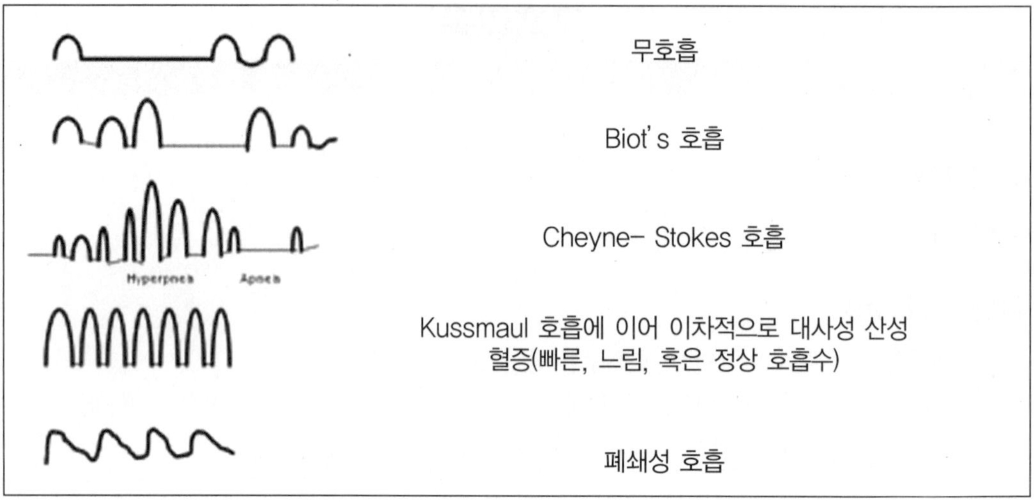

그림 2-14. 무호흡, Biot's 호흡, Cheyne- Stokes 호흡, Kussmaul 호흡, 폐쇄성 호흡.

특별 고려사항

- 호흡리듬 측정을 너무 표가 나게 하지 않는다.

참고문헌 | References

1. Finesilver C. Pulmonary assessment: what you need to know. *Prog Cardiovasc Nurs.* 2003;18:83-92.
2. Sighing. http://www.answers.com/topic/sighing?cat=health. Accessed March 19, 2010.
3. Prakash UBS, King TE. Neurologic diseases. In: Crapo JD, Glassroth J, Karlinsky JB, King TE, eds. *Baum's Textbook of Pulmonary Diseases.* 7th ed. Philadelphia, PA: Lippincott Williams & Wilkins; 2004.
4. Wilms JL, Schneiderman H, Algranati PS. *Physical Diagnosis: Bedside Evaluation of Diagnosis and Function.* Baltimore, MD: Williams & Wilkins; 1994.

호흡 깊이와 운동의 대칭성
(Respiratory Depth and Symmetry of Movement)

검사 자세

- 앉기

실행(Action)

- 가슴위에 가볍게 손을 얹고, 엄지 끝은 따로 떼어 자유롭게 한다.
- 깊게 숨을 들여 마시기에 앞서 손바닥이 내측으로 피부를 끌어 당겨야 한다.
- 상엽: 쇄골 맨 위에 손바닥을 놓고, 손가락은 승모근 넘어 위쪽으로 뻗고, 엄지는 흉쇄관절에 놓는다.[1]
- 우측 중간엽과 설엽(linual lobe): 후방 액와 주름에서 전외측으로 손가락을 놓는다.[1]
- 하엽: T9, 10 극돌기에 엄지를 놓는다.[2]
- 들어 마시는 동안 엄지가 움직이는 거리로 가슴 확장 정도를 추정 한다.

정상 소견

- 대칭, 3–5cm 확장

양성 소견

- 3cm 보다 적게 움직임
- 편측만 지연되는 것은 무기폐(atelectasis), 폐렴, 그리고 수술 후 보호를 의심 할 수 있다.[2]

특별 고려사항

- 사생활과 적절한 자존심 보호

참고문헌 | References

1. Hillegas EA, Sadowsky SH. *Essentials of Cardiopulmonary Physical Therapy*. 2nd ed. Philadelphia, PA: WB Saunders Co; 2006:631.
2. Jarvis C. *Physical Examination and Health Assessment*. 5th ed. St. Louis, MO: Saunders-Elsevier; 2008.

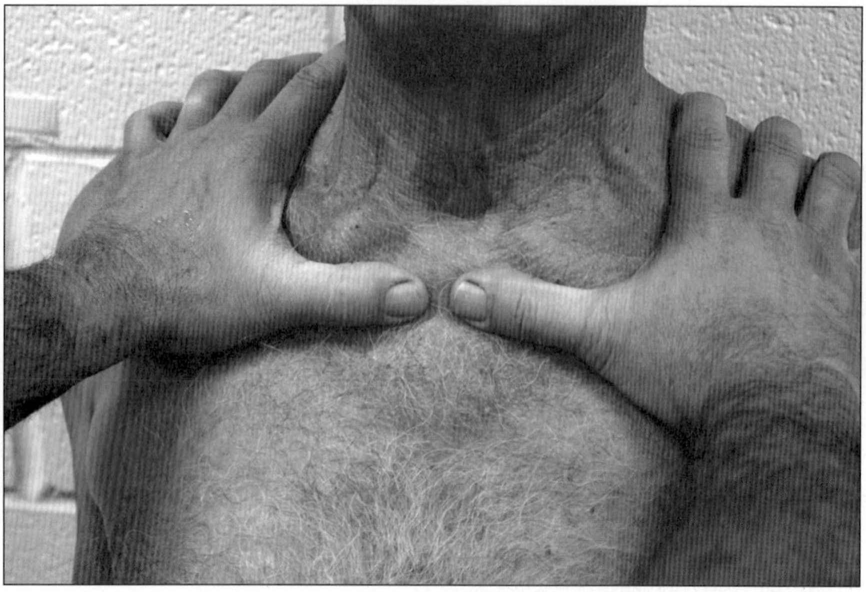

그림 2-15. 상엽(안정). [Upper lobes(Rest)]

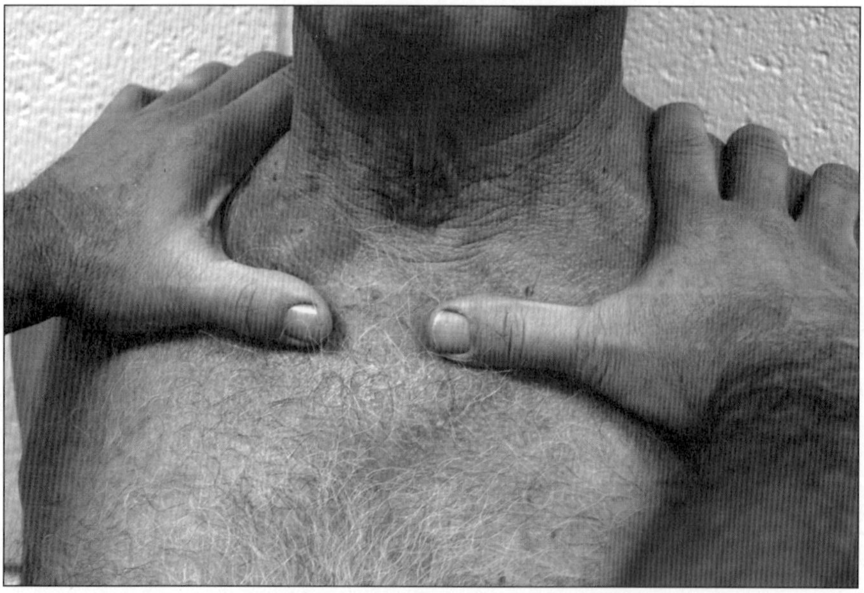

그림 2-16. 들숨(최대 들숨). [Inspiration(Full inspiration)]

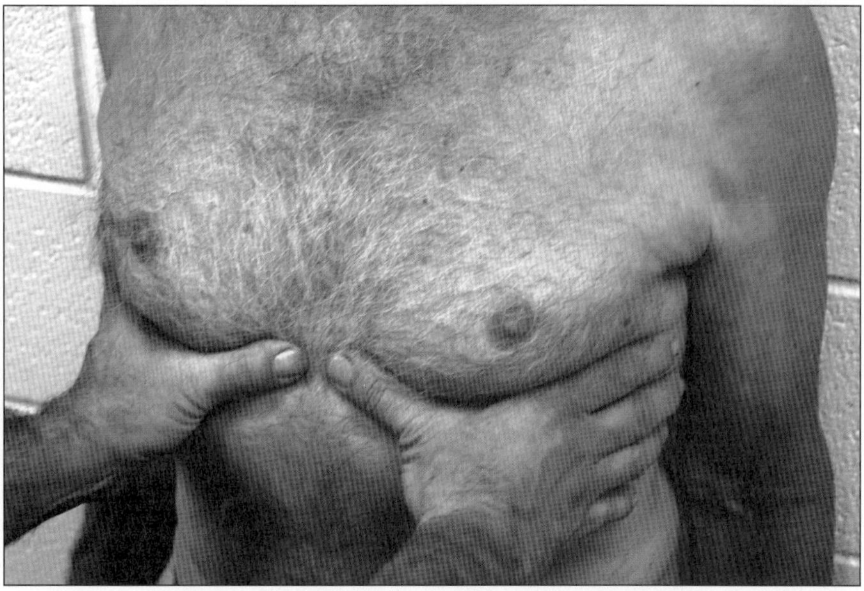

그림 2-17. 우측 중간엽과 설엽 (lingual lobe)(안정).

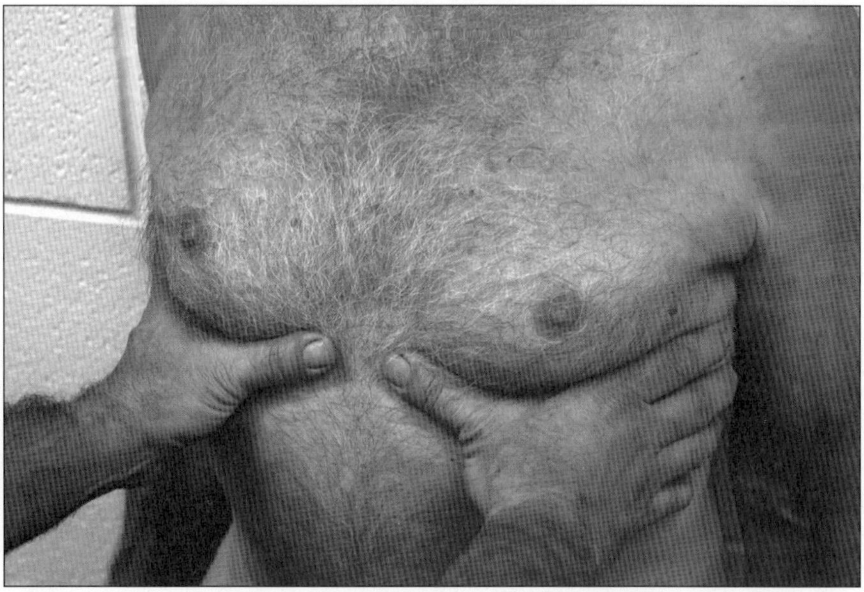

그림 2-18. 우측 중간엽과 설엽 (완전 들숨).

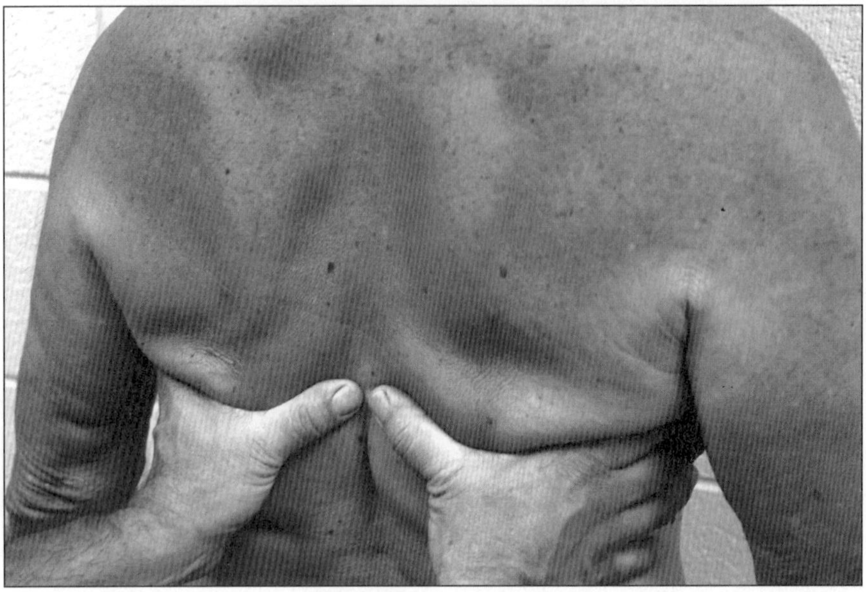

그림 2-19. 하엽(안정).

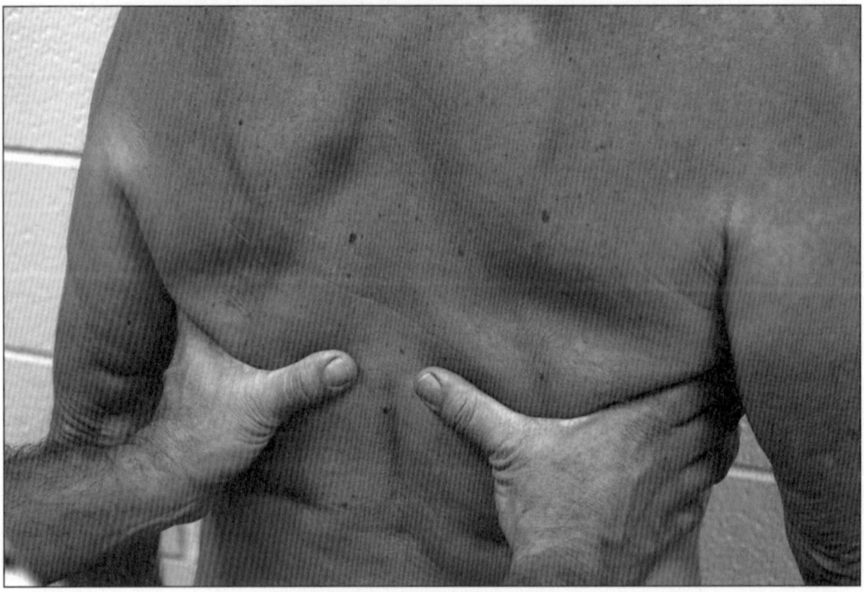

그림 2-20. 하엽(최대 들숨).

흉곽 깊이, 넓이, 직경
(Thoracic Depth, width, and Diameter)

검사 자세

- 기립

실행(Action)

- 흉곽 깊이와 넓이 측정을 위해 T4 검상돌기 선에(~유두 수준)서 캘리퍼스(calipers)를 크게 벌림
- 최대 들숨과 날숨에서 측정하고 계산법을 이용한다.

정상 소견

- 유아와 종종 나이가 들어서도 술통형 가슴은 정상인 경우가 있다.
- 젊고 중년의 성인들은, 전후 직경이 횡단 직경의 1/2이다.[2]
- 건강한 청소년, 성인, 그리고 노인들에서 클리퍼스를 통한 가슴 확장의 넓이와 깊이는 비슷하다.
- 클리퍼스를 통해 측정한 평균 횡단 직경은 전후 직경 보다 더 크다.[3]
  다음 페이지에 Table 2-5를 참고

양성 소견

- 술통형 가슴: 전후 직경≥횡단 직경(≥1 : 1비율)
- 일반적으로 술통형 가슴은 만성 폐쇄성 폐 질환의 징후로 보고 되었다.[2]

특별 고려사항

- 만성 폐쇄성 폐질환(COPD), 범위가 겹쳐지는 사람들의 평균 값은 높다.[1]
- 몸의 변화는 질환보다 나이 때문에 생기는 것 같다.[1]
- 평가자와 검사자 신뢰도 > r = 0.963[1]

참고문헌 | References

1. Klipstein-Grobusch K, Georg T, Boeing H. Interviewer variability in anthropometric measurements and estimates of body composition. *Int J Epidemiol.* 1997;26:S174-S180.
2. Bickley LS, Szilagyi PG. *Bates' Guide to Physical Examination and History Taking.* 9th ed. Philadelphia, PA: Lippincott Williams & Wilkins; 2007.
3. Moll JM, Wright V. An objective clinical study of chest expansion. *Ann Rheum Dis.* 1972;31:1-8.

Table 2–5

건강한 청소년, 성인, 나이든 성인에서 가슴 횡경과 전후 직경의 평균 변화

나이	15–24	15–24	25–34	25–34	35–44	35–54	45–54	45–54	55–64	55–64	65–74	65–74	75+	75+
성	♂	♀	♂	♀	♂	♀	♂	♀	♂	♀	♂	♀	♂	♀
횡경	2.64	2.3	2.98	2.66	2.96	2.41	2.58	2.33	2.27	1.83	1.73	1.85	1.47	0.96
앞뒤	2.54	2.13	3.17	2.08	2.50	1.77	2.34	1.94	2.17	1.75	1.61	1.53	1.78	1.40

Adapted from Moll JM, Wright V. An dbjective clinical study of chest expansion. Ann Rheum Dis. 1972;31:1–8.

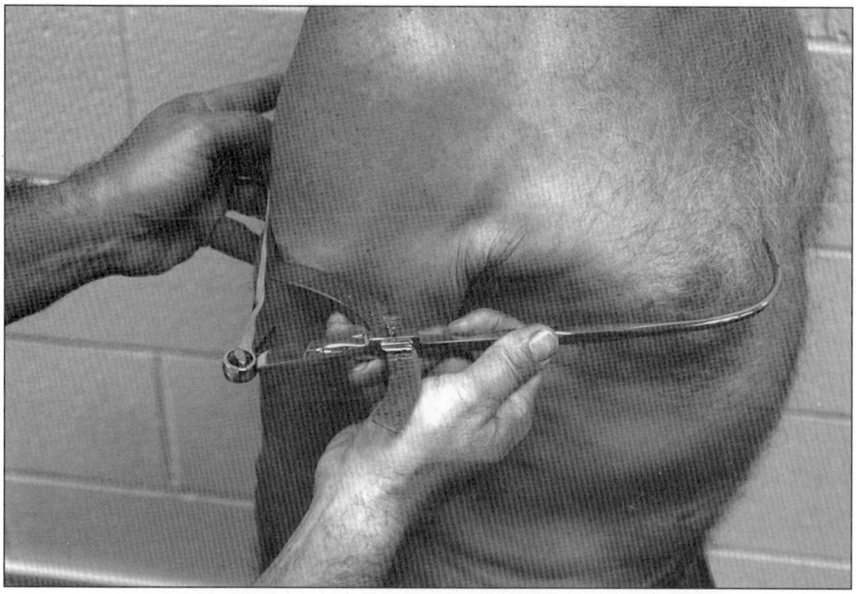

그림 2-21. 가슴 깊이.

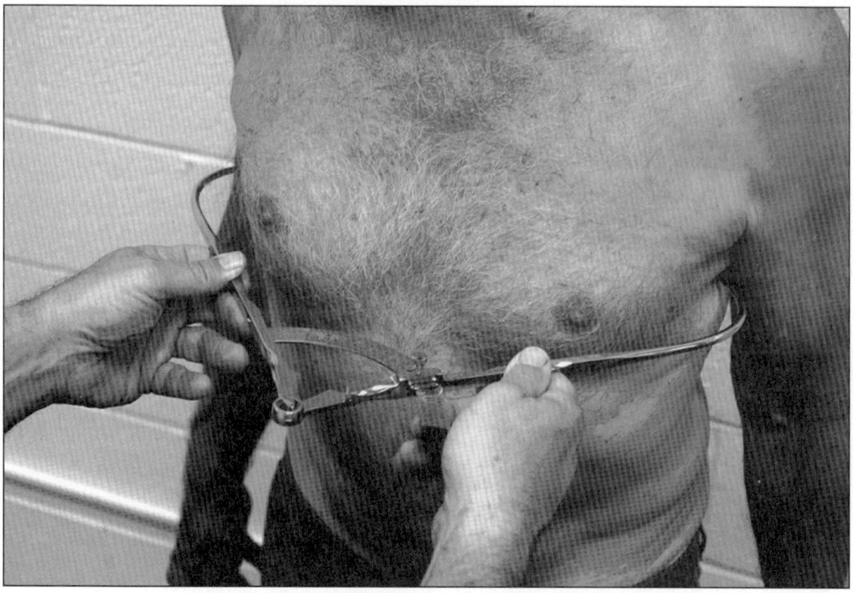

그림 2-22. 가슴 넓이.

둘레를 재어 가슴진폭 측정

(Thoracic Excursion Measurement via Circumference)

검사 자세

- 기립

실행(Action)

- 센티미터 줄자를 마루 바닥에 평행 하게 가슴 둘레, 피부에 밀착시킨다(끝을 교차 시킴).
- 3rd 늑간(IC) 중간쇄골 선, 5th 흉추 극돌기에서 흉곽 상부를 측정한다.[1]
- 검상 돌기 끝, 10th 흉추 극돌기에서 흉곽 하부를 측정한다.[1]
- 환자가 최대로 들여 마신 다음 검사자가 둘레를 측정 하는 동안 호흡을 참는다.
- 환자가 최대로 내쉰 다음 검사자가 둘레를 측정 하는 동안 호흡을 참는다.
- 들숨과 날숨을 3번 반복하고 평균을 낸다.
- 가슴 운동을 측정한다.
- 가슴 운동= 마지막 까지 힘껏 들여마심(cm)– 마지막 까지 힘껏 내쉼(cm)

정상 소견

- 건강한 성인 남성의 평균 그리고 표준 전위는 다음과 같다:
  ◈ 상부:3.6cm (±0.6); 하부:4.9cm(±0.6)[1]

양성 소견

- < 1.7cm:정상 범위의 최저 값[1]

특별 고려사항

- 이런 기술(technique)에 대한 제한된 자료, 급내 상관계수(intraclass correlation)=0.86(상부); 0.81(하부)[1]
- 가슴진폭은 강직성 척추염이 있는 성인에서 폐활량과 상당히 관련된다(r = 0.71).[2]
- 흉곽 확장은 강직성 척추염이 있는 환자(2.83cm)에 비해 운동선수(3.4cm)가 월등이 크다.[2]
- 흉곽 확장은 일반적으로 나이와 관계없이 남성이 여성 보다 더 크다.[3]

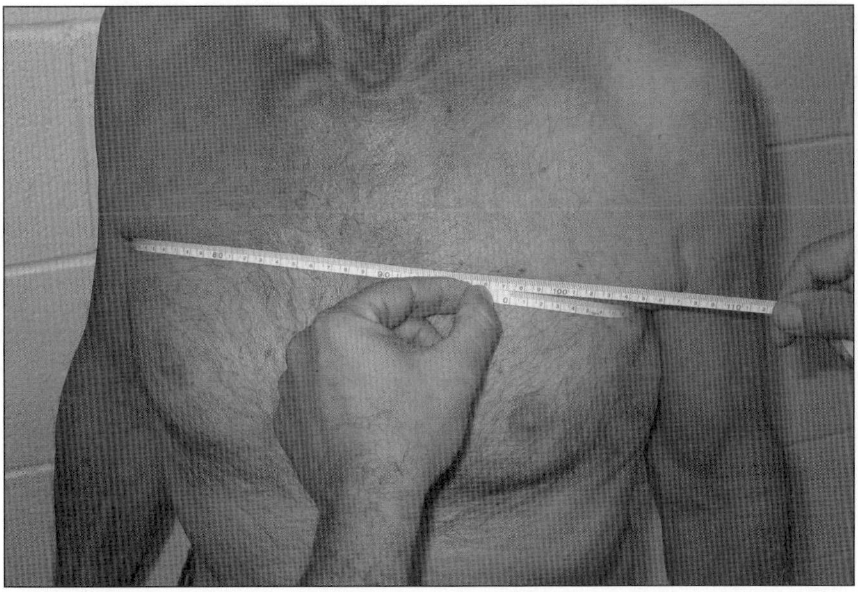

그림 2-23. T5에서 측정.

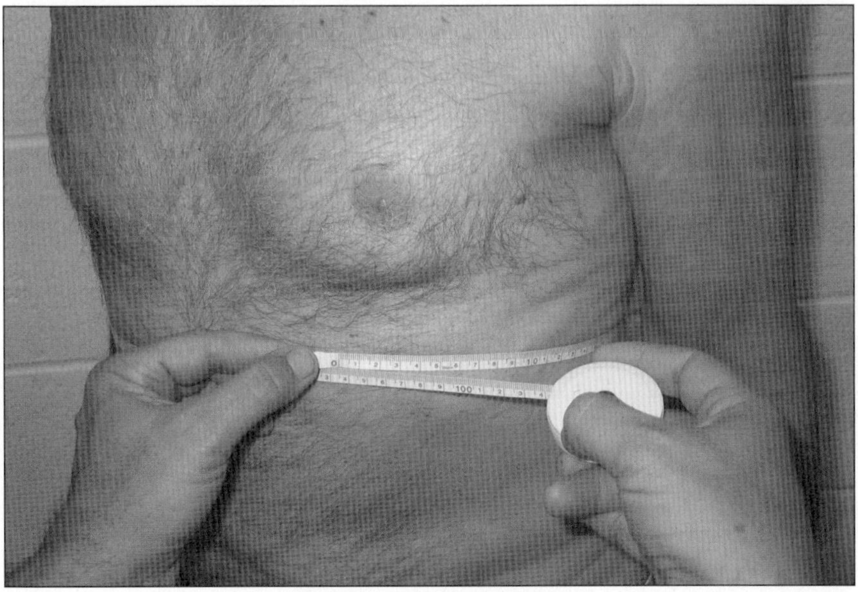

그림 2-24. T10에서 측정.

참고문헌 | References

1. Bockenhauer SE, Chen H, Julliard KN, Weedon J. Measuring thoracic excursion: reliability of the cloth measure technique. *J Am Osteopath Assoc.* 2007;107:191-196.
2. Fisher LR, Cawley MI, Holgate ST. Relation between chest expansion, pulmonary function, and exercise tolerance in patients with ankylosing spondylitis. *Ann Rheu Dis.* 1990;49:921-925.
3. Moll JM, Wright H. An objective clinical study of chest wall expansion. *Ann Rheum Dis.* 1972;31:1-8.

진동 촉감 촉진
(Palpation of Tactile Fremitus)

검사 자세

- 앉기

실행(Action)

- 극돌기와 견갑골 사이 흉추 후방 위에 중수수지(metacarpophalangeal)관절(혹은 자뼈측 손바닥)을 놓는다.
- 환자는 "99"를 반복하고 검사자는 양측의 차이를 확인 한다.
- 과정을 반복: a) 쇄골 상부에서 흉곽 전방, b) 흉골 외측, c) T4 아래[1]

정상 소견

- 흉곽 벽이 두껍지 않으면 정상적으로 보통의 진동감을 촉지 할 수 있다.
- 일반적으로 견갑골과 극돌기 사이 흉곽 상부에서 더 강하고, 좌측 보다는 우측이 더 강함[2]
- 고음 보다는 저음의 목소리가 더 많은 진탕음을 만든다.[1]
- 흉곽 벽이 얇으면 근육이 많거나 비만한 흉곽 보다 진탕음(fremitus)을 더 잘 느낄 수 있다.[1]

양성 소견

- 반대측과 비교하는 동안 진탕음이 감소하거나 증가하면 추가 검사가 필요함을 뜻한다.

특별 고려사항

- 진탕음(fremitus)은 발성 후두(phonating larynx)에서 전달되는 촉지 가능한 진동이다.[3]
- 일부 검사자들은 양측을 동시에 촉지하는 것 보다 한쪽 씩 촉진하는 것을 더 선호한다.
- 특별한 위치에서 증가하거나 감소하는 진탕음에 주의한다.[4]
- 비정상적인 진탕음이 있으면 호흡음, 목소리의 청진을 실시해야 한다.
- 흉수(pleural effusion)가 있는 환자에서 진탕음에 대한 최상의 관찰자간 신뢰도 (Kappa= 0.86; 95% CI 0.74-0.97) 그리고 민감성과 특수성은 각각 0.76;(95% CI 0.63-0.87)과 0.88(0.83-0.92)이다.[5]
- 다른 조사에서도 더 낮은 Kappa 점수(value)를 많이 볼 수 있다.[6]

참고문헌 | References

1. Jarvis C. *Physical Examination and Health Assessment*. 5th ed. St. Louis, MO: Saunders-Elsevier; 2008
2. Finesilver C. Pulmonary assessment: what you need to know. *Prog Cardiovasc Nurs*. 2003;18:83-92.
3. Wilms JL, Schneiderman H, Algranati PS. *Physical Diagnosis: Bedside Evaluation of Diagnosis and Function*. Baltimore, MD: Williams & Wilkins; 1994.
4. Bickley LS, Szilagyi PG. *Bates' Guide to Physical Examination and History Taking*. 9th ed. Philadelphia, PA: Lippincott Williams & Wilkins; 2007.
5. Kalantri S, Joshi R, Lokhande T, et al. Accuracy and reliability of physical signs in the diagnosis of pleural effusion. *Respiratory Med*. 2007;101:431-438.
6. Maitre B, Similowski T, Derenne JP. Physical examination of the adult patient with respiratory disease: inspection and palpation. *Eur Respir J*. 1995; 8:1584-1593.

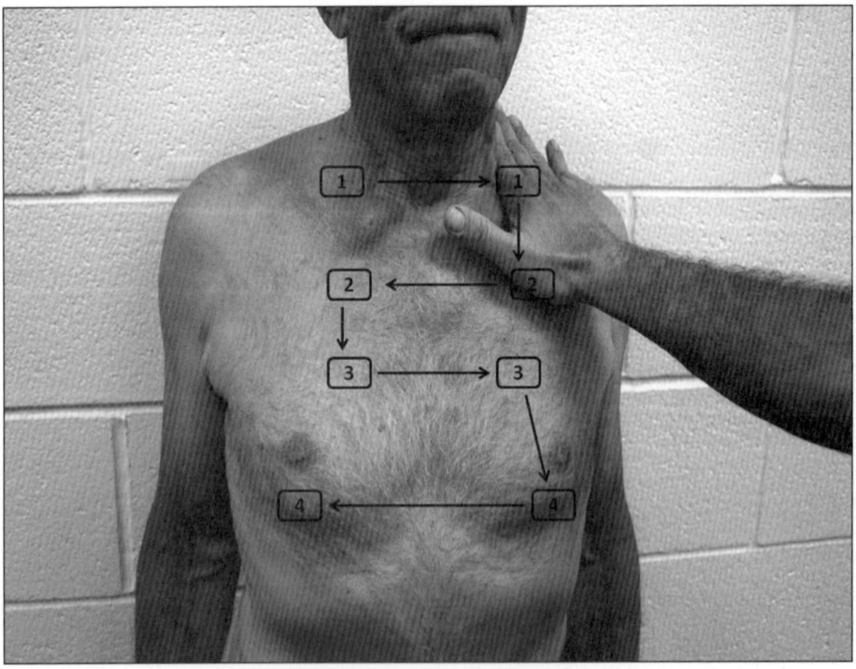

그림 2-25. 전방 진탕음 평가.

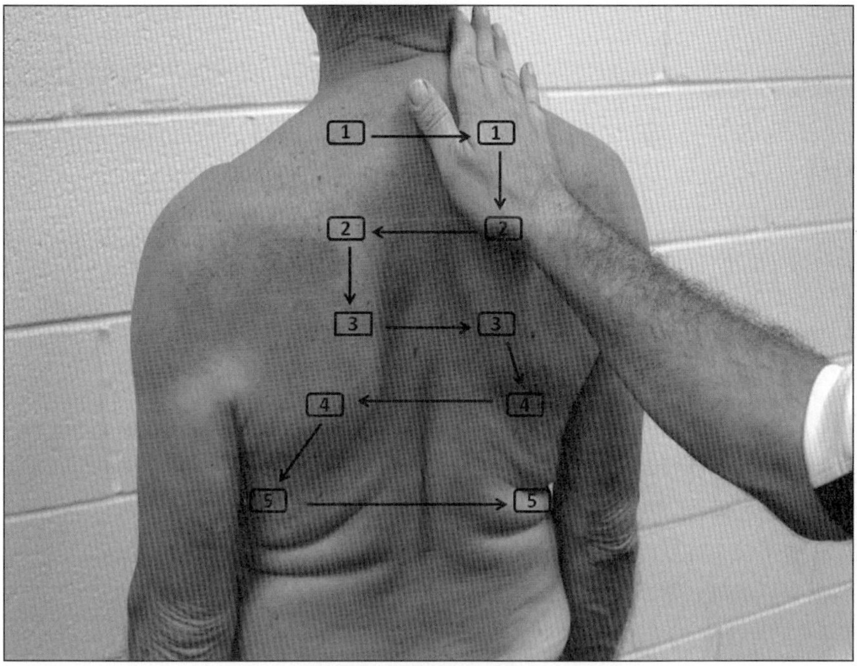

그림 2-26. 후방 진탕음 평가.

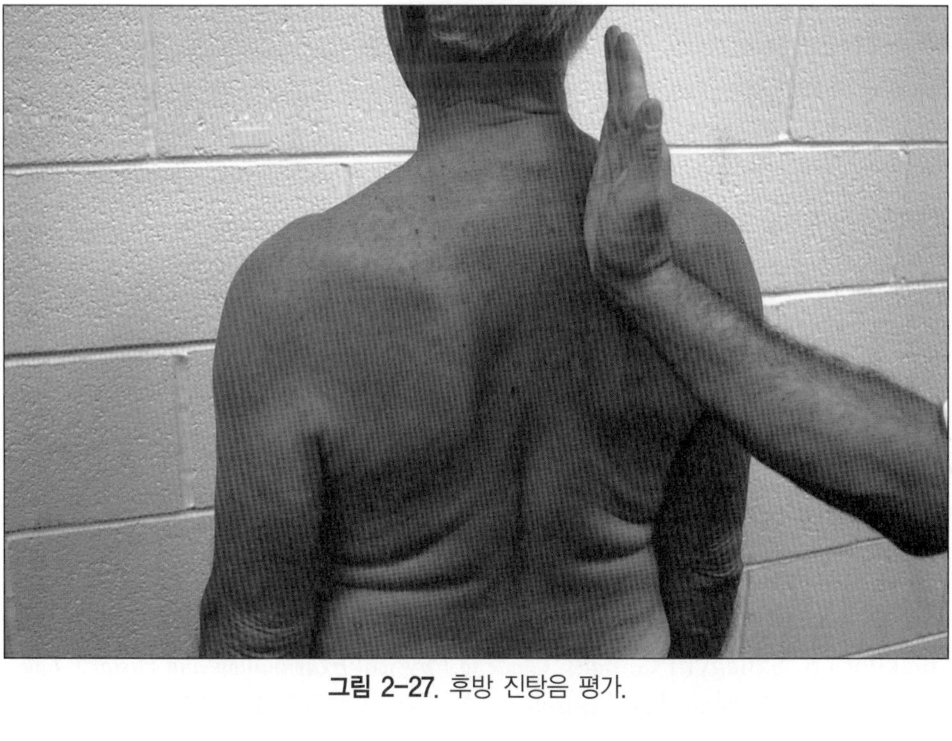

그림 2-27. 후방 진탕음 평가.

타진
(Percussion)

검사 자세

- 흉곽 후방 타진:팔을 가슴에 교차하고, 앉는다.
- 흉곽 전방 타진: 바로 누움

실행(Action)

- 늑간 공간에 비우성 측 세 번째 손가락의 원위 지절간 관절을 놓고 우성측 손가락 끝으로 날카롭고 힘차게 치는데, 손의 나머지 부분은 흉곽에 닿으면 안 된다.[1]
- 같은 위치에서 두 번씩 각각의 타진음을 울린다.
- 반대측 가청음과 비교한다.
- 한자리에서 타진하고, 중앙선을 가로질러 이동하여, 같은 수준에서 타진한다.
- 아래로 이동해서 타진하고, 중앙선을 가로질러 같은 수준에서 타진한다.
- 후방으로: 견갑골 위에서의 타진은 제외한다.
- 전방으로: 중간 쇄골 선을 따라 타진한다; 우측 중엽 평가 때문에 여성 환자에게 가슴으로 이동하는 것에 양해를 구한다.

정상 소견

- 해부학적 위치에서의 독특한 소리는 단지 그 위치에서만 들려야 한다. 만약 다른 부위에서도 들린다면 그 소리가 비정상인 것으로 간주한다.[2]
- 전방: T4(유두) 아래(간위)에서 우측 중간 쇄골 선에서 주목되는 둔감(dullness)
- 후방: 3rd ~ 5th 좌측 늑간 공간(심장)에서의 둔감

양성 소견

다음 페이지 Table 2-6 참고

특별 고려사항

- 진동은 단지 5~6cm 깊이에서 전달 된다.[2]
- 만약 더 큰 음이 필요하면, 더 강하게 치지말고, 좀 더 강하게 누른다.[1]

참고문헌 | References

1. Bickley LS, Szilagyi PG. *Bates' Guide to Physical Examination and History Taking.* 9th ed. Philadelphia, PA: Lippincott Williams & Wilkins; 2007.
2. Finesilver C. Pulmonary assessment: what you need to know. *Prog Cardiovasc Nurs.* 2003;18:83-92.

Table 2-6

타진 음 묘사(A Description of Percussion Sounds)

유형	위치	강도	음역	질(quality)	시간	유사 소리	가능한 병리학(pathologies)
낭랑한 (resonant)	정상 폐조직	소리가 큰	낮은	속이 (hollow)	긴(long)	정상 폐 주변 소리	
공명과다 (hyper-resonant		매우큰[1]	가장 낮은		가장 긴[2]	빈 술통 두드리는 소리[2]	공기 포착(air trapping) (천식, 폐기종, 기흉, 흉수)
	위, 위장관, 기포(air bubble)[1]				중간	드럼소리	큰 기흉 혹은 폐기종성 수포 (emphysematous bleb)
둔한(dull)	간[1]	중간[1]	중간 - 높은	툭하는 (thud like)	중간	꽉찬 술통 두드리는	혈흉(hemothorax), 폐기종, 응고, 혹은 덩어리 흉수 (pleural effusion) 때문에 공간에 고체 혹은 액체[1,2]
일정한(flat)	넙다리[1]	부드러운	높은		짧은	둔함 보다 더 둔한	심각한 무기폐 (Massive atelectasis), 거대 흉수, 폐암 수술[1,2]

Adapted from Bickley Ls, Szilagyi PG.Bates Guide to Physical Examination and History Taking. 9th philadelphia, Pa: Lippincott Williams &Wilkins; 2007 and Finesilver C. pulmonary assessment: what you need to know.prog cardiovasc nurs. 2003;18:83-92.

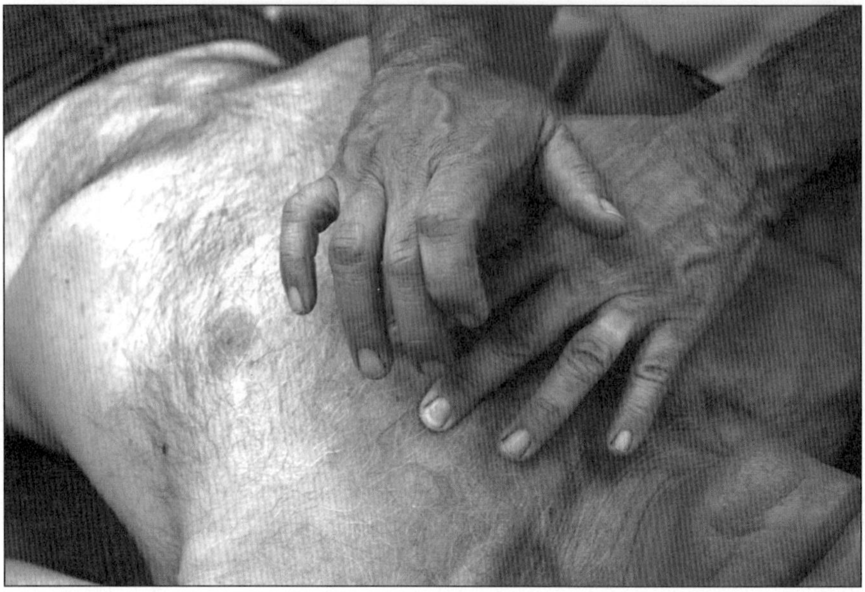

그림 2-28. 전방 타진.

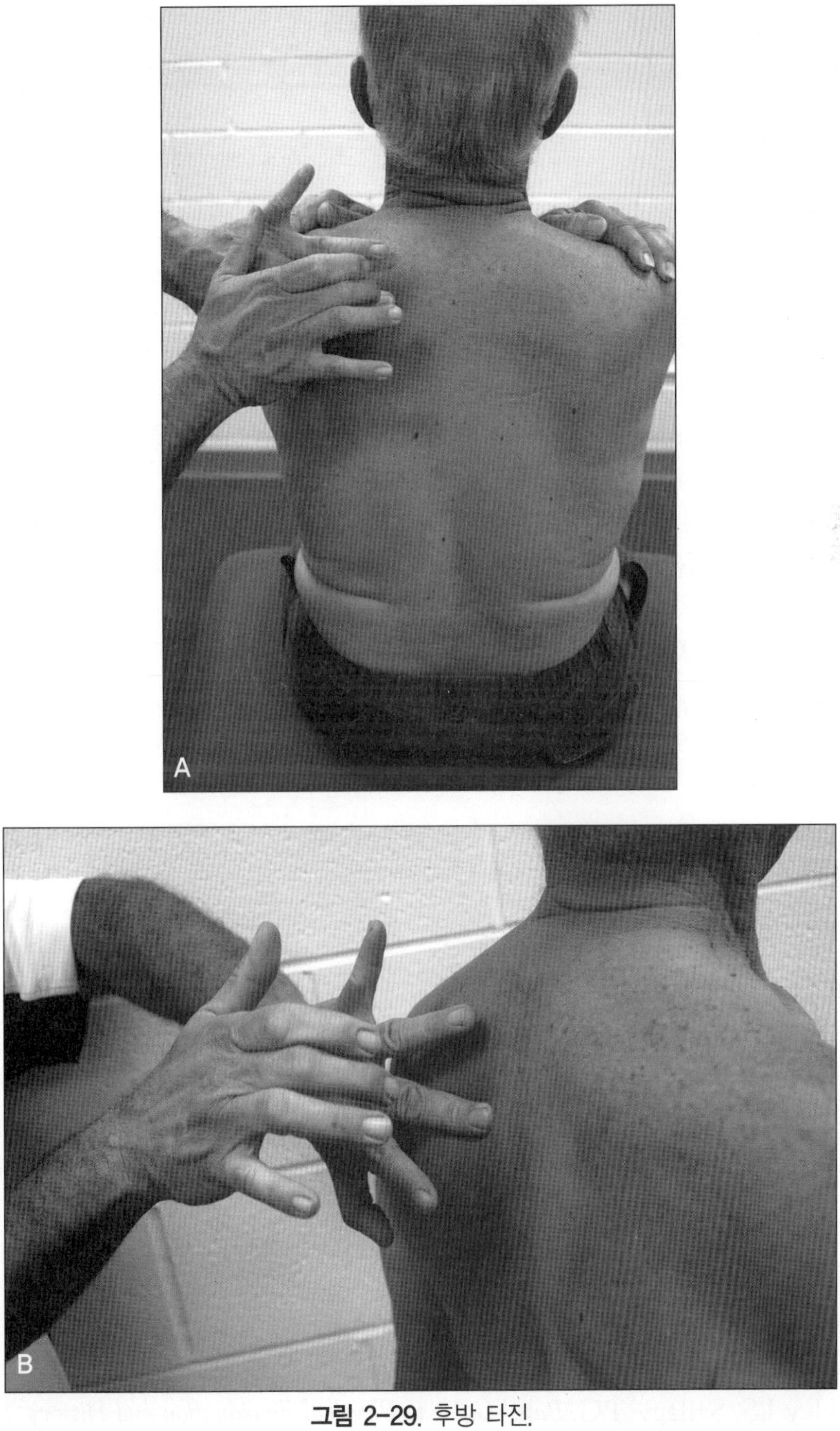

그림 2-29. 후방 타진.

횡격막 진폭

(Diaphragmatic Excursion)

검사 자세

- 전방으로 팔을 교차하고 앉음

실행(Action)

- 횡격막이 상승하는 동안 숨을 내쉬고 "유지한다"
- 견갑골 내측[1], 수직선 상에서 흉곽 후방을 타진한다.
- 상연(superior border)을 평가하기 위해 한쪽에서 둔한 감(dullness)이 공명(resonance)으로 바뀌는 곳을 표시한다.
- 정상 호흡 뒤에"심호흡하고 유지한다"[1]
- 횡격막 하연(inferior border)을 평가하기 위해 공명이 둔한 감으로 바뀔 때까지 견갑골 하-내측, 수직선상에서 흉곽 후방을 타진한다.
- 횡격막 하연을 표시한다.
- 횡격막 운동 범위를 표시 하고[2], 반대 측도 반복한다.
- 전방 타진은 외측으로 이동하는 중간 쇄골에서 양측성으로 T4, 5까지 아래로 발생한다.

정상 소견

- 성인에서 후방 횡격막 운동은 3–8cm [1, 2]
- 둔한 감은 심장과 간 위에서 들린다.[1, 2]

양성 소견

- 수치가 더 낮은 혹은 좌측과 우측 수치가 틀린 경우[1]

특별 고려사항

- 횡격막은 아래에 있는 간 때문에 우측이 더 높은 경우가 있다.[1]

참고문헌 | References

1. Jarvis C. *Physical Examination and Health Assessment*. 5th ed. St. Louis, MO: Saunders-Elsevier; 2008.
2. Bickley LS, Szilagyi PG. *Bates' Guide to Physical Examination and History Taking*. 9th ed. Philadelphia, PA: Lippincott Williams & Wilkins; 2007.

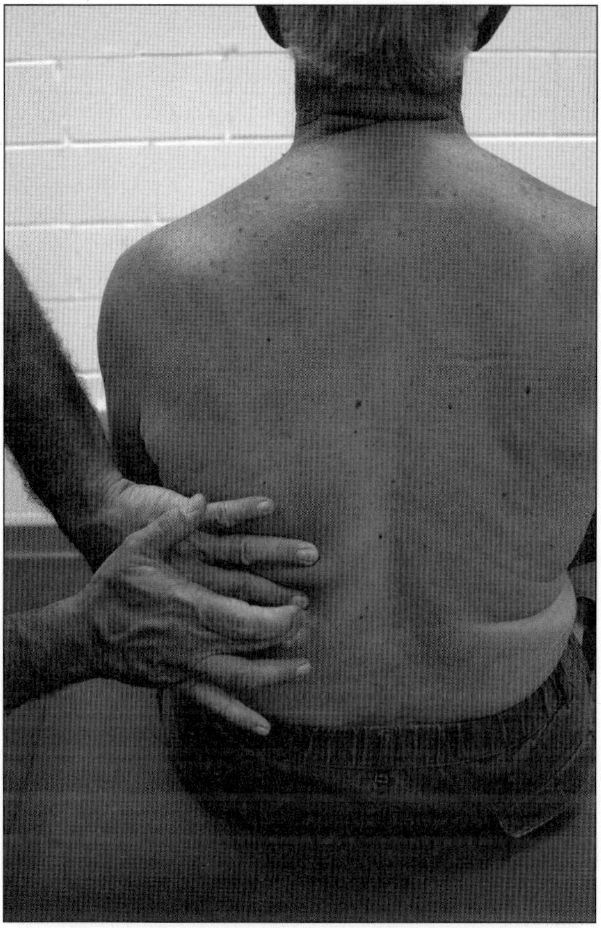

그림 2-30. 상연(superior border).

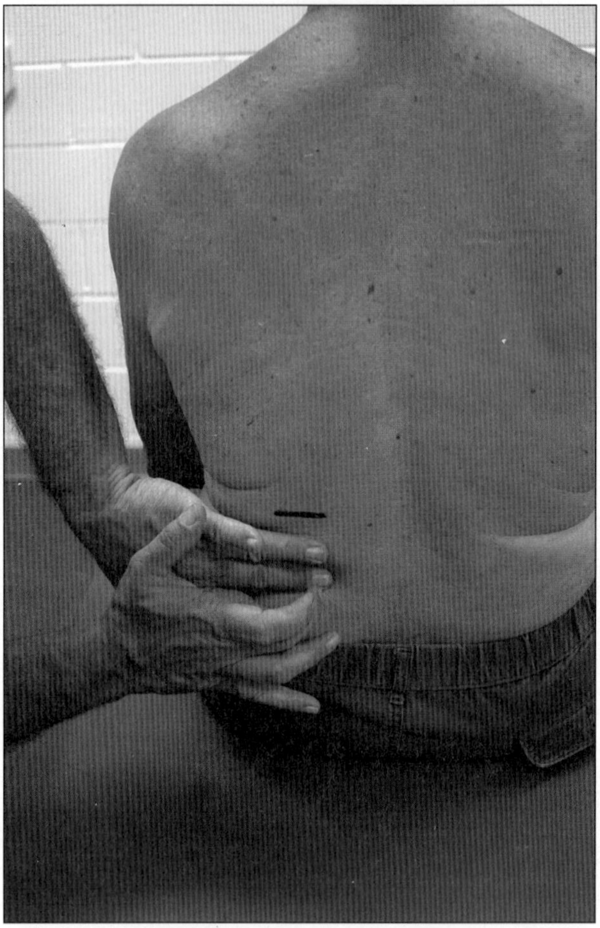

그림 2-31. 하연(inferior border).

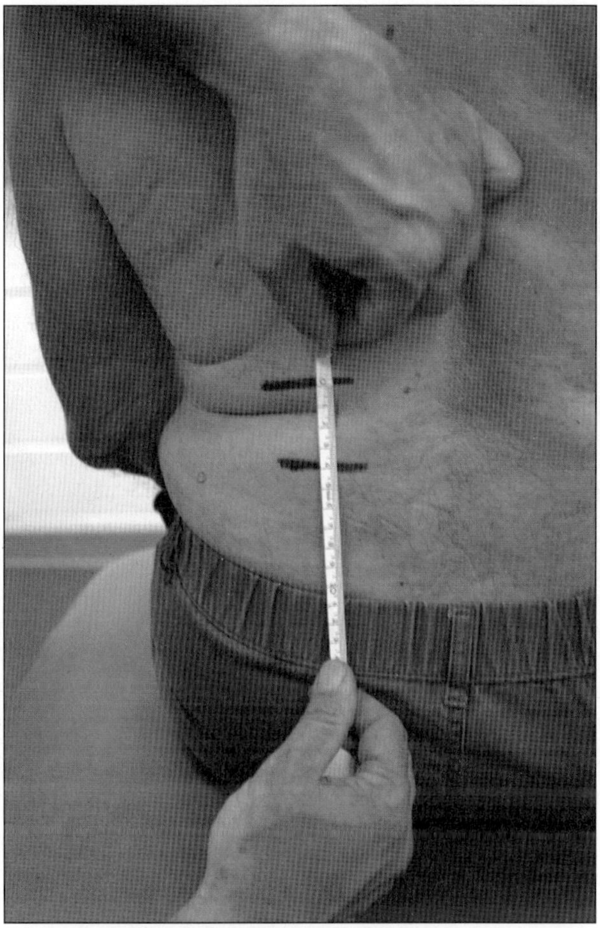

그림 2-32. 횡격막 운동.

청진 기술과 정상음

(Auscultation Technique and Normal Sounds)

검사 자세

- 앉음; 필요에 따라 흉곽 앞뒤를 노출 시킴

실행(Action)

- 환자는 청진기 헤드가 피부 위에 놓일 때 단지 입으로만 심호흡을 한다; 반대측과 가청음을 비교한다.
- 후방
  - ◈ C7 왼쪽에서 시작하는 늑간 공간에 청진기 진동판을 놓는다.
  - ◈ 한 지점에서 청진을 하고, 중앙선을 가로질러, 완전 호흡을 하는 동안 위치 당 동일 수준에서 한 번 이상 청진을 한다.[1]
  - ◈ 청진기를 아래로 이동해서 다시 중앙선을 넘는다; 견갑골 내측 연에 머문다.

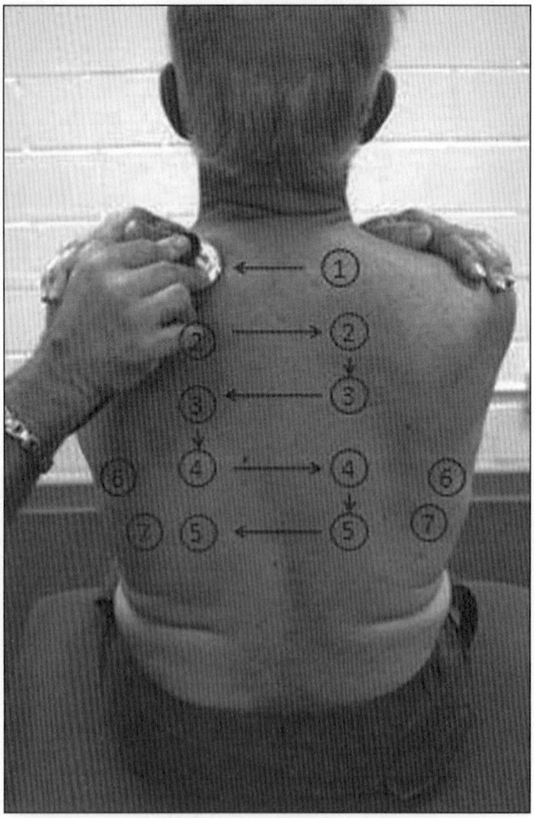

그림 2-33. 흉곽 후방 청진.

- 만약 이상한(우발적인) 소리가 감지되면, 연관 범위를 명확히 하기 위해 청진기를 주변으로 조금씩 이동한다.
- 듣기 어려운 소리는 환자의 심호흡을 통해 평가 할 수 있을 것이다.
- 전방: 중간 쇄골을 따라 위에서처럼 패턴을 반복한다; 우측 중엽을 평가시 여성 환자인 경우 필요한 만큼 조심 스럽게 가슴을 움직여 주도록 요청한다.

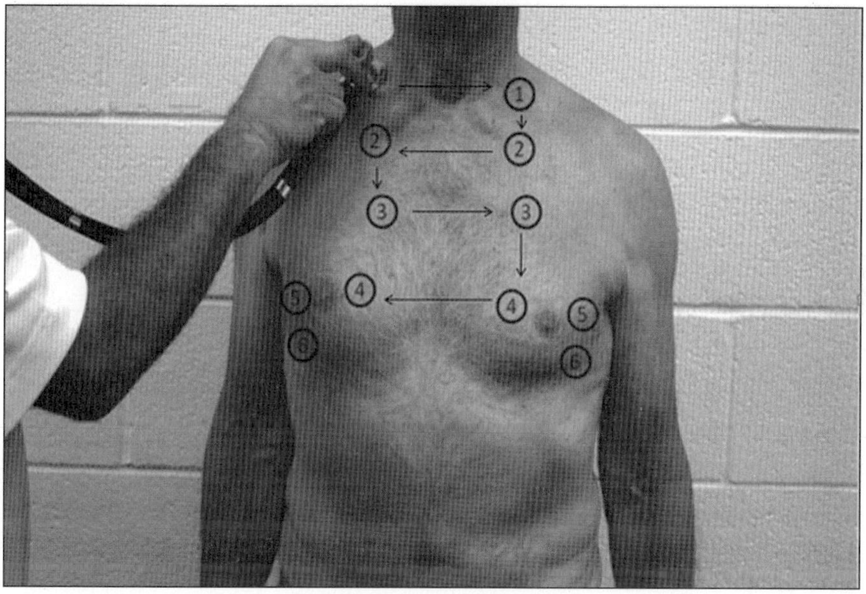

그림 2-34. 흉곽 전방 청진.

정상 소견

- 적절한 강도, 음높이, 질(quality), 시간에 기초한(duration-based) 그리고 맞 비교(side-to-side comparison)[1]
- 탁탁 하는 소리(Crackles)는 노인들 폐 기저에서 정상적으로 들리며 활동 혹은 자세 변화로 확실하게 들린다.
- 흉곽 여러 위치에서 얻은 정상 호흡음에 대해서는 81페이지 Table 2-7을 참고한다.

양성 소견

- 탁탁 하는 소리(수포음)는 진폭-강도, 음높이, 시간을 통해 판명한다.[1] (Table 2-8 그리고 2-9)
- 천명은 음높이, 시간(timing), 그리고 위치[1](Table 2-10)로 판명한다.[1]

특별 고려사항

- 청진기 진동판은 검사자 손과 함께 따뜻해야 한다.
- 청진기를 피부에 대고 있을 때 환자에게 호흡을 하게 하거나 주기적인 휴식을 통해 과호흡이 오는 것을 방지한다.
- 항상 옷이 아니라, 피부에 대고 청진한다.
- 필요하다면 청진을 개선하고자 가슴 털에 수분을 제공한다.[2]
- 탁탁하는 소리는 처음에 폐 기저에서 뚜렷 하나 컨디션이 나빠질 수록 위로 확장된다.
- 탁탁하는 소리는 들숨에서 들리지만, 가슴 의존 부위(dependent area)에서는 날숨 때 뚜렷하다.
- 천명: 수많은 음 혹은 하나의 음이 있는 뮤지컬- 뮤지컬 코골이(snoring)[2]
- 천명(stridor)은 흡기성 최적음(crowing sounds) 처럼 들린다.[2]
- 우발음은 www.cvmbs.colostate.edu/clinsci/callan/breath_sounds.htm에 들을 수 있다.

참고문헌 | References

1. Bickley LS, Szilagyi PG. *Bates' Guide to Physical Examination and History Taking*. 9th ed. Philadelphia, PA: Lippincott Williams & Wilkins; 2007.
2. Jarvis C. *Physical Examination and Health Assessment*. 5th ed. St. Louis, MO: Saunders-Elsevier; 2008.

Table 2-7

정상 호흡 음

정상음	정상으로 들리는 위치	원인	강도	음높이	질(quality)	시간	~처럼 들림
기관(tracheal)의 소리	기관,[2] 후두[1]		매우 큰[1, 2]	높은[1, 2]	거친(harsh) 혹은 빈(hollow)[2]	들숨과 날숨 동일[1, 2]	
기관지의 〔기관, 기관-기관지, 관(tubular)〕	주기관지 (mainstem bronchi)	난 공기류 (turbulent airflow)	큰	높은[1]	거친 혹은 빈[2]	들숨보다 날숨이 더 긴	관-관을 통과하는 공기
기관지 폐포 (bronchovesicular)	주기관지 위, 1st & 2nd늑간[1] & 견갑골 사이[2]	폐조직으로 인해 공기가 크게 걸러지는	보통[2]	보통[1, 2]	조금 거친	들숨과 날숨 비슷[1]	
폐포	전방과 후방의 폐 주변 영역	감소된 난류	부드러운	낮은[1, 2]	바스락 거리는 (rustling)	들숨이 더 길고 날숨이 짧은	나무를 통과하는 바람

Adapted from Bickley Ls, Szilagyi PG.Bates Guide to Physical Examination and history Taking. 9th philadelphia, Pa:Lippincott Williams &Wilkins;2007 and Jarvis C. physical Examination and Health Assessment. 5th ed. St. Louis, MO:Saunders-Elsevier;2008.

Table 2-8

탁탁 거리는 소리 묘사(Description of Crackle)

유형	시간	진폭	강도	음높이
미세한 탁탁거림 (fine Crackle)	불연속, 짧은	낮은	부드러운	높은
코스 탁탁 거림 (course crackle)	불연속, 더 긴	높은	더 큰	낮은

Table 2-9

탁탁 거림(Crackles)의 특징

탁탁 거림에 대해, 호흡 사이클 에서의 횟 수, 시간, 위치, 그리고 호흡 간 지속성, 기침 혹은 자세 변화 후 변화를 기록한다.[1]

	흡기 말 Crackles	초기 흡기 Crackles	중간 흡기와 호기 Crackles
횟수	다량의	적은	다량의
시간	중간 → 흡기말	흡기 초	중간 흡기와 호기
위치	기저 → 상방		
지속성	호흡에서 호흡까지		
의심	간질성 폐질환, 섬유화, 울혈성 심부전(CHF)	만성 기관지염, 천식	기관지확장증

Adapted from Bickley Ls, Szilagyi PG.Bates Guide to Physical Examination and history Taking. 9th philadelphia, Pa:Lippincott Williams &Wilkins;2007.

Table 2-10

천명 묘사(Description of Wheeze)

천명(수포음)에 대해, 언제 그리고 어디서 그 소리가 들리는지, 또한 있다면 기침 혹은 심호흡 후에 어떻게 변화가 있는지 기록한다[1]

	음높이	시간	위치	기침 혹은 심호흡 할 때 변화	제시
천명	높은	흡기와 호기 혹은 단지 호기에서만	다양한	기침할 때 확연함[2]	기관지 경련으로 인한 매우 좁아진 기도, 부종, 이물질
수포음	낮은[2]	흡기와 호기 (더 확실함)	큰 기도위에서 가장 잘 들림	큰 기도에서 분비물[1] 기침 할 때 확연해짐[1]	단지 미만성 기도 폐쇄
천명	높은	흡기	목에서 더 큰[2]	폐쇄된 기도	의료 응급 상황

Adapted from Bickley Ls, Szilagyi PG.Bates Guide to Physical Examination and History Taking. 9th philadelphia, Pa: Lippincott Williams &Wilkins; 2007 and Jarvis C. physical Examination and Health Assessment. 5th ed. St. Louis, MO: Saunders-Elsevier; 2008.

전송 목소리 청진

(Auscultation of Transmitted Voice Sounds)

검사 자세

- 흉곽 후방: 앉음
- 흉곽 전방: 바로 누움

실행(Action)

- 비정상적으로 위치한 기관지폐포 혹은 기관지 음이 있으면 전달 음을 평가하여 좀 더 자세히 검사 할 수 있다.[1]
- 청진기 진동판이 흉곽 위에 놓여있을 때 1, 2, 3을 속삭이거나 "99" 혹은 "Ee"를 말한다.
- 청진 패턴은 78과 79페이지에 나와 있다.

Table 2-11

정상 & 양성 소견

환자	검사	정상 소견	양성 소견	제시
99, 99, 99라고 말함	기관지음 (broncho-phony)	구별하기 힘든 소리/낮춘 (indistinguish-able)sounds/ muffled	"99"확연히 들림	증가된 폐밀도[2]
Ee, Ee, Ee라고 말함	양명성음 (Egophony)	이해하기 어려운	"Aaaa" 소리	폐조직 경화[1]
1, 2, 3을 속삭임	속삭이는 듯한 흉성 (pectoriloquy)	약하거나 불명료함	1, 2, 3 확연히 들림	폐조직 경화[2]

Adapted from Bickley Ls, Szilagyi PG. Bates Guide to Physical Examination and History Taking. 9th philadelphia, Pa: Lippincott Williams &Wilkins; 2007 and Jarvis C. Physical Examination and Health Assessment. 5th ed. St. Louis, MO: Saunders-Elsevier; 2008.

특별 고려사항

- 폐조직 경화(consolidation)는 증가된 촉각과 성음진탕을 통해 확인된다.[3]
- 폐조직 경화는 폐조직을 통해 목소리가 퍼지는 것을 방해해서, 결국 소리 전달이 더 힘들어진다.[2]
- 이들 검사에서 폐렴환자는 민감도와 Kappa 점수가 낮은 것을 볼 수 있다.[4]

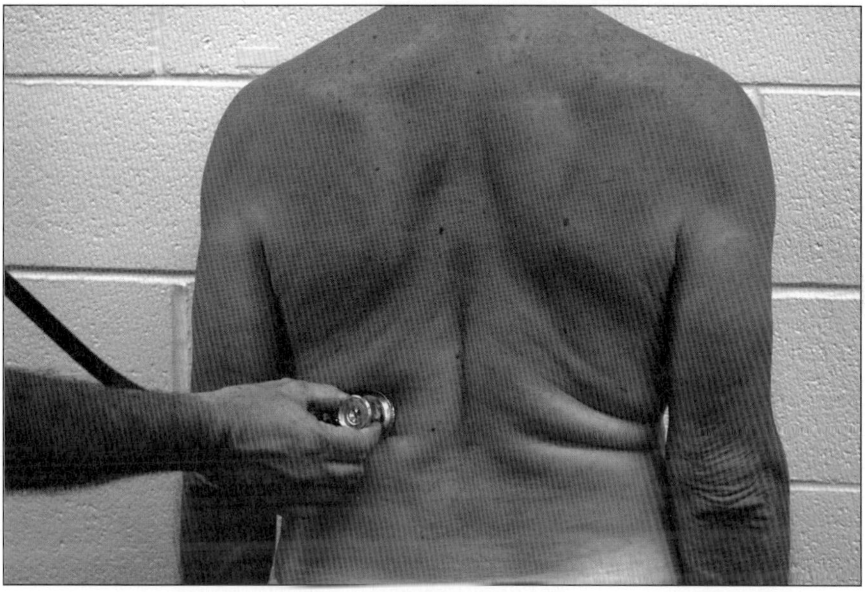

그림 2-35. 전송 목소리 청진.

참고문헌 | References

1. Bickley LS, Szilagyi PG. *Bates' Guide to Physical Examination and History Taking.* 9th ed. Philadelphia, PA: Lippincott Williams & Wilkins; 2007.
2. Jarvis C. *Physical Examination and Health Assessment.* 5th ed. St. Louis, MO: Saunders-Elsevier; 2008.
3. Finesilver C. Pulmonary assessment: what you need to know. *Prog Cardiovasc Nurs.* 2003;18:83-92.
4. Wipf JE, Lipsky BA, Hirschmann JV, et al. Diagnosing pneumonia by physical examination. *Arch Inter Med.* 1999;159:1082-1087.

산소포화도
(Oxygen Saturation)

검사 자세
- 앉거나 누움
- 손가락과 손톱을 깨끗이 한다.

실행(Action)
- 환자 두 번째 손가락에 프로브(probe)를 놓는다.

정상 소견

Table 2-12

(산소포화도)SpO_2 수치

모집단	산소포화도	활동
건강한 성인	≥95%	휴식, 수면, 노력(exertion)
만성 폐쇄성 폐질환(COPD) 성인[1, 2]	90%	휴식, 수면, 노력, 폐 재활
산소 감응된 망막병증의 유아/아동 나이 이상[3]	≥95%	휴식, 수면, 노력

양성 소견
- 산소포화도 수치가 정상 보다 낮다.

특별 고려사항
- 신체 활동을 하는 동안 정확성을 기하기 위해 산소 농도계(pulse oximeter) 결과 문헌을 확인한다.

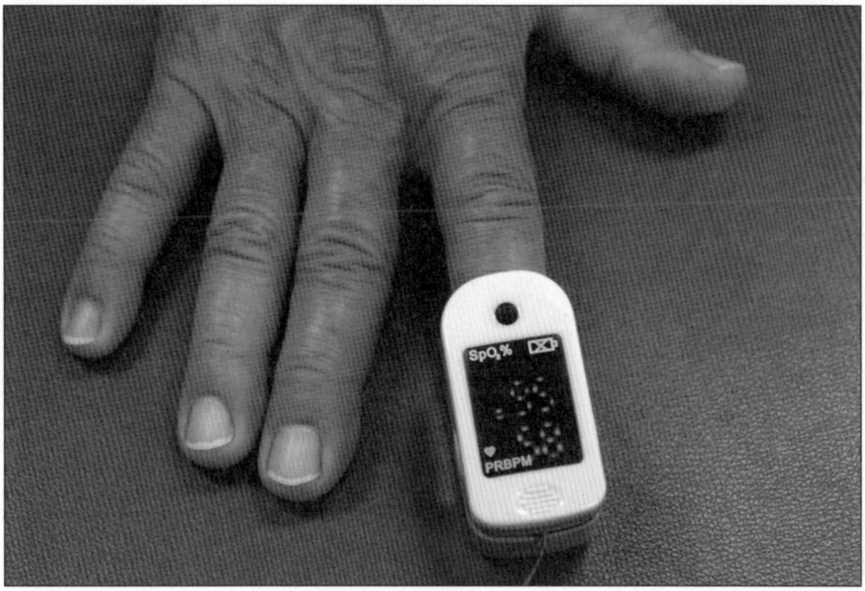

그림 2-36. 산소 농도계.

참고문헌 | References

1. American Thoracic Society/European Respiratory Society Task Force. Standards for the diagnosis and management of patients with COPD [Internet]. Version 1.2. New York: American Thoracic Society; 2004 [updated 2005 September 8]. http://www.thoracic.org/clinical/copd-guidelines/resources/copddoc.pdf. Accessed July 23, 2010.

2. ATS statement: guidelines for the six-minute walk test. *Am J Respir Crit Care Med*. 2002;166:111-117. http://www.thoracic.org/statements/resources/pfet/sixminute.pdf. Accessed July 23, 2010.

3. ATS statement: statement on the care of the child with chronic lung disease of infancy and childhood. *Am J Respir Crit Care Med*. 2003;168:356-396. http://www.atsjournals.org/cgi/reprint/168/3/356? maxtoshow=&HITS=10&hits=10&RESULTFORMAT=&searchd=1&FIRSTINDEX=0&volume=168&firstpage=356&resourcetype=HWCIT. Accessed April 14, 2009.

가슴 장애
(Chest Disorders)

검사 자세

- 앉기

특별 고려사항

- 다음 페이지 Table 2-13 참고

Table 2-13

호흡 시스템 평가시 소견
(Finding During an Evaluation of the Respiratory system)

상태	기관 위치	전송음 관련 부위에서 진동 촉감	관련 부위에서 타진	관련 부위에서 호흡음	관련 부위에서 우발음
정상	정상[1]	정상, 양측 동일[2]	공명(Resonant)[2]	정상 기관, 기관지, 기관지폐포, 그리고 폐포 음	없음[2] 노인인 경우 기저에서 흡기성 탁탁 거림(Crackle)은 정상일 것이다
천식	정상[1]	감소된[2]	공명, 만성이면 공명과다[2]	천명이 호흡소리를 불분명하게 함[1]	천명[2], 아마도 탁탁거림
무기폐	관련 부위로 이동[1, 2]	일반적으로 무기폐 부위에서는 없음[1,2] 전성음은 우측 상엽 무기폐의 첨부에서 들림[1]	둔감[2]	일반적으로 없음, 감소[2] 기관소리는 우측 첨부에서의 전성음임[1]	없음[1]

Table 2-13(계속)

Table 2-13(계속)

호흡 시스템 평가시 소견
(Finding During an Evaluation of the Respiratory system)

상태	기관 위치	전송음 관련 부위에서 진동 촉감	관련 부위에서 타진	관련 부위에서 호흡음	관련 부위에서 우발음
기흉	손상쪽에서 이동[1,2]	감소-없음[2]	고막으로 고공명[1]	감소 혹은 없음[2]	없음[2] 혹은 흉막마찰 가능성
흉막삼출	손상쪽에서 이동[1,2]	없음 혹은 감소[2] 아마도 넓은 삼출 위로 증가[2]	편평 혹은 둔감[2]	감소 혹은 없음[2] 아마도 넓은 삼출 위로 들림[2]	없음[2] 혹은 흉막마찰 가능성
경화	정상[1]	증가[1] 양성 전성음 검사와 함께	둔감[2]	기관지[1]	나중에 흡기성 딱딱거림

Table 2-13(계속)

Table 2-13(계속)

호흡 시스템 평가시 소견
(Finding During an Evaluation of the Respiratory system)

상태	기관 위치	전송음 관련 부위에서 진동 촉감	관련 부위에서 타진	관련 부위에서 호흡음	관련 부위에서 우발음
좌측 심부전	정상[1]	정상[2]	공명[2]	폐포[2]	흡기 말 탁탁 거림[2] 천명 가능성
기관지염	정상[1]	정상[2]	공명[2]	폐포[2]	없음[2] → 흡기 초기, 아마도 호기성 거친 탁탁 거림[1] 천명 그리고 수포음 가능성1
폐기종	정상[1]	감소된[2]	공명과다[2], 분산[1]	부재 혹은 감소된[2]	없음[2] 그리고/ 혹은 기관지염 증상[1]

Adapted from Bickley Ls, Szilagyi PG. Bates Guide to Physical Examination and History Taking. 9th philadelphia, Pa: Lippincott Williams &Wilkins; 2007 and Jarvis C. Physical Examination and Health Assessment. 5th ed. St. Louis, MO: Saunders-Elsevier; 2008.

일상생활동작과 호흡장애

(Dyspnea With Activities of Daily Living)

검사 자세

- 걷기 혹은 일상의 수행

실행(Action)

- 수정 MRC 호흡장애 점수를 보여주고 호흡장애 순위를 묻는다.
- 1-5위까지 순위 안에 있으면, 호흡 장애 관련 질의가 필요하다.

정상 소견

- 없음

양성 소견

- "1-5" 위

Table 2-14

수정 MRC 호흡장애 점수[1]

순위	정도	특징
1	약한	편평한 지면을 서둘러 갈 때 혹은 경사진 곳을 오를 때 짧아진 호흡
2	보통	숨이 차서 같은 연령 대 사람들 보다 편평한 지면에서의 걸음이 더 느림
3	보통에서 심각한	편평한 지면을 같은 속도로 걸을 때 숨이 차서 멈춤
4	심각한	편평한 지면에서 몇 분 걷고 나서 혹은 100야드를 걷고 나서 호흡 때문에 멈춤
5	매우 심각	착의 혹은 탈의시 숨이 가쁘거나 바깥 출입이 어려움

Reprinted with permission from Darbee JC, Ohtake PJ.Outcome measures in cardiopulmonary physical therapy:medical research council(MRC) dyspnes scale. Cadiopulm Phys Ther J.2006:17:29-36.

Table 2-15

호흡장애 평가에서 중요 질문
(Key questions in Evaluation of Dyspnea)[2]

질문	가능한 병리학
힘든 활동과 관련이 있는가?	심부전, 제한성 혹은 폐쇄성 폐질환
힘든 활동과의 관련성 그리고 밤에 발생하는가?	천식 혹은 심부전
힘든 활동과의 관련성, 가슴, 그리고/혹은 목 불편함 그리고 동시에 오심 혹은 발한이 있는가?	협심증
직립 자세를 취하면 악화되는가?	폐 기저(편평 호흡)에 동정맥 단락 (arteriovenous shunt)이 있는 간 질환
측와위에서 증상이 출현 하는가?	편측성 폐 혹은 늑막 질환
바로 누우면 빠르게 발현하고, 측와위나 직립 자세를 취하면 완화 되는가?	양측성 횡격막 신경 기능장애

Reprinted with permission from Hudson LD, Murray JF, Petty TL, et al. Frontline assessment pulmonary presentations. The Snowdrift pulmonary foundation; 2001.

폐 시스템 검사

특별 고려사항

- MRC 점수는 매우 훌륭한 관찰자간 신뢰도(Kw=0.92)와 동시에 납득 할 만한 타당성 (r=0.53-0.87)[1]이 있다.

참고문헌 | References

1. Darbee JC, Ohtake PJ. Outcome measures in cardiopulmonary physical therapy: medical research council (MRC) dyspnea scale. *Cardiopulm Phys Ther J*. 2006;17:29-36.
2. Hudson LD, Murray JF, Petty TL, et al. Frontline assessment of common pulmonary presentations. The Snowdrift Pulmonary Foundation, 2001.

안정시 호흡장애
(Dyspnea at Rest)

검사 자세

- 앉기, 안정

실행(Action)

- 순위 표를 보여주고 현재 순위를 묻는다.[1]
- 현재 자신의 숨가쁜 느낌을 나타내는 0–10까지 숫자를 선택한다.

0 1 2 3 4 5 6 7 8 9 10

정상 소견

- "0"=전혀 아무 문제 없음[2]

양성 소견

- 0.5=매우 매우 약한; 3=보통; 5=심각한; 7=매우 심각; 9=매우, 매우 심각; 10=최대[2]

특별 고려사항

- 수정 0–10 Borg Scale에서 변화는 폐 기능검사에서의 변화와 높은 상관성이 있다.[2]
- 호흡장애는 "강도가 다양하고 질적으로 구분이 되는 감각으로 이루어진 주관적 호흡장애 경험이다"[2]
- 1개월 지속된 호흡장애를 만성장애라 한다.[2]
- 검사–재검사 상관 관계(r=0.93)[1]
- 강제 호기량$(FEV)_1$, 산소 포화도, 그리고 안정시 호흡장애 간에는 상관관계가 낮다.[1]
- 현재 호흡장애와 일반 장애점수는 상관관계가 없다.[1]
- 길이 10cm의 시각아날로그 척도를 이용 할 수 있다.

참고문헌 | References

1. Gift AG, Narsavage G. Validity of the numeric rating scale as a measure of dyspnea. *Am J Crit Care*. 1998;7:200-204.
2. Kendrick KR, Baxi SC, Smith RM. Usefulness of the modified 0-10 Scale in assessing the degree of dyspnea in patients with COPD and asthma. *J Emerg Nurs*. 2000;26:216-222.
3. American Thoracic Society. Dyspnea. Mechanisms, assessment, and management: a consensus statement. *Am J Respir Crit Care Med*. 1999;159:321-340.

활동 중 호흡장애
(Dyspnea during Activity)

검사 자세

- 트레드밀 혹은 사이클 에르고미터

실행(Action)

- 순위표를 본다.
- 현재 자신의 숨가쁜 느낌을 나타내는 0-10까지 숫자를 선택한다.

0 1 2 3 4 5 6 7 8 9 10

정상 소견

- 운동 강도가 증가하면서 호흡 장애도 상승한다.

양성 소견

- 환자로 하여금 운동을 멈추게 하는 순위[2]
- 건강한 사람들과 기도 제한을 갖고 있는 사람들은 종료(terminating) 운동검사 시 비슷한 순위 결과를 보이나; 기도 제한을 갖고 있는 사람들은 훨씬 적은 강도의 작업부하에도 멈춰 선다.[3]

특별 고려사항

- Verbal 호흡장애 점수는 호기 순위와 높은 상관 관계가 있다.(r=0.95), 심박동수(r=0.90), 그리고 SBP(r=0.95)[2]
- 호흡장애 척도는 일상생활동작(ADL), 몇 분의 운동 검사 중에만 이용되어야 하고 별다른 변화가 있는지 확인해야 할 것이다.
- 분수(numeric) 순위 척도와 시각아날로그 척도는 호흡장애 측정에 깊은 상관관계가 있다.[1]

참고문헌 | References

1. Gift AG, Narsavage G. Validity of the numeric rating scale as a measure of dyspnea. *Am J Crit Care*. 1998;7:200-204.
2. Saracino A, Weiland T, Dent A, Jolly B. Validation of a verbal rating scale for breathlessness amongst patients referred for cardiac stress tests. *Heart Lung Circ*. 2008;17:305-312.

폐 시스템 검사

3. Killian KJ, Leblanc P, Martin DH, Summers E, Jones NL, Campbell EJ. Exercise capacity and ventilatory, circulatory, and symptom limitation in patients with chronic airflow limitation. *Am Rev Respir Dis.* 1992;146:935-940.
4. Mahler DA. Mechanisms and measurement of dyspnea in chronic obstructive pulmonary disease. *Proc Am Thorac Soc.* 2006;3:234-238.

제 3 절

복부 검사
(Examination of the Abdomen)

검사
(Inspection)

검사 자세

- 검사 테이블에 바로 눕고, 머리 아래 베개를 받치고, 팔은 몸옆에 붙이며, 무릎은 90° 까지 구부리거나 베개(이완 하기 위해)로 받쳐주고 검사자는 우측에 선다.

실행(Action)

- 윤곽, 대칭성, 배꼽, 피부 온전성, 그리고 맥박 혹은 운동을 검사한다.

정상 소견

- 윤곽: 편평 혹은 둥근
- 대칭성: 양측으로
- 배꼽: 정중선, 뒤집어진
- 피부: 부드러운, 전체적으로 색깔이 비슷한
- 맥박 혹은 운동: 대동맥 맥박, 연동운동, 호흡; 호흡하는 동안 리드미컬하게 상승하고 하강 하는지

양성 소견

- 윤곽: 돌기 혹은 복부 팽창은 복수 혹은 비만을 암시하고; 함몰은 여위었음을 뜻한다.
- 대칭성: 국소 팽륜(bulging), 덩어리, 탈장
- 배꼽: 돌출, 변색, 혹은 염증이 생긴
- 피부: 발적, 황달, 긴장, 선조(striae), 발진, 맥관종, 흉터, 늘어진 피부, 뚜렷한 정맥
- 환자에게 기침을 요구 했을 때 서혜관 탈장을 의미하는 서혜관 부위의 팽륜
- 맥박 혹은 운동: 뚜렷한 대동맥 맥박, 뚜렷한 연동과 팽창한 복부
- Cullen's 징후: 복막후 출혈(retroperitoneal hemorrhage)로 인한 배꼽 주변 반상 출혈
- Grey Turner's 징후: 복막후 출혈로 옆구리 반상 출혈

특별 고려사항

- 따뜻한 방, 청진기, 손을 이용한다.
- Table 3-1에 나와 있는 정상 해부학을 참고하라
- Table 3-2에 복통 묘사

Table 3-1

복부의 장기 위치(Organ Location in the Abdomen)

우측 상 사분면(Right upper Quadrant)	좌측 상 사분면(Left upper Quadrant)
간	위
담낭	간의 좌엽
우측 신장	좌측 신장
췌장 머리	췌장 몸통
결장 일부	결장 일부
통증의 원인: 급성 담낭염, 담석 산통, 간염, 십이지장 궤양, 우측하엽 폐렴	**통증의 원인**: 위염, 급성 췌장염, 비장 질환, 좌측 하엽 폐렴
우측 하 사분면(Right Lower Quadrant)	**좌측 하 사분면(Left Lower Quadrant)**
충수, 맹장(appendix)	S상 결장과 하행 결장
우측 수뇨관	좌측 수뇨관
충수, 맹장(cecum)	정삭
정삭(spermatic cord)	
통증 원인: 맹장염, 맹장 게실염(cecal diverticulitis), 자궁외 임신, 난관 난소 종양, 난소 낭종 파열, 난관 염전	**통증 원인**: 게실염, 자궁외 임신, 난관 난소 종양, 난소 낭종 파열, 난관 염전

정중선
대동맥
방광(팽창 하면)
자궁(팽창 하면)
통증 원인: 맹장 염(초기), 위장염, 심근 허혈 혹은 경색(infarction), 췌장염

Adapted from Jarvis C. Physical Examination and Health Assessment. 5th ed. St. Louis, MO: Saunders-Elsevier;2008.Walker HK, Hall WD, Hurst JW, eds. clinical methods: The History, Physical, and Laboratory Examinationms.3rd ed. London: Butterworths: 1990; and White MJ, Counselman FI. Troubleshooting acute abdominal pain. Part 1. Emerg Med. 2002:20;34-42.

Table 3-2

복부 통증 묘사

- **내장통**(Visceral pain)
  - ◈ 함몰 복부 장기(강하게 수축한 혹은 팽창한 담도(biliary tree), 장(intestine))
  - ◈ 낭(capsule)이 신장 될 때 단단한 장기(간) 통증
  - ◈ 국소화 하기 어려움
  - ◈ 적절한 수준에서 거의 중앙선 근처
  - ◈ 신경을 갉아 먹는(gnawing), 타는 듯한, 위경련, 혹은 쑤시는
  - ◈ 심 할 때- 발한, 창백함, 메스꺼움, 구토, 초조
- **체벽 통증**(Parietal pain)
  - ◈ 염증으로 유발, 벽측 복막(parietal peritoneum)에서 기인
  - ◈ 내장통 보다 더 심한 지속적 쑤심은 구조물 위에 정확히 국소화 된다
  - ◈ 운동 혹은 기침으로 더 심해짐
- **연관통**(Referred pain)
  - ◈ 손상 입은 구조물과 거의 유사한 척수 수준의 지배를 받는 좀 더 원위부에서 통증을 느낌
  - ◈ 통증이 유발 부위에서 원위부까지 이동 하는 것으로 보임
  - ◈ 표피 혹은 심부, 그러나 잘 국소화 되는
  - ◈ 가슴, 척추, 혹은 골반에서 복부까지, 혹은 복부에서 어깨 혹은 등까지 전이됨

Adapted from Jarvis C. Physical Examination and Health Assessment. 5th ed. St. Louis, MO: Saunders-Elsevier; 2008.Walker HK, Hall WD, Hurst JW, eds. clinical methods: The History, Physical, and Laboratory Examinationms. 3rd ed. London: Butterworths: 1990; and White MJ, Counselman Fl. Troubleshooting acute abdominal pain. Part 1. Emerg Med.2002:20;34-42.

복부검사

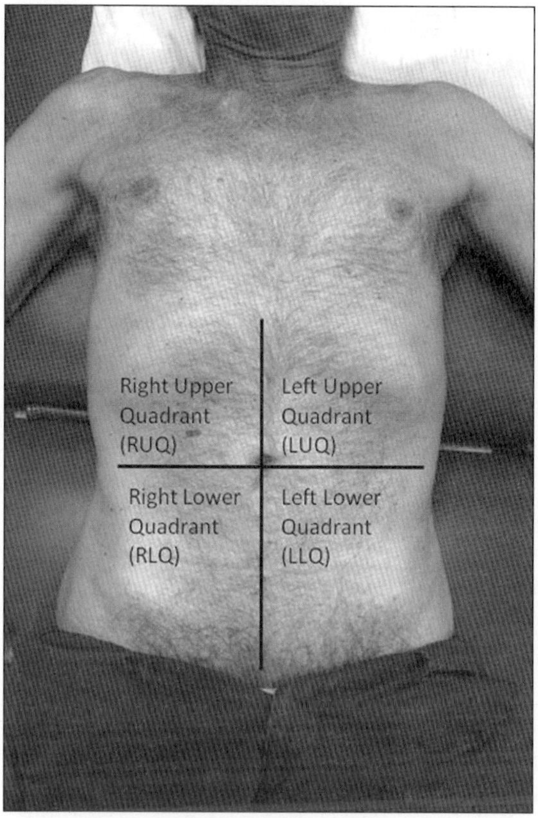

그림 3-1. 전방 사분면

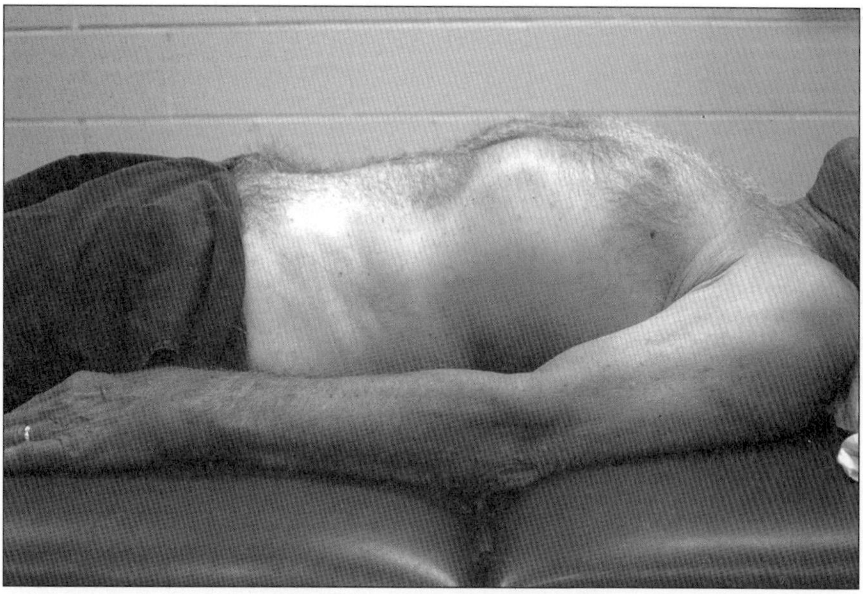

그림 3-2. 측부(Lateral) 복부 윤곽.

복부 맥관 구조물 청진

(Auscultation of the Abdominal Vasculature)

검사 자세

- 머리에 베개를 베고, 팔은 몸통 옆에 붙이고, 무릎은 90° 까지 굽히거나 베개(이완을 위해)로 지지한 채 바로 눕고 치료사는 우측에 선다.

실행(Action)

- 청진기 진동판을 대동맥, 신장, 장골, 비장, 그리고 넙다리 동맥위에 밀착시킨다.
- URQ(우측 상사분면)에서 시작해서 전 사분면(quadrants)을 시계방향으로 확인한다.

정상 소견

- 장음(bowel sounds)은 정상이다.

양성 소견

- 수축기 혹은 확장기에 들리는 잡음, 혹은 분출음은 아테롬성 동맥경화증(atherosclerosis) 때문이고 난 혈류(turbulent blood flow)를 뜻한다.[2]
- 수축기에 잡음은 정상이나 의뢰와 추가 검사를 하는 것이 통례이다.
- 신장 잡음은 고혈압 환자에서 볼 수 있다.

특별 고려사항

- 잡음은 고혈압 혹은 동맥류와 관련이 있다.

참고문헌 | References

1. Jarvis C. *Physical Examination and Health Assessment*. 5th ed. St. Louis, MO: Saunders-Elsevier; 2008.
2. Walker HK, Hall WD, Hurst JW, eds. *Clinical Methods: The History, Physical, and Laboratory Examinations*. 3rd ed. London: Butterworths; 1990.

복부검사

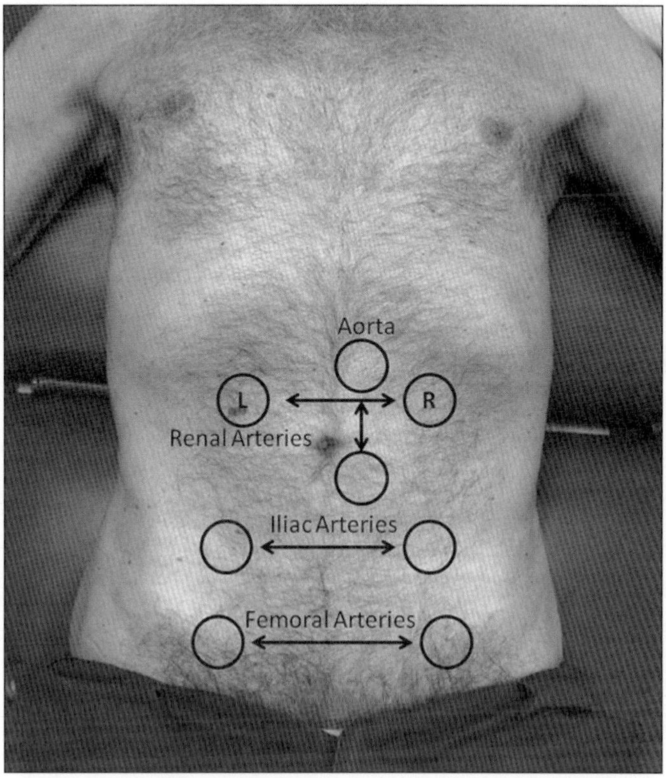

그림 3-3. 대동맥, 콩팥동맥, 엉덩동맥 및 넙다리동맥의 청진

복부 타진
(Percussion of the Abdomen)

검사 자세

- 머리에 베개를 베고, 팔은 몸통 옆에 붙이고, 무릎은 90° 까지 굽히거나 베개(이완을 위해)로 지지한 채 바로 눕고 치료사는 우측에 선다.

실행(Action)

- 복부에 가스의 분포와 양을 평가하고, 복수(ascites)를 배제 시키며, 특수 장기들을 확인한다.
- URQ(우측 상사분면)에서 시작해 전 사분면(all quadrants)을 시계방향으로 확인한다.[1]
- 테크닉
  - ◈ 왼손 세 번째 손가락 중수 지절(metacapal interphalangeal) 관절로 복부를 지그시 누른다; 나머지 손가락은 접촉하지 않는다.
  - ◈ 우측 손 중간 손가락의 원위 지절간(distal interphalangeal)관절을 굴곡하여 왼손 원위 지절간(distal interphalangeal)을 수직으로 망치처럼 때린다.
  - ◈ 팔 전체를 쓰지 말고 손목만 사용한다.

정상 소견

- 팀파니(함몰 음)소리는 위장관에 가스가 차 있음을 의미한다.[3]
- 둔감은 유체 혹은 고체를 의미한다.[3]
- 편평한 혹은 부드러운, 높은 음역의 소리는 일반적으로 뼈, 근육, 그리고 종양에서 들린다.
- 둔감(낮은 진폭, 공명)은 단단한 장기위에서 들린다.[3]
- 공기가 찬 장(bowel) 혹은 폐에서 티파니(공명하고 북처럼 들리는)[3]

양성 소견

- 복수(복부 내 유체): 바로 누운 자세에서, 배는 둥글게 보이고 옆구리는 불룩해 보인다; 중앙에서는 티파니 소리가 나고, 배 전면 주변에서는 둔감; 옆으로 누운지 1분 후에, 위쪽에서는 티파니 소리 그리고 아래 쪽에서는 둔감이 확인된다.

특별 고려사항

- 크고, 둔한 부위는 임신, 난소 종양, 혹은 팽창된 방광과 관련이 있을 것이다.[4]

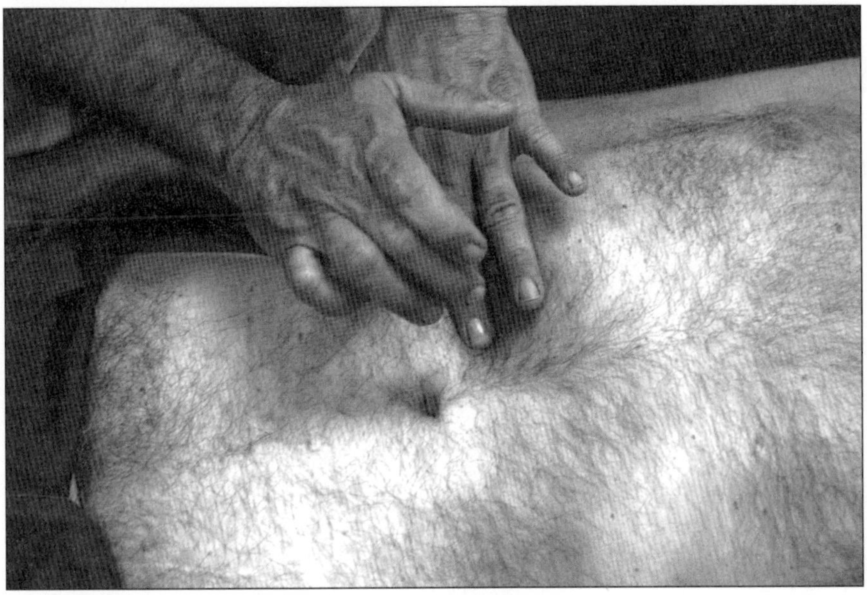

그림 3-4. 복부 타진.

참고문헌 | References

1. Walker HK, Hall WD, Hurst JW, eds. *Clinical Methods: The History, Physical, and Laboratory Examinations*. 3rd ed. London: Butterworths; 1990.
2. Tryniszewski C, ed. *Mosby's Expert 10-Minute Physical Examinations*. 2nd ed. St. Louis, MO: Elsevier Health Sciences; 2004.
3. Urbano FL, Fedorowski JJ. Medical percussion. *Hospital Physician*. September 2000;31-36. http://www.hpboardreview.com/pdf/hp_sep00_percus.pdf. Accessed on July 1, 2010.
4. Bickley LS, Szilagyi PG. *Bates' Guide to Physical Examination and History Taking*. 9th ed. Philadelphia, PA: Lippincott Williams & Wilkins; 2007.

복부의 가벼운 촉진
(Light Palpation of the Abdomen)

검사 자세

- 머리에 베개를 베고, 팔은 몸통 옆에 붙이고, 무릎은 90° 까지 굽히거나 베개(이완을 위해)로 지지한 채 바로 눕고 치료사는 우측에 선다.

실행(Action)

- 우측 손 손가락끝 편평한 부위를 복부위에 놓고서 거의 1cm 정도 내리 누른다.
- 배에 접촉한 손가락으로 원을 그리며 회전 동작을 하고 나서 다음 부위로 이동하여 우측과 좌측 아래(lower) 그리고 위(upper) 분면을 연이어 반복 검사한다.

정상 소견

- 간지럼, 긴장, 혹은 추워서 수의적으로 보호; 피하조직에 가스 혹은 유체가 있음을 뜻하는 복벽의 염발음

양성 소견

- 근육의 지속적인 단단함을 유발하는 불수의적 강직; 압통은 복막염을 의미 할 것이다.

특별 고려사항

- 천층(superficial) 근 구조물을 평가하고 복부 전반의 소견을 결정한다.
- 연약한 부위를 마지막에 검사한다.

복부검사

참고문헌 | References

1. Jarvis C. *Physical Examination and Health Assessment*. 5th ed. St. Louis, MO: Saunders-Elsevier; 2008.
2. Blank-Reid C. Abdominal trauma: dealing with the damage. *Nursing*. 2004;34(9):36-41.

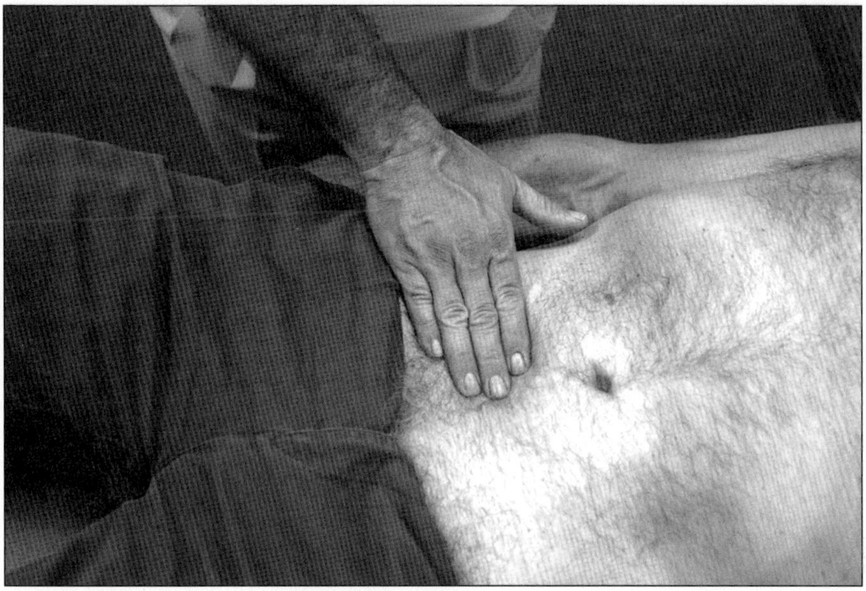

그림 3-5. 가벼운 복부 촉진.

복부 심부 촉진

(Deep Palpation of the Abdomen)

검사 자세

- 머리에 베개를 베고, 팔은 몸통 옆에 붙이고, 무릎은 90° 까지 굽히거나 베개(이완을 위해)로 지지한 채 바로 눕고 치료사는 우측에 선다.

실행(Action)

- 덩어리 혹은 압통을 확인하기 위해 장기의 운동, 그리고 크기, 위치, 연속성을 평가한다.
- 우측의 4개 손가락을 배 위에 편평하게 놓고 5-8cm 깊이까지 누른다.(2-3인치)[1]
- 배에 접촉한 손가락으로 원을 그리며 회전 동작을 하고 나서 다음 부위로 이동하여, 모든 분면을 촉진한다.
- 비만한 사람은, 한 손 위에 나머지 손을 겹쳐, 위에 손으로 미는 두 손 테크닉을 사용하며, 밑에 있는 손은 장기를 느끼기 위해 이완한 상태여야 한다.[1]

정상 소견

- 방어, 압통, 덩어리, 혹은 장기 확대 없음

양성 소견

- 압통, 덩어리, 조직 혹은 근육, 장기 확대

특별 고려사항

- 반동(rebound)압통은 압박 부위에서 손가락을 뗄 때 통증이 더 심하다.
- 연약한 부위를 마지막에 검사한다.

참고문헌 | References

1. Jarvis C. *Physical Examination and Health Assessment*. 5th ed. St. Louis, MO: Saunders-Elsevier; 2008.

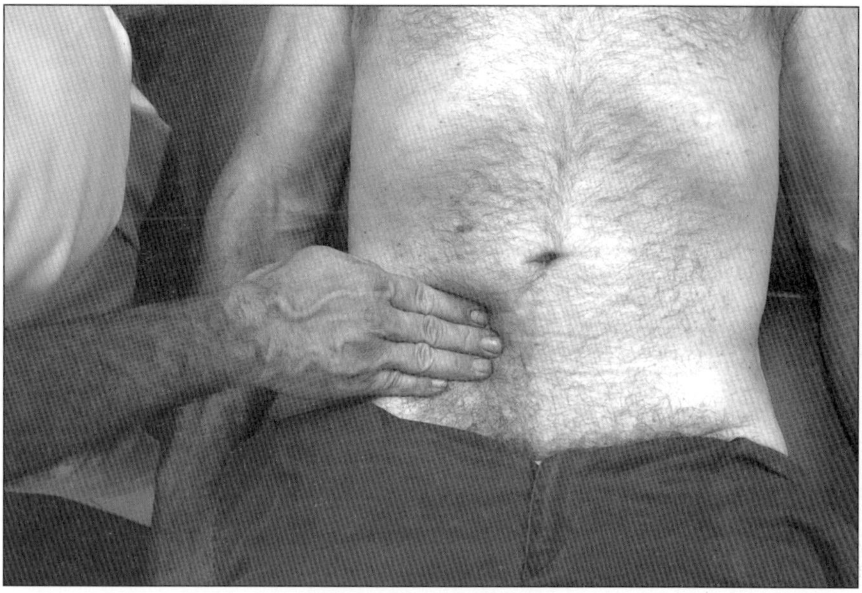

그림 3-6. 한 손 심부 촉진.

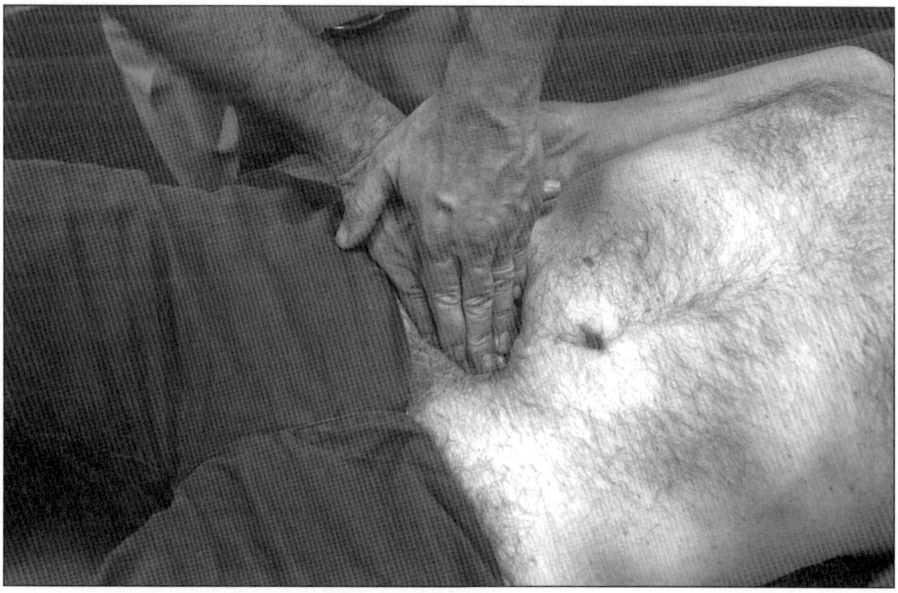

그림 3-7. 두 손 심부 촉진.

복부 심부 촉진-간에 이용되는 양손 테크닉
(Deep Palpation of the Abdomen-Bimanual Technique for the Liver)

검사 자세
- 머리에 베개를 베고, 팔은 몸통 옆에 붙이고, 무릎은 90° 까지 굽히거나 베개(이완을 위해)로 지지한 채 바로 눕고 치료사는 우측에 선다.

실행(Action)
- 덩어리 혹은 압통을 확인 하기위해 간의 운동성 그리고 연속성, 위치, 크기를 평가한다.
- 가장 아래 늑골에 평행하도록 환자 등 밑에 왼손을 놓는다.
- 중앙선에 평행하도록 우측 상사분면(RUQ)에 오른 쪽 손가락들을 놓는다.
- 깊게 숨을 들여 마시는 동안, 늑골 가장자리 아래서 안정되게 아랫방향으로 누른다.

정상 소견
- 오른손에 간의 부드럽고, 딱딱함을 느낄 수 있을 것이다.
- 간을 촉지할 수 없는 것도 정상이다.

양성 소견
- 늑골 가장자리 1-2cm 아래까지 간의 주변부가 연장된 것은 간의 확장을 의미한다.
- 심부전: 확대된, 부드러운, 매끄러운, 그리고 연한
- 전이(metastasis): 확대된, 굳은(hard), 불규칙한 혹은 결절성의(nodular), 딱딱한 (nontender)

특별 고려사항
- 간은 7-11번째 늑골 사이에서 우측 상사분면에 위치한다.

참고문헌 | References

1. Jarvis C. *Physical Examination and Health Assessment*. 5th ed. St. Louis, MO: Saunders-Elsevier; 2008.

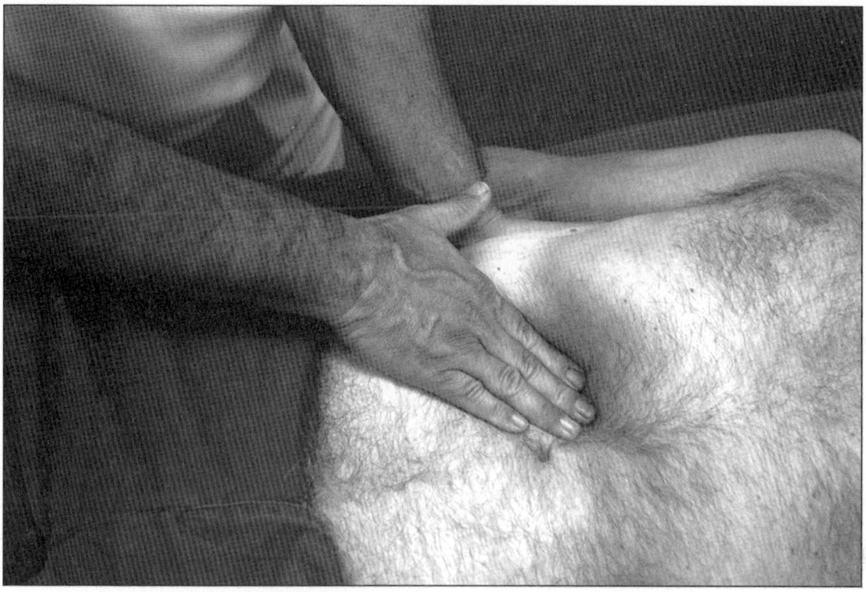

그림 3-8. 양손 테크닉.

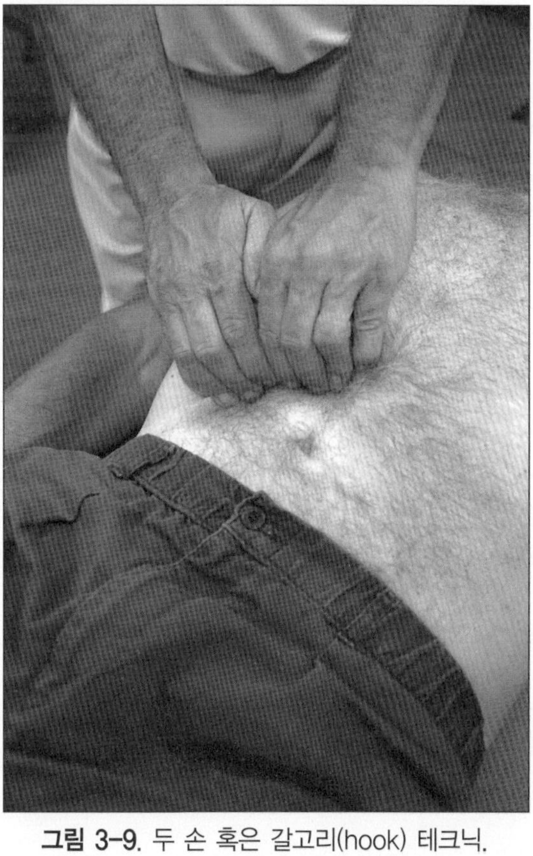

그림 3-9. 두 손 혹은 갈고리(hook) 테크닉.

복부 심부 촉진–비장에 이용되는 양손 테크닉
(Deep Palpation of the Abdomen–Bimanual Technique for the Spleen)

검사 자세

- 머리에 베개를 베고, 팔은 몸통 옆에 붙이고, 무릎은 90° 까지 굽히거나 베개(이완을 위해)로 지지한 채 바로 눕고 치료사는 우측에 선다.

실행(Action)

- 덩어리 혹은 압통을 확인하기 위해 비장의 운동성 그리고 연속성, 위치, 크기를 평가한다.
- 환자 반대편으로 가로질러 좌측 가장 아래 늑골에 왼손을 둔다.
- 늑골 가장자리 아래로 우측 손가락들을 두고, 손가락이 겨드랑이를 보게 하여, 심호흡을 할 때 안정되게 누른다.

정상 소견

- 촉지 불가능

양성 소견

- 촉지 가능하고 딱딱하며, 늑골 가장자리 아래까지 확장

특별 고려사항

- 비장은 9–11번째 늑골 사이에서 좌측 상사분면에 위치한다.[1]
- 기본 검사 중에 비종(splenomegaly)에 대한 특이성=98%; 민감성=27%[2]

참고문헌 | References

1. Jarvis C. *Physical Examination and Health Assessment.* 5th ed. St. Louis, MO: Saunders-Elsevier; 2008.
2. Grover SA, Barkun AN, Sackett DL. Does this patient have splenomegaly? *JAMA.* 1993;10:2218-2221.

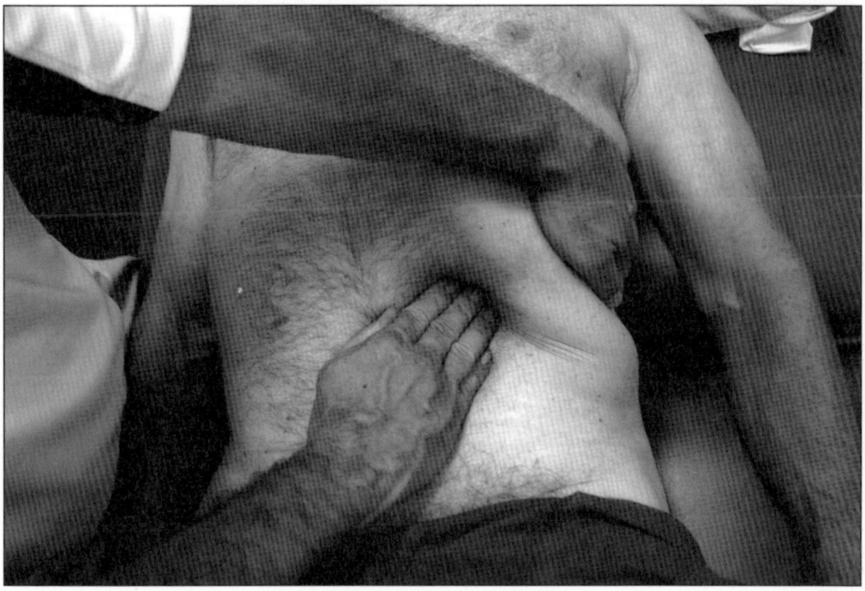

그림 3-10. 양손 비장 촉진.

복부 심부 촉진-신장에 이용되는 양손 테크닉
(Deep Palpation of the Abdomen-Bimanual Technique for the Kidneys)

검사 자세

- 머리에 베개를 베고, 팔은 몸통 옆에 붙이고, 무릎은 90° 까지 굽히거나 베개(이완을 위해)로 지지한 채 바로 눕고 치료사는 우측에 선다.

실행(Action)

- 덩어리 혹은 압통을 확인 하기위해 신장의 운동성 그리고 연속성, 위치, 크기를 평가한다.
- 한쪽 손은 등 뒤에 나머지 손은 늑골 가장자리 바로 아래서 배(abdomen) 맨 위에 둔다.
- 환자가 숨을 들여 마실 때 두 손을 안정되게 같이 민다.

정상 소견

- 매끈하고, 둥근, 신장 하 극(lower pole)을 촉진 할 수도 있을 것이다.

양성 소견

- 확대된 신장; 아마도 결절 혹은 압통이 있을 것이다.

특별 고려사항

- 왼쪽 신장은 오른쪽 보다 1cm 더 높다.[1]

참고문헌 | References

1. Jarvis C. *Physical Examination and Health Assessment*. 5th ed. St. Louis, MO: Saunders-Elsevier; 2008.

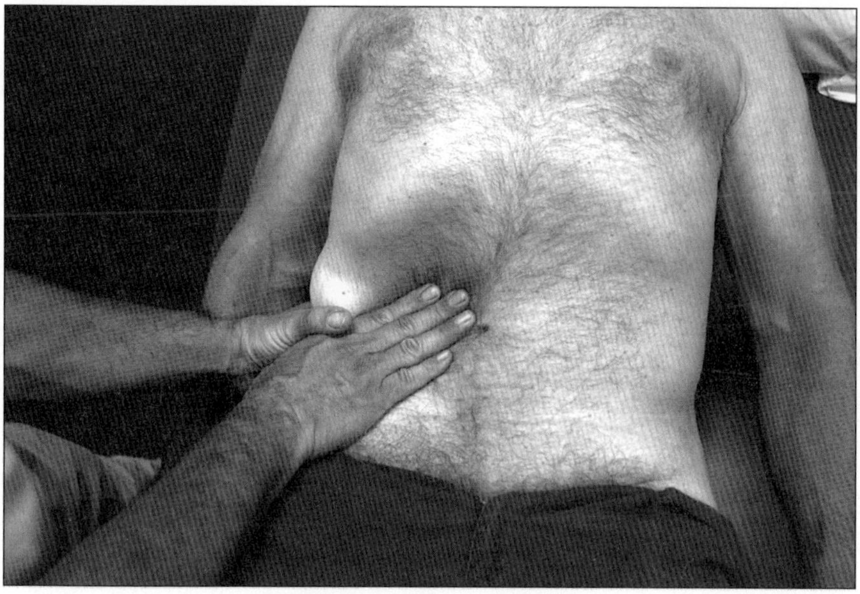

그림 3-11. 양손 신장 촉진.

대동맥 심부 촉진

(Deep Palpation of the Aorta)

검사 자세

- 머리에 베개를 베고, 팔은 몸통 옆에 붙이고, 무릎은 90° 까지 굽히거나 베개(이완을 위해)로 지지한 채 바로 눕고 치료사는 우측에 선다.

실행(Action)

- 대동맥 맥박과, 크기, 위치를 평가한다.
- 배꼽 바로 위 그리고 중앙선에서 약간 좌측, 두 번째 손가락이 머리를 가리키게 환자의 배 아래에다 두 손을 둔다.
- 맥박이 뛰는 대동맥의 위치를 찾아 지그시 누른다.

정상 소견

- 동맥 넓이 ~2.5cm(1인치 혹은~ 두 손가락 끝 넓이)
- 맥박은 전방에서 느껴져야 한다.

양성 소견

- 광범위한 맥박(≥4cm) 혹은 측면 맥박은 대동맥류(AAA)를 의미 하는 것으로 의뢰를 해야 한다.
- 광범위하고, 맥박의 강도가 약한 것은 가장 중요하다.

특별 고려사항

- 촉진 민감도= 68%; 특이성 =75%[1]
- 민감도는 대동맥류의 크기가 클수록 증가한다. 대동맥류가 5cm를 초과하면 82% 까지 증가
- 허리선이 40인치 보다 작은 사람의 민감도= 91%[1]
- 3cm를 초과하는 대동맥류 촉진에서 얻어지는 양성 추정 값(positive predictive value) =43%[2]

참고문헌 | References

1. Fink HA, Lederle FA, Roth CS, Bowles CA, Nelson DB, Haas MA. The accuracy of physical examination to detect abdominal aortic aneurysm. *Arch Intern Med*. 2000;160:833-836.
2. Lederle FA, Simel DL. The rational clinical examination: does this patient have abdominal aortic aneurysm? *JAMA*. 1999;281:77-82.

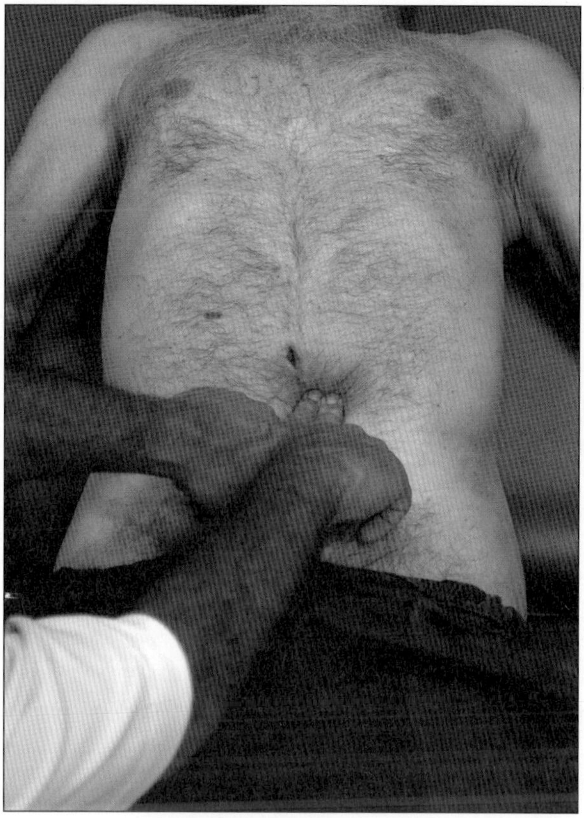

그림 3-12. 대동맥 맥박 촉진.

블룸베르크 징후(반동 압통)

(Blumberg' s Sign; Rebound Tenderness)

검사 자세

- 머리에 베개를 베고, 팔은 몸통 옆에 붙이고, 무릎은 90° 까지 굽히거나 베개(이완을 위해)로 지지한 채 바로 눕고 치료사는 우측에 선다.

실행(Action)

- 복부 압통을 검사 할 때, 복부에 수직으로 손을 올려놓고 천천히 깊게 아래로 누르고 나서, 빠르게 하지만 부드럽게 이완 시킨다.[1]

정상 소견

- 하방으로 누르는 힘을 제거 하면 통증이 사라진다.

양성 소견

- 압박을 푼 이후에 통증, 강직, 얼굴 찡그림, 혹은 경련이 있음

특별 고려사항

- 충수염인 경우 왼쪽 아래 사분면(LLQ)의 촉진은 우측 아래사분면(RLQ)에서 반동 압통을 유발 할 것이다.
- Rovsing' s 징후: 상행 결장은 촉진 할 때 아프다.
- 혈액 검사와 초음파와 같은 추가 검사는 감별진단을 위해 필요하다.[2]

참고문헌 | References

1. Jarvis C. *Physical Examination and Health Assessment*. 5th ed. St. Louis, MO: Saunders-Elsevier; 2008.
2. Kreis ME, Edler v. Koch F, Jauch KW, Friese K. The differential diagnosis of right lower quadrant pain. *Dtsch Arztebl*. 2007;104(45):A3114–3121. http://aerzteblatt.lnsdata.de/pdf/DI/104/45/a3114e.pdf. Accessed on March 19, 2010.

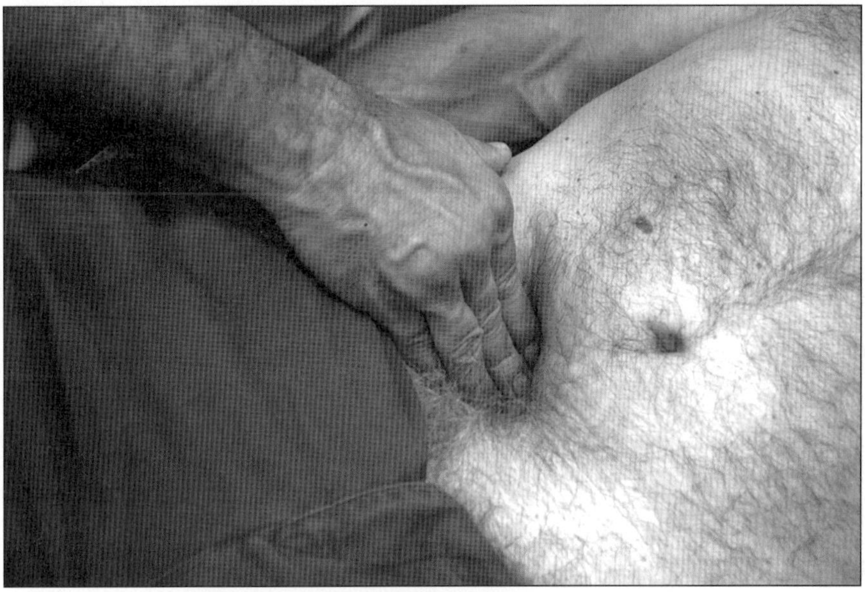

그림 3-13. 반동 압통(Rebound tenderness).

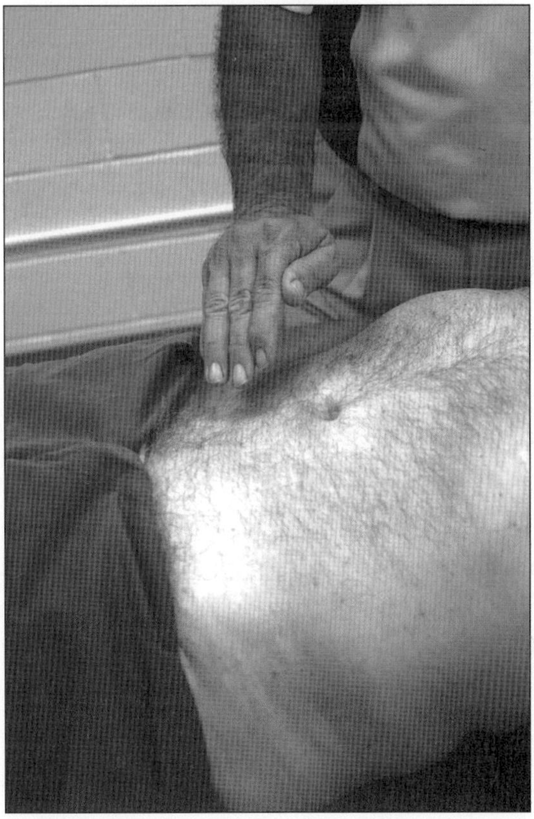

그림 3-14. 반동 압통(Rebound tenderness).

머피 징후
(Murphy's Sign)

검사 자세

- 머리에 베개를 베고, 팔은 몸통 옆에 붙이고, 무릎은 90°까지 굽히거나 베개(이완을 위해)로 지지한 채 바로 눕고 치료사는 우측에 선다.

실행(Action)[1]

- 환자는 숨을 내쉰다.
- 간을 느끼기 위해 늑골 가장자리 아래에서 우측 손의 네 손가락을 갈고리 모양으로 만든다.
- 환자는 숨을 들여 마신다.

정상 소견

- 호흡 주기가 완전하고 통증이 없다.

양성 소견

- 완전한 심호흡을 할 수 없고, 흡기 시 날카로운 통증이 있음; 아마도 담낭의 염증이 있는 것으로 보임

특별 고려사항

- 민감도= 97.2%; 특이성 = 48.3%
- 양성 추정 값(positive predictive value) = 70%, 그리고 음성 추정 값 = 93.3%[2]

참고문헌 | References

1. Jarvis C. *Physical Examination and Health Assessment*. 5th ed. St. Louis, MO: Saunders-Elsevier; 2008.
2. Urbano FL, Carroll MB. Murphy's sign of cholecystitis. *Hospital Physician*. 2000;11:51-52,70. http://www.turner-white.com/pdf/hp_nov00_murphy.pdf. Accessed on March 19, 2010.

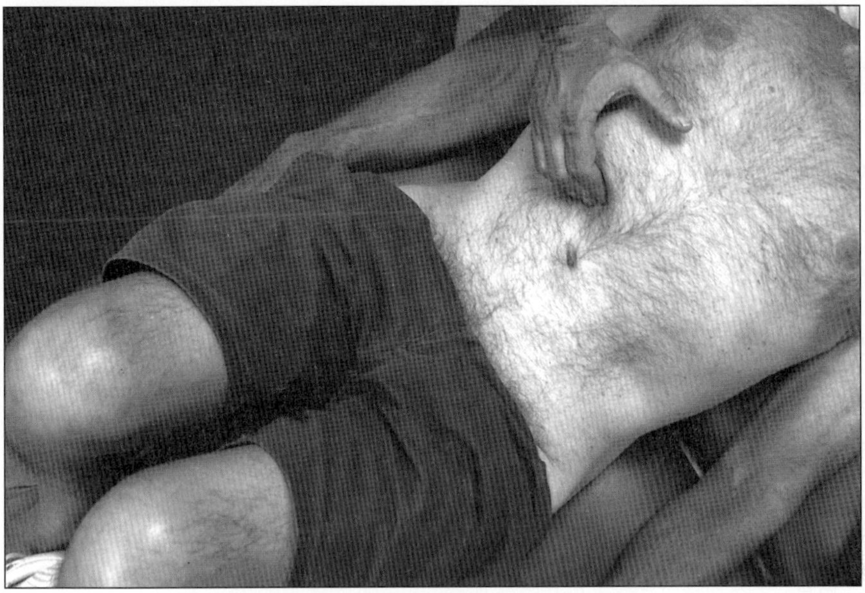

그림 3-15. 머피 징후(Murphy's Sign).

충수염 감별을 위한 엉덩허리근(장요근) 검사
(Iliopsoas Muscle Test for Appendicitis)

검사 자세

- 환자는 머리에 베개를 베고, 팔은 몸통 옆에 붙이고서 바로 누으며 치료사는 우측에 서서 환자 무릎 위에 왼쪽 손을 둔다.

실행(Action)

- 가벼운 저항에 대항하여 90° 까지 고관절을 굴곡한다; 그리고 나서 우측 다리를 펴고 좌측 옆으로 눕는다.[1]

정상 소견

- 통증 없음

양성 소견

- 무릎을 굽히거나 펼 때 우측 아래 사분면(LRQ)에 통증

특별 고려사항

- 특이성=.95; 민감성= .16[2]

참고문헌 | References

1. Jarvis C. *Physical Examination and Health Assessment*. 5th ed. St. Louis, MO: Saunders-Elsevier; 2008.
2. Wagner JM, McKinney WP, Carpenter JL. Does this patient have appendicitis? *JAMA*. 1996;276:1589-1594.

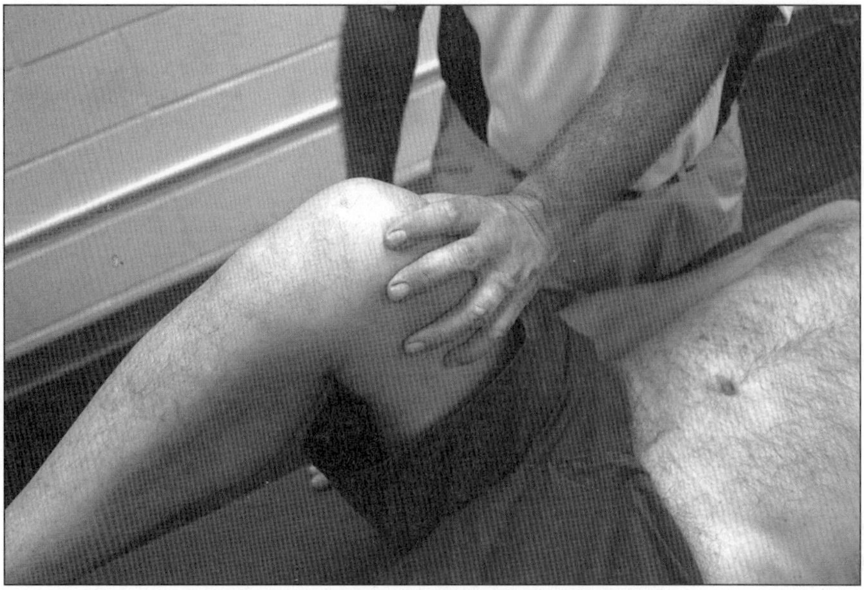

그림 3-16. 엉덩허리근(장요근) 검사 자세 1.

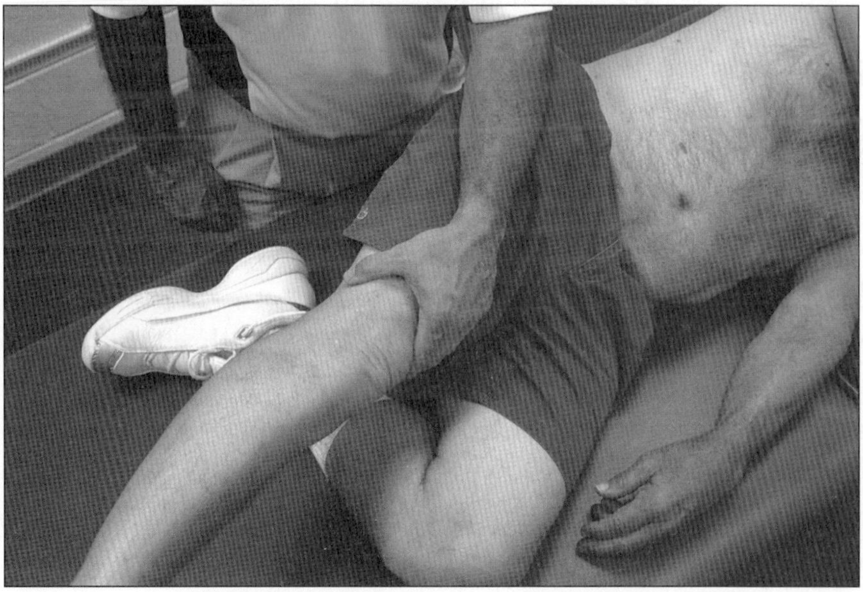

그림 3-17. 엉덩허리근(장요근) 검사 자세 2.

충수염 감별을 위한 폐쇄근 검사
(Obturator Muscle Test for Appendicitis)

검사 자세

- 바로 누워서 머리에 베개를 베고, 팔은 몸통 옆에 붙이며, 무릎은 피고 검사자는 환자 우측에 선다.

실행(Action)

- 검사자는 고관절을 내회전하는 동안 우측 고관절을 45° 까지 수동으로 외전시키고 무릎은 90° 까지 구부린다.

정상 소견

- 통증 없음

양성 소견

- 우측 아래 사분면에는 통증이 있으나 좌측 아래 사분면에는 통증이 없다.

특별 고려사항

- 민감성 혹은 특이성 소견 없음. 우측 아래 사면 통증(RLQ), 강직, 그리고 배꼽에서 통증이 이동하는 것처럼 충수염의 다른 징후와 증상이 수반될 것이다.[1-3]

참고문헌 | References

1. Jarvis C. *Physical Examination and Health Assessment*. 5th ed. St. Louis, MO: Saunders-Elsevier; 2008.
2. Wagner JM, McKinney WP, Carpenter JL. Does this patient have appendicitis? *JAMA*. 1996;276:1589-1594.
3. Orient JM. *Sapira's Art & Science of Bedside Diagnosis*. 3rd ed. Philadelphia, PA: Lippincott Williams & Wilkins; 2005:451.

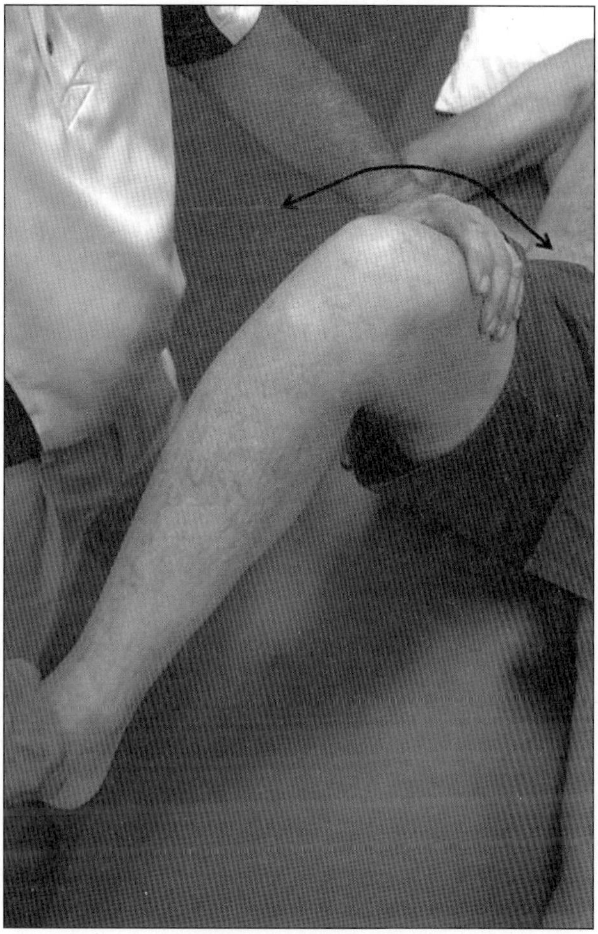

그림 3-18. 폐쇄근 검사

복직근 분리 평가
(Assessment of Diastasis Recti)

검사 자세

- 머리에 베개를 베고, 팔은 몸통 옆에 붙이고, 무릎은 90° 까지 굽히거나 베개(이완을 위해)로 지지한 채 바로 눕고 치료사는 우측에 선다.

실행(Action)

- 손가락 끝을 수직으로 세우고, 환자가 견갑골과 머리를 검사 테이블에서 들어 올리는 동안 배꼽 위 아래로 2인치되는 복직근 이개를 촉진한다.

정상 소견

- 좌측과 우측 복직근 사이에 이개가 손가락 하나 넓이 보다 작음[1]

양성 소견

- 좌우 복직근 사이에 이개가 손가락 두 개 혹은 2cm 보다 큼[1]

특별 고려사항

- 이개가 작은 것은 운동을 통해 개선된다.

참고문헌 | References

1. Donnelly C. Back pain after baby: the missing link. http://www.bodyinsight101.com/blog/index.php?s=diastasis+recti. Accessed on March 19, 2010.

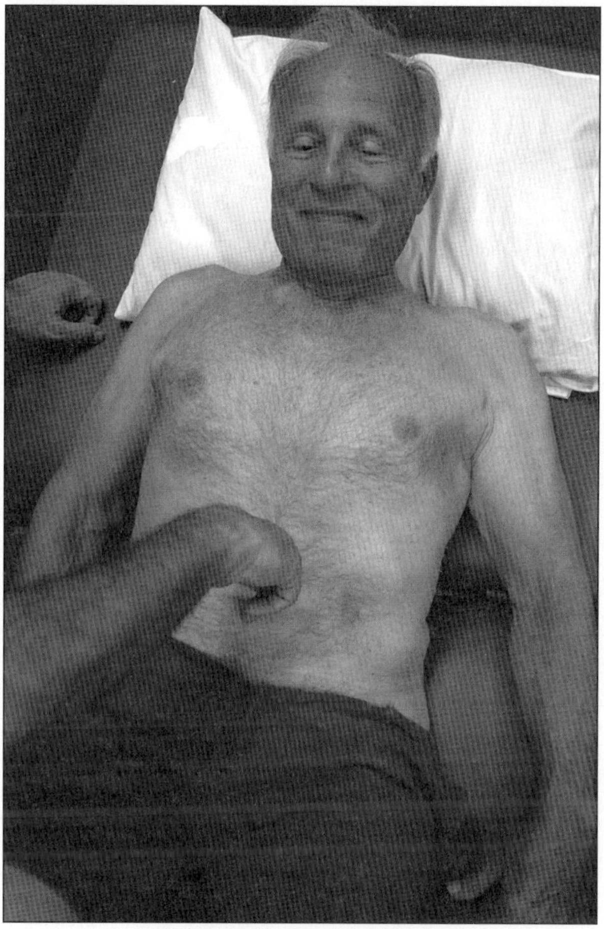

그림 3-19. 복직근 분리 촉진.

제 4 절

말초 혈관계 검사

(Examination of the Peripheral Vascular System)

말초혈관 병력: 동맥과 정맥 질환 감별진단

(Peripheral Vascular History: Differential Diagnosis for Arterial and Venous Diseases)

검사 자세

- 발을 지지하거나 받침대에 다리를 뻗고 길게 앉는다.

실행(Action)

- 증상에 관련된 질문을 한다.
- 동맥 혹은 정맥 질환 징후에 대해 팔다리를 검사 그리고 관찰한다.
- 한쪽 팔다리와 반대편 팔다리 또한 각각의 다리/발 근위와 원위를 비교한다.

정상 소견

- 휴식, 상승(elevation)/의지(dependency) 그리고 활동 중에 증상 없음

양성 소견

- 다음 페이지 Table 4-1을 참고.

특별 고려사항

- 만성정맥 질환에는 하지정맥류 혹은 혈관 부전이 있다.
- 말초혈관 질환(PVD) 혹은 말초동맥 질환(PAD)은 죽상경화반 형성(atherosclerotic plaque build-up)이 있는 동맥을 말한다.
- 말초동맥 질환은 65세 이상의 미국인 15-20%에 영향을 미친다.[1]
- 말초동맥 질환 환자는 관상동맥, 목동맥, 그리고 뇌혈관계에서 유사한 잠재 질환을 갖고 있는 것으로 보인다.
- 뒤정간과 발등 동맥 맥박 소실은 환자가 말초동맥질환일 확률이 높다.[2]
- 잡음이 있으면 협착증이 있는 부분에 혈류 장애가 있음을 나타낸다.

참고문헌 | References

1. Creager MA, Libby P. Peripheral arterial diseases. In: Libby P, Bonow RO, Mann DL, Zipes DP, eds. *Braunwald's Heart Disease: A Textbook of Cardiovascular Medicine*. 8th ed. Philadelphia, PA: Saunders Co; 2008:1495.
2. Stoffers HE, Kester AD, Kaiser V, Rinkens PE, Knottnerus JA. Diagnostic value of signs and symptoms associated with peripheral arterial occlusive disease seen in general practice: a multivariable approach. *Med Decis Making*. 1997;17:61-70.

말초 혈관계 검사

Table 4-1

동맥과 정맥 질환의 차이점
(Difference between Arterial and Venous Disorder)

분류	정맥 질환	동맥 질환
증상	쑤시는, 타는듯한, 경련(cramping), 서있는 동안 피로, 무거움, 야간 경련, 부종, 두근거리는	활동과 상승으로 예측 할 수 있는 쑤심 혹은 경련
상승	증상 감소	증상이 악화되고, 지지하면 개선됨
걷기 운동	증상 감소	특정 시간/거리에서 쑤시기 시작하고, 휴식 후 사라지며, 운동하면 다시 발생
팔다리 크기	만성 질환으로 붓는다	근 소모로 감소
근육 크기	정상	감소[1]
상승	증상 감소	증상 악화
피부 온도	감염, 정맥염으로 따뜻할 것이다	만지면 차가움[1]
피부 청색	과색소침착(hyperpigmated), 종종 위(superior)에서 내측 과(malleolus)까지	청색증 혹은 창백, 의존성 발적[1]
피부 (그 이외)	만성 봉와직염, 피부염, 궤양	털(hair) 감소; 두꺼운/잘 부러지는 발톱; 팽팽한, 반짝이는 피부[1]
맥박	2° 부종에서는 촉지하기 어려울 것이다.	감소 혹은 소실 될것이다; 잡음도 있음[1]
궤양 (ulcers)	종종 내측과 근처, 적색 바닥과 매우 불규칙한 가장자리[1]	발 뒤꿈치 혹은 발가락 끝 처럼 고혈압 부위에서 보이는 창백한 바닥(pale base), 별도의 제한된 가장자리 (discretecircumscribed border)

Adapted from Creager MA, Libby P. peripheral disease. In: Libby p, Bonow RO, Mann DL, Zipes Dp, eds. Braunwald's Heart Disease : A Textbook of Cardiovascular Medicine. 8th ed.philadelphia, PA: Saunders Co; 2008: 1495 and Stoffers HE, Kester AD, Kaiser V, Rinkens PE, Knottneurs JA. Diagnostic value of signs and symptoms associated with peripheral arteal occlusive disease seen in general pracyice: a multivariable approach. Med Decis Making. 1997;17:61–70.

피부암에 대한 외피 시스템 평가

(Assessing the Integumentary System for Skin Cancer)

검사 자세

- 바로 눕기, 앉기, 혹은 기립

실행(Action)

- 신체 일부를 검사 할 때, 흑색종(melanomas)에 대한 "ABCD" 지시문[1]을 이용하여 관찰과 평가를 한다.

Table 4-2

추가 평가를 필요로 하는 피부 손상 확인 (Identifying Skin Lesions Requiring Further Evaluation)

A	비대칭	손상부위 절반이 똑같지는 않다
B	가장자리	불규칙한 모서리는 금이 가고(notched), 다 해지고(ragged) 혹은 흐릿하다(blurred)
C	색	다양한 색(검정, 황갈색, 갈색)
D	직경	>6mm 혹은 거의 연필 지우개(pencil eraser) 크기
E[2]	진행	A에서 D로 변하거나, 혹은 출혈, 소양감(itching), 딱딱한 껍질이 생기는(crusting) 것처럼 새로운 증상 추가

Adapted from Cancer Facts & Figures 2008. American Cancer Society, Inc. http://www.cancer.org/downloads/STT/2008CAFFfinalsecured.pdf.Accessed March 19, 2010.

- 피부 손상의 색, 형태, 크기 혹은 피부에 새롭게 보이는 성장의 모습을 확보한다.[1, 2]

정상 소견

- 위 기준에 맞는 변형 손상 없음

비정상 소견[1]

- 손상 변화가 30일을 초과하는 것으로 의심됨
- 자라고 있는 점(moles) 혹은 피부에 새로운 성장
- 작고, 대칭적이고, 단색이며 규칙적인 가장자리를 갖지 못한 손상

- 편평하고, 단단한, 그리고 창백한, 혹은 작은, 분홍색, 혹은 적색인 성장; 미세 손상 이후의 출혈이 기저세포 암종(basal cell carcinoma)을 의미하는 반투명하게 빛나는 부위
- 표면이 거칠고 계속 자라고 있는, 혹은 편평하고, 서서히 자라며, 불그스레한 부분이 있으면 편평세포 암종(squamous cell carcinoma)을 의미한다.
- 낫지 않는 상처

특별 고려사항[1]

- 어린 시절에 초기 예방 전략
- 오전 10시~ 오후 4시까지 햇볕 노출 삼감
- 자외선 차단 지수가 15이상인 제품을 사용하고 모자 긴 소매, 그리고 바지를 입는다.
- 성인은 해마다 피부 건강진단을 해야한다.
- 흑색종(melanomas)의 80%는 5년 잔존율(survival rate)이 99%일 때 진단 받는다.

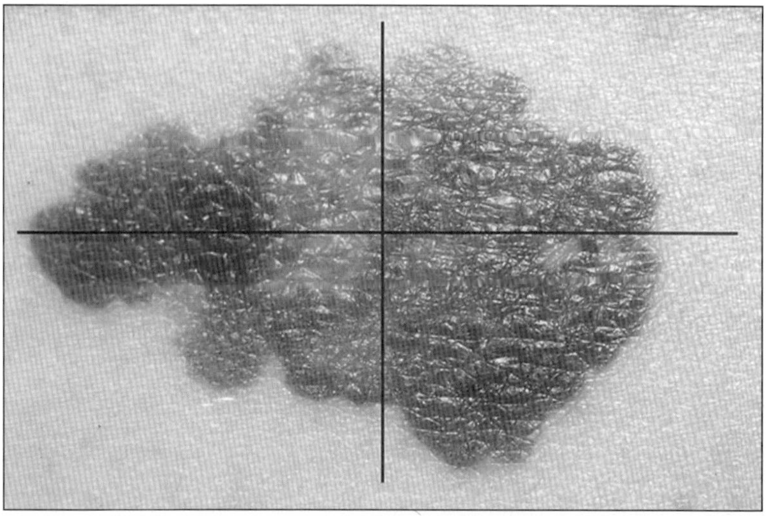

그림 4-1. 흑색종 사진.(국제 암 협회의 사진 사용 허가)

참고문헌 | References

1. Cancer Facts & Figures 2008. American Cancer Society, Inc. http://www.cancer.org/downloads/STT/2008CAFFfinalsecured.pdf. Accessed March 19, 2010.
2. Self examination. Skin Cancer Foundation. http://www.skincancer.org/Self-Examination/. Accessed March 19, 2010.

피부 팽창
(Skin Turgor)

검사 자세

- 이완해서, 앉기

실행(Action)

- 엄지와 두 번 째 손가락으로 단순하게 텐트(tent) 모양을 만들기 위해 손, 전완의 배측, 혹은 복부(아동)를 움켜잡았다(수초)가 놓는다.

정상 소견

- 피부가 정상 위치로 빠르게 복귀

양성 소견

- 피부가 여전히 텐트 모양을 하고 있으면 팽팽함이 떨어진 것이다.

특별 고려사항

- 팽팽함이 감소 한 것은 보통에서 심각한 탈수 범위에 해당하는 탈수 말기 징후이다.
- 5%, 10% 그리고 15%의 수분 소실은 각각 미약, 보통, 그리고 심각한 탈수로 간주된다.

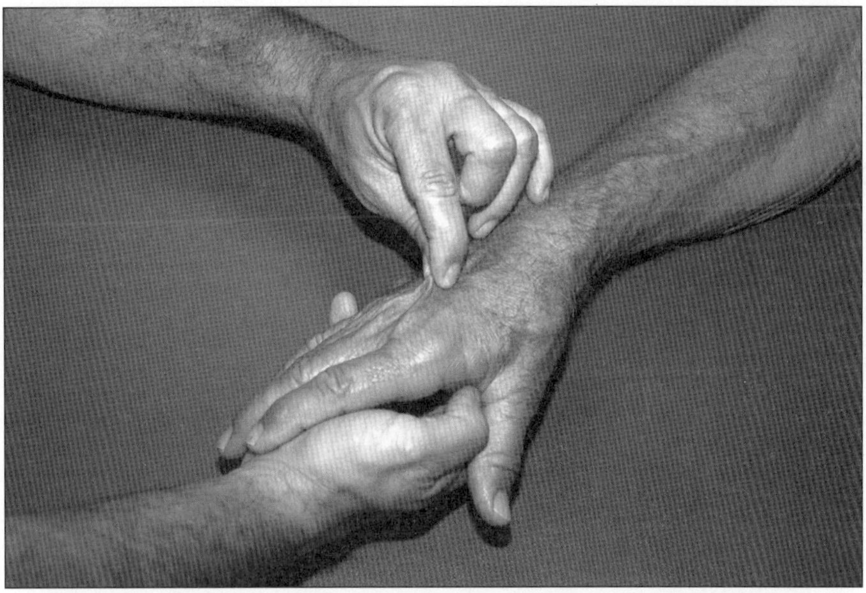

그림 4-2. 피부의 팽팽한 평가

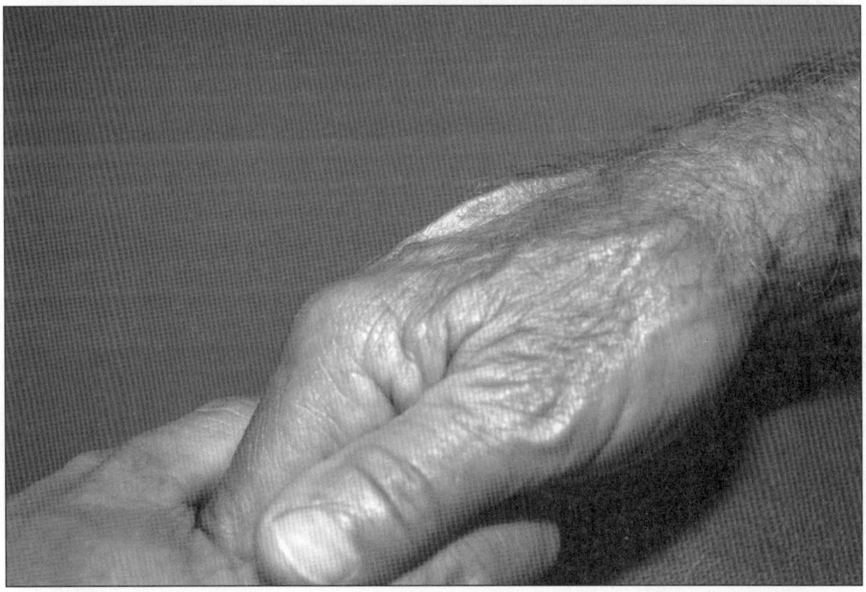

그림 4-3. 텐트 침(tenting).

피부 온도

(Skin Temperature)

검사 자세

- 적외선 서모그래피(infrared thermography)로 자신의 발 온도를 직접 평가 할 수 있지만, 하지 검사는 바로 누워서 검사한다.[1]

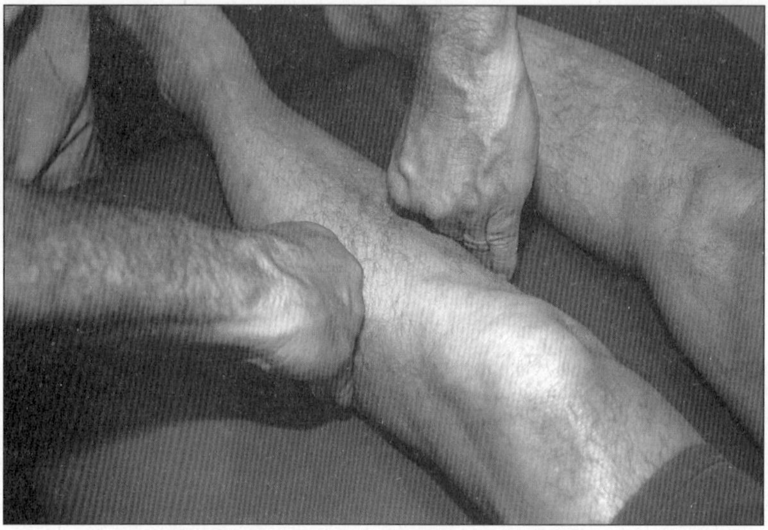

그림 4-4. 손의 배측으로 피부 온도 평가.

실행(Action)

- 하지 근위부에서 시작해 발가락 쪽으로 이동하며 손가락 배측으로 피부 온도를 평가한다.

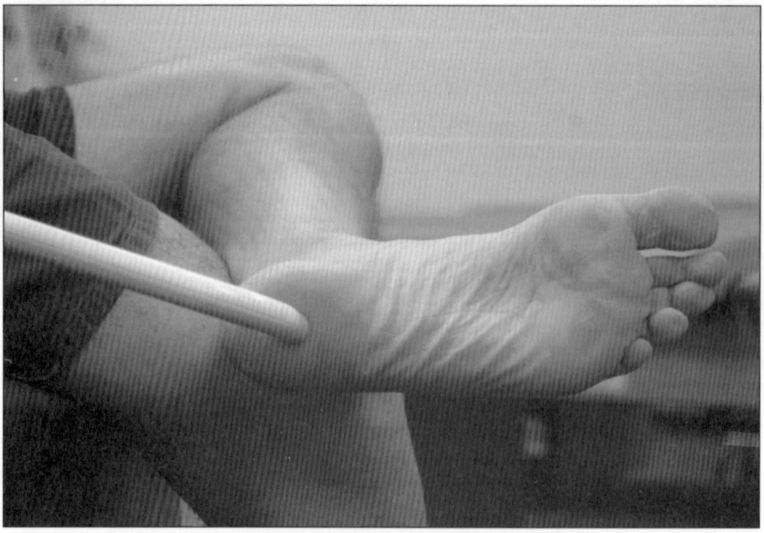

그림 4-5. 온도계 프로브(probe)로 피부온도 평가.

• 그렇지 않으면, 좌우를 비교하는 각 발의 배측 여섯 곳에서 피부 온도계를 이용 할 수도 있다.

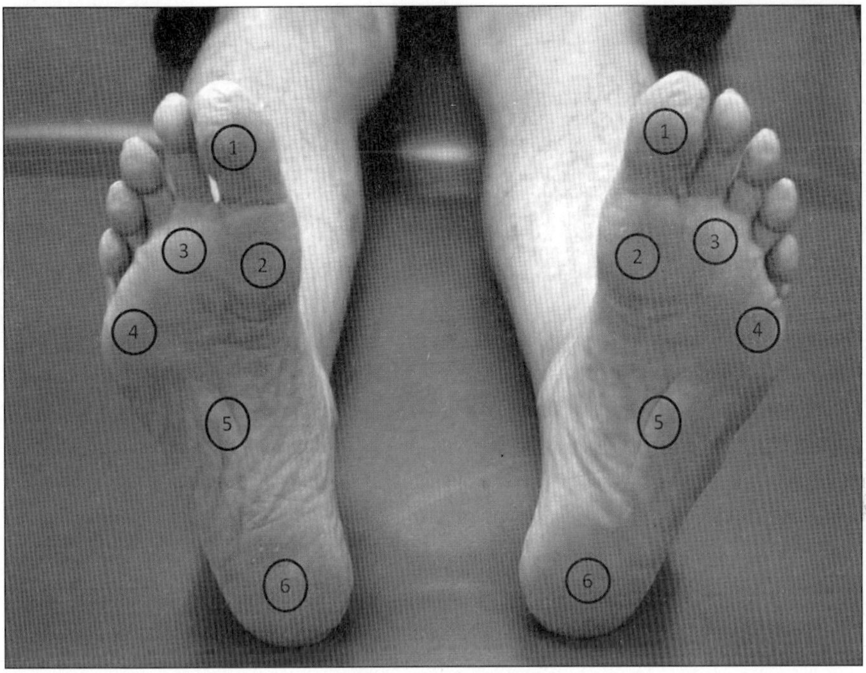

그림 4-6. 온도계 위치.

정상 소견

- 피부 온도는 방의 온도에 따라 82°F~90°F이다.[2]
- 근위에서 원위까지 대칭성, 양측성 온도 감소[2]
- 당뇨병 환자인 경우, 다리간(interlimb)의 온도 차이는 ≥4°F이다.[1]

양성 소견

- 촉진시 정상 피부 온도 보다 높거나 낮다.[2]
- 촉진시 편측 온도차[2]
- 당뇨병 환자에서, 다리 간의 온도 차이가 4°F 보다 크면 일반적으로 집중 치료를 요한다.[1]

특별 고려사항

- 다리가 따뜻하다는 것은 감염, 염증 과정(혈관염, 정맥염 포함)을 의미 하거나 정맥 부전, 정맥 정체, 혹은 충혈은 정맥 질환을 의미한다.[2]
- 다리가 차갑다는 것은 허혈[2]을 의미하고 적외선 소견과 연관이 있다.[3]
- 발 온도차는 궤양이 없는 환자 보다 궤양이 있는 환자에게서 더 크다.[1]

참고문헌 | References

1. Armstrong DG, Holtz-Neiderer K, Wendel C, Mohler MJ, Kimbriel HR, Lavery LA. Skin temperature monitoring reduces the risk of diabetic foot ulceration in high-risk patients. *Am J Med.* 2007;120:1042-1046.
2. Nelson JP. The vascular history and physical examination. *Clin Pod Med Surg.* 1992;9:1-13.
3. Boyko EJ, Ahroni JH, Davignon D, Stensel V, Prigeon RL, Smith DG. Diagnostic utility of the history and physical examination for peripheral vascular disease among patients with diabetes mellitus. *J Clin Epidemiol.* 1997;50:659-668.

팔다리 부종 측정을 위한 8자형 방법
(Figure-of-Eight Methods for Measuring Limb Edema)

검사 자세

- 발: 테이블 끝에 발을 펴고 길게 앉는다.
- 발목: 중립 자세에서, 발등 굴곡한 자세
- 손: 손가락은 벌리고 쭉 핀 채 중립 자세를 유지

실행(발 측정)[1]

- 표준, 유연한 줄자를 이용하여, 앞정강뼈근 건(tendon)과 외과(lateral malleolus) 사이 중간 지점에서 시작하여 원위부로 주상골(navicular) 결절까지 내측으로 줄자를 당긴다.
- 5번째 중수골 기저에서 아치를 지나도록 잡아당기고, 발의 배측을 대각선으로 지나 내과(medial malleolus)까지 가서, 아킬레스 건을 지나 외과까지 간 다음, 시작점으로 되돌아 온다.
- 세 번 측정을 평균하여 기록

실행(손 측정)[2]

- 표준, 유연한 줄자를 이용하여, 자뼈 경상 돌기에서 출발하여 노뼈 경상 돌기까지 손목의 복측을 지나도록 잡아당기고 나서, 5번째 중수지질(metacarpophalangeal) 관절까지 손등을 대각으로 건너서, 2번째 중수지절 관절까지 손바닥을 지나고, 다시 시작점으로 돌아온다.
- 세 번 측정을 평균하여 기록

특별 고려사항/코멘트

- 8자형과 부피 측정에 대한 높은 상관관계(r) r=92~95:손, r=88~96:발[2-9]
- 양쪽 측정치에서[2-9] 내(intra)-그리고 평정자간 신뢰도(interrater reliability)는 0.98~0.99이다.
- 발에서 감지 할 수 있는 최소 변화는 거의 1cm이다.[9]

말초 혈관계 검사

참고문헌 | References

1. Esterson PS. Measurement of ankle joint swelling using a figure of 8. *J Orthop Sports Phys Ther*. 1979;1:51-52.
2. Pellecchia GL. Figure-of-eight method of measuring hand size: reliability and concurrent validity. *J Hand Ther*. 2003;16:300-304.
3. Maihafer GC, Llewellyn MA, Pillar WJ Jr, Scott KL, Marino DM, Bond RM. A comparison of figure-of-eight method and water volumetry in measurement of hand and wrist size. *J Hand Ther*. 2003;16:305-310.
4. Leard JS, Breglio L, Fraga L, et al. Reliability and concurrent validity of the figure-of-eight method of measuring hand size in patient with hand pathology. *J Orthop Sport Phys Ther*. 2004;34:335-340.
5. Tatro-Adams D, McGann SF, Carbone W. Reliability of the figure-of-eight method of ankle measurement. *J Orthop Sports Phys Ther*. 1995;22:161-163.
6. Petersen EJ, Irish SM, Lyons CL, et al. Reliability of water volumetry and the figure of eight method on subjects with ankle joint swelling. *J Orthop Sports Phys Ther*. 1999;29:609-615.
7. Mawdsley RH, Hoy DK, Erwin PM. Criterion-related validity of the figure-of-eight method of measuring·ankle edema. *J Orthop Sports Phys Ther*. 2000;30:149-153.
8. Friends J, Augustine E, Danoff J. A comparison of different assessment techniques for measuring foot and ankle volume in healthy adults. *J Am Podiatr Med Assoc*. 2008;98:85-94.
9. Rohner-Spengler M, Mannion AF, Babst R. Reliability and minimal detectable change for the figure-of-eight method of measurement of ankle edema. *J Orthop Sports Phys Ther*. 2007;37:199-205.

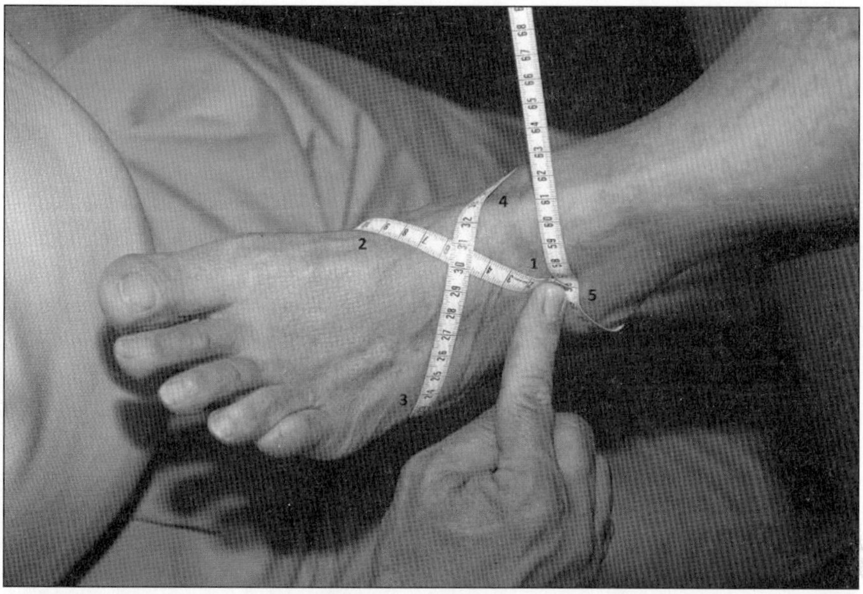

그림 4-7. 8자 형 발 측정.

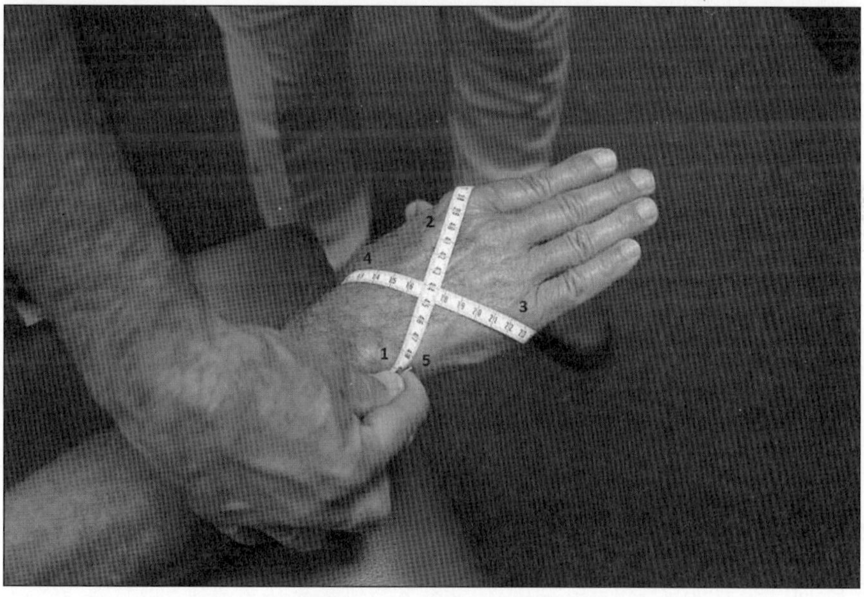

그림 4-8. 8자 형 손 측정.

팔다리 부종 용적 측정(물 이동 방법)

(Volumetric Measures of Limb Edema(Water Displacement Method))

검사 자세

- 발: 의자에 앉아서, 발가락은 용적계 주둥이(spout) 끝을 향하게 하고 발 뒤꿈치는 바닥에 견고하게 고정시킨다.

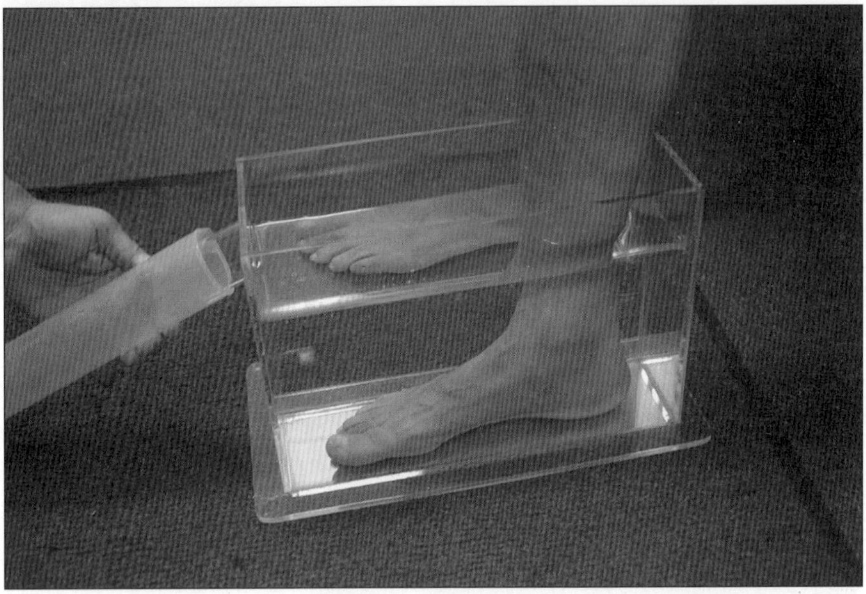

그림 4-9. 발의 용적 평가.

- 손: 앉거나 서서, 엄지는 용적계 주둥이를 향하게 하고 손바닥은 안으로 돌려지도록 팔을 용적계 안에 넣는다.
  - ◈ 3번째와 4번째 손가락 웹 스페이스(web space)는 장부촉(dowel)에 의지한다; 장부촉 사용이 힘들면, 3번째 손가락 끝을 용적계 바닥에 의지하도록 한다(그림 4-10 참고).

실행(Action)

- 마루나 테이블 위에 플렉시글라스(plexiglas) 용적계를 놓고 용적계 배수구로 물이 빠져 나가기 직전까지 미지근한 물을 채운다.
- 검사 대상 팔다리를 천천히 물에 담그고 전위된 물을 눈금 실린더에 담아서 용적을 측정한다.

특별 고려사항

- 용적의 정확성은 <1% 이고 감지 가능한 변화는 10mL이다.[1]
- 용적 측정은 측정자내 신뢰도가 0.99[1-5]인 좋은 대체법이다.

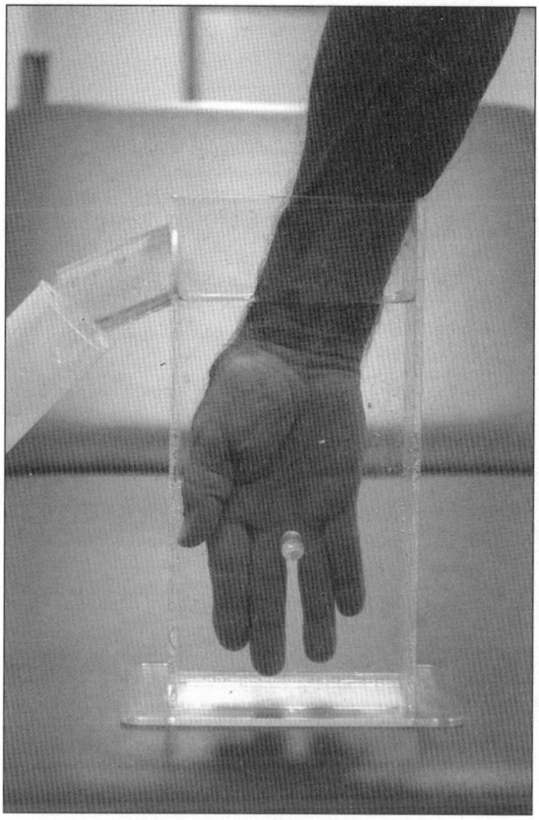

그림 4-10. 손의 용적 평가.

참고문헌 | References

1. Boland R, Adams R. Development and evaluation of a precision forearm and hand volumeter and measuring cylinder. *J Hand Ther.* 1996;9:349-358.
2. Pellecchia GL. Figure-of-eight method of measuring hand size: reliability and concurrent validity. *J Hand Ther.* 2003;16:300-304.
3. Petersen EJ, Irish SM, Lyons CL, et al. Reliability of water volumetry and the figure of eight method on subjects with ankle joint swelling. *J Orthop Sports Phys Ther.* 1999;29:609-615.
4. Friends J, Augustine E, Danoff J. A comparison of different assessment techniques for measuring foot and ankle volume in healthy adults. *J Am Podiatr Med Assoc.* 2008;98:85-94.
5. Karges JR, Mark BE, Stikeleather SJ, Worrell TW. Concurrent validity of upper-extremity volume estimates: comparison of calculated volume derived from girth measurements and water displacement volume. *Phys Ther.* 2003;83:134-145.

둘레 측정 및 팔다리 분절 용적 추정

(Girth Measurements and Estimated Limb Segment Volume)

검사 자세

- 하지: 서거나 다리를 펴서 누우며 발은 테이블 윗면에 닿지 않게 스툴(stool)에 지지한다.
- 상지: 팔을 수평 외전한 채 앉으며, 손은 고정된 물체(등받이 혹은 테이블 윗면)에 지지한다.

실행: 둘레 측정

- 하지: 무릎 관절선 혹은 경골 조면에서 둘레길이를 측정하고 부종 범위에 따라 원위와 근위 10cm 범위에서 다시 측정한다.
- 상지: 적절한 랜드마크(중수지절 관절 혹은 경상돌기)를 택해서, 팔다리 둘레를 측정하고 겨드랑이(혹은 부종의 범위를 따라서)까지 10cm 떨어진 곳에서 다시 측정하여 기록 한다.

실행: 절두체(원뿔대) 공식을 이용한 용적 측정

- 원위와 근위부 둘레 측정 간의 길이를 확보/기록한다.
- 부종 분절의 용적(V)을 추정한다.

$$V= h(C_1^2 + C_1C_2 + C_2^2) / 12\pi$$

C_1과 C_2는 분절 끝의 둘레이고 h는 C_1과 C_2사이의 길이다.

- 모든 분절의 용적을 더해서 전체 용적을 구한다.

특별 고려사항

- 하지 둘레 측정의 내(intra-)그리고 측정자간 신뢰도는 각각 r= 0.82-1.00 그리고 0.72-0.97이다.[1, 2]
- 상지 둘레 측정의 신뢰도 r= 0.97-0.99[3-5]
- 추정 용적은 좋은 대체법이며 물 이동과 상당한 상관관계(r= 0.96-0.99)가 있다.[3]
- 둘레와 용적은 동일하지 않아 서로 교환해서 사용할 수 없다

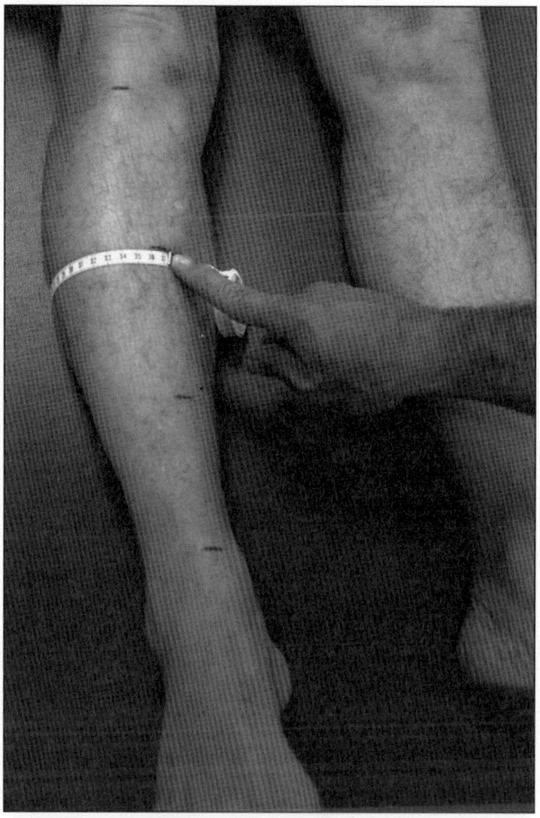

그림 4-11. 다리 둘레 측정

참고문헌 | References

1. Whitney SL, Mattocks I, Irrgang JJ, et al. Reliability of lower extremity girth measurements and right- and left-side differences. *J Sport Rehabil.* 1995;4:108-115.
2. Soderberg FL, Ballantyne BT, Kestel LL. Reliability of lower extremity girth measurements after anterior cruciate ligament reconstruction. *Physiother Res Int.* 1996;1:7-16.
3. Sander AP, Hajer NM, Hemenway K, Miller AC. Upper-extremity volume measurements in women with lymphedema: a comparison of measurements obtained via water displacement with geometrically determined volume. *Phys Ther.* 2002;82:1201-1212.
4. Karges JR, Mark BE, Stikeleather SJ, Worrell TW. Concurrent validity of upper-extremity volume estimates: comparison of calculated volume derived from girth measurements and water displacement volume. *Phys Ther.* 2003;83:134-145.

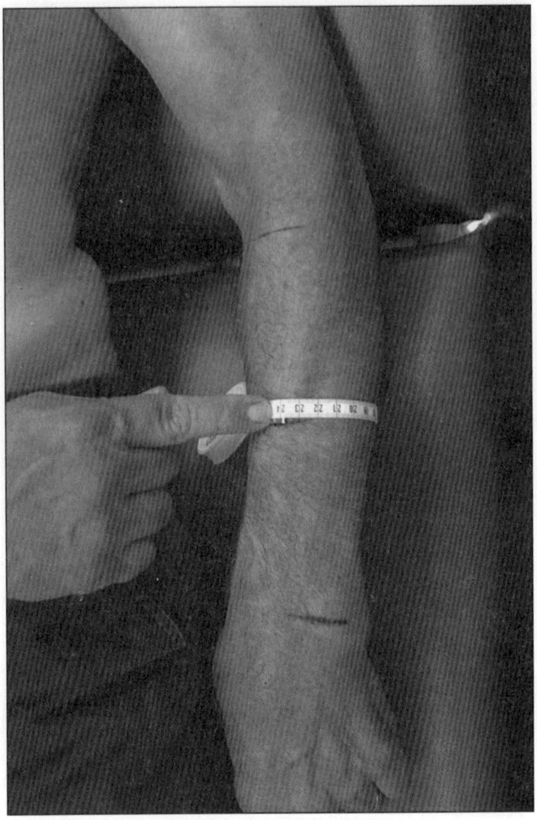

그림 4-12. 팔 둘레 측정

5. Taylor R, Jayasinghe UW, Koelmeyer L, Ung O, Boyages J. Reliability and validity of arm volume measurements for assessment of lymphedema. *Phys Ther*. 2006;86:205-214.

모세혈관 재 충만 시간 검사

(Capillary Refill Time Test; CRTT)

검사 자세

- 원위 손가락 측정을 위해 거의 심장 수준에 맞춰 손을 놓고 앉는다.
- 엄지 발가락 측정을 위해 길게 뻗은 자세를 취한다.

실행(Action)

- 손톱 광택제를 제거함
- 5초간 손톱 바닥을 누르면 손톱이 창백해진다.
- 색이 다시 회복되는 것을 확인하고 시간을 확인한다.

정상 소견

- 모세혈관 재충만(원위 손가락)<3초이면 정상으로서 간주
- 모세혈관 재충만(원위 엄지 발가락)≤ 5초[1](당뇨병 표본)[2, 3]

양성 소견

- 모세혈관 재충만(원위 손가락)≥3초[1]
- 모세혈관 재충만(원위 엄지 발가락)> 5초[1](당뇨병 표본)[2, 3]

특별 고려사항

- 1000명의 성인에서 중앙값 그리고 95퍼센트는 각각 1.9초와 3.5초였다
- 훌륭한 검사자내 신뢰도(ICC=0.72); 다양한 검자자내 신뢰도(ICC 범위= 0.12–0.81)[5]
- CRTT는 도플러 유속 측정(laser Doppler flowmetry)에서 변화의 40% 미만을 추정하며 말초 동맥 질환 혹은 치유 능력 손실[4]의 유무를 구분 하지 않았다
- 건강한 성인에서, 나이, 성별, 주위 온도, 그리고 환자 온도는 단지 관찰된 변화의 8% 만을 설명 할 수 있으나 CRTT의 중요한 예측 변수이다.
- 양성 소견은 말초 혈관 질환, 감소된 심장 출력, 혹은 폐 혹은 혈액 장애로 인한 비효율적 산소 첨가(oxygenation)를 의미한다.
- 낮은 체온 혹은 저체온증, 니코틴으로 인한 혈관 수축, 말초 부종, 그리고 빈혈 또한 모세혈관 재충만 장애를 유발할 수 있다.
- 경험 많은 임상의가 행한 신뢰성 있는 검사이나 검사자간 신뢰도가 다양하다면, 예측 가능성과 규범적 표준으로서 한계가 있다.

참고문헌 | References

1. Jarvis C. *Physical Examination and Health Assessment*. 5th ed. St. Louis, MO: Saunders-Elsevier; 2008:537.
2. Boyko EJ, Ahroni JH, Davignon D, Stensel V, Prigeon RL, Smith DG. Diagnostic utility of the history and physical examination for peripheral vascular disease among patients with diabetes mellitus. *J Clin. Epidemiol.* 1997;50:659-668.
3. Abramson DI. *Circulatory Problems in Podiatry*. Basal, Switzerland: Karger; 1985:33.
4. Anderson B, Kelly AM, Kerr D, Clooney M, Jolley D. Impact of patient and environmental factors on capillary refill time in adults. *Am J Emerg Med.* 2008; 26:62-65.
5. Klupp NL, Keena AM. An evaluation of the reliability and validity of capillary refill time test. *The Foot.* 2007:17;15-20.

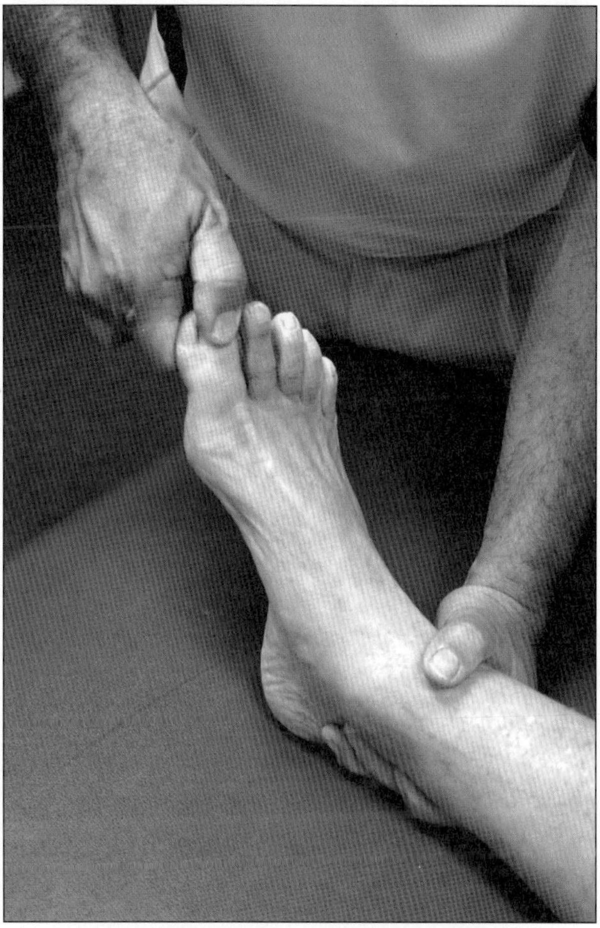

그림 4-13. 엄지 발가락 모세혈관 재충만

창백 상승

(Elevation Pallor)

검사 자세

- 바로 눕는다.

실행(Action)

- 다리를 60° 까지 올리고 그대로 유지한다.
- 발바닥 색을 확인한다.

소견[1]

Table 4-3

창백 상승 검사

등급	색 변화	시간
0	창백 안함	60초에서
1+	창백	60초에서
2+	창백	31-60초
3+	창백	< 30초
4+	창백	0초, 발을 심장 수준으로

Adapted from Spittel JA. Recognition and management of chronic atherosclerotic occlusive peripheral arteal disease. Mod Concepts Cardivas Disease. 1981;50:18–23.

특별 고려사항

- 창백하게 변색되면 말초 동맥 폐색을 의미한다.[1-3]
- 팔다리를 심장 수준으로 유지하면, 울혈 혈액으로 인해 동맥 흐름이 오판 된다
- 팔다리를 상승시키면 정맥 배수가 증가되어, 동맥 흐름의 수준을 정확하게 평가 할 수 있다.

참고문헌 | References

1. Spittel JA. Recognition and management of chronic atherosclerotic occlusive peripheral arterial disease. *Mod Concepts Cardivas Disease*. 1981;50:19-23.
2. Halloran DT, Blume PA, Palladino MG, Sumpio BE. How to perform a thorough vascular exam. *Podiatry Today*. http://www.podiatrytoday.com/article/7074. Accessed March 25, 2010.
3. Sumpio BE, Lee T, Blume PA. Vascular evaluation and arterial reconstruction of the diabetic foot. *Clin Podiatr Med Surg*. 2003;20:689-708.

말초 혈관계 검사

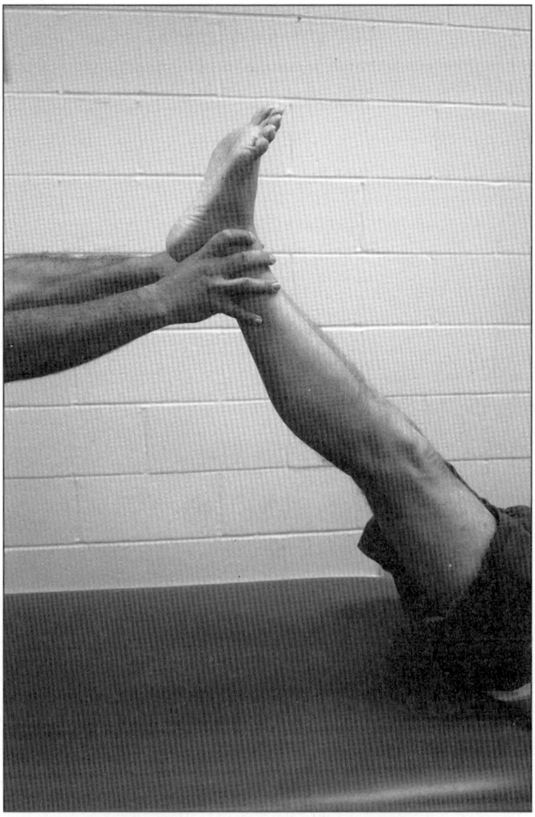

그림 4-14. 상승 창백 측면 모습.

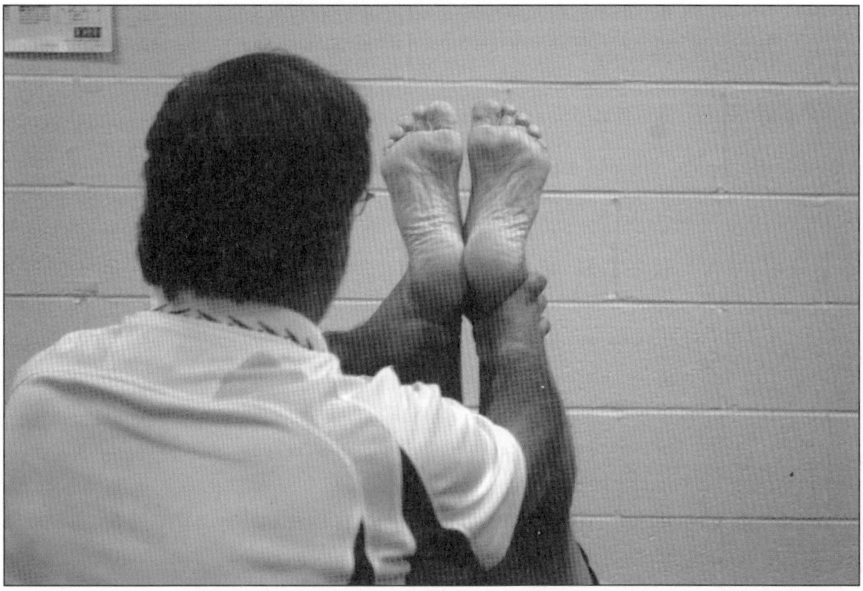

그림 4-15. 상승 창백 장시간 고찰(long view).

구부리기 검사
(Stoop Test)

검사 자세

- 서서 앞으로 구부리거나 앉기

실행(Action)

- 운동과 연관된 통증 병력(history of pain)을 확보한다.
- 환자로 하여금 힘차게 걷도록 한다.
- 통증이 발생 하면, 환자에게 계속해서 걷도록 한다.
- 걷는 동안 환자가 전방으로 구부리는지 확인한다.
  ◈ 전방으로 구부리면 통증이 감소 할 것이다.
- 만약 그렇다면, 통증 재현을 위해 환자에게 곧추 서도록 한다.
- 통증이 있으면, 환자에게 앉아서 앞으로 구부리도록 한다.
  ◈ 정방으로 굽히는 것이 통증을 감소시키는지 확인한다.

정상 소견

- 걷는 동안 아래 허리, 엉덩이, 혹은 다리에 통증이 없음[1]

양성 소견

- 걷거나 앉아 있는 동안 앞으로 굽히면 통증 감소[1]

특별 고려사항

- 전방 구부림으로 통증이 감소하는 것은 간헐성 파행이라기 보다는 간헐 마미 압박 증후군(intermittent caudaequina compression syndrome)을 의미한다.
- 반사 변화, 근력 감소, 감각 감소, 그리고 장 혹은 방관 기능 변화가 보이면 즉각적인 의학적 관리가 필요하다
- 이런 검사에 대한 자료가 부족하다

참고문헌 | References

1. Dyck P. The stoop-test in lumbar entrapment radiculopathy. *Spine.* 1979;4:89-92.

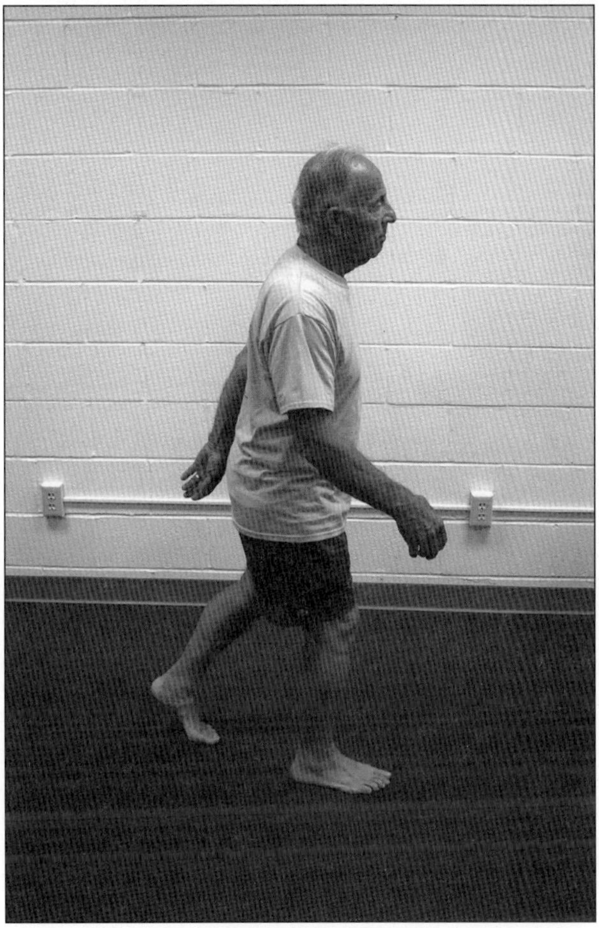

그림 4-16. 보행.

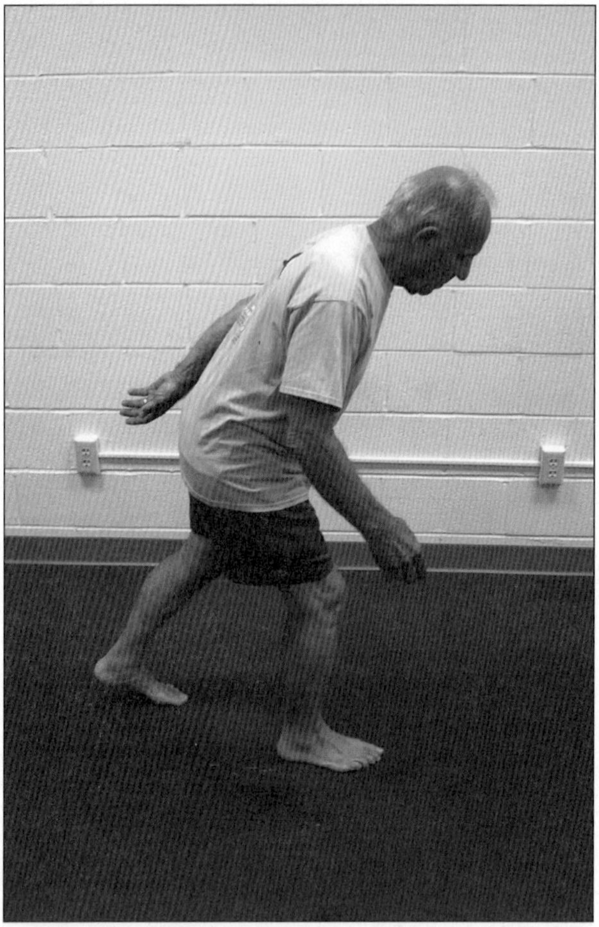

그림 4-17. 구부리고 걷기.

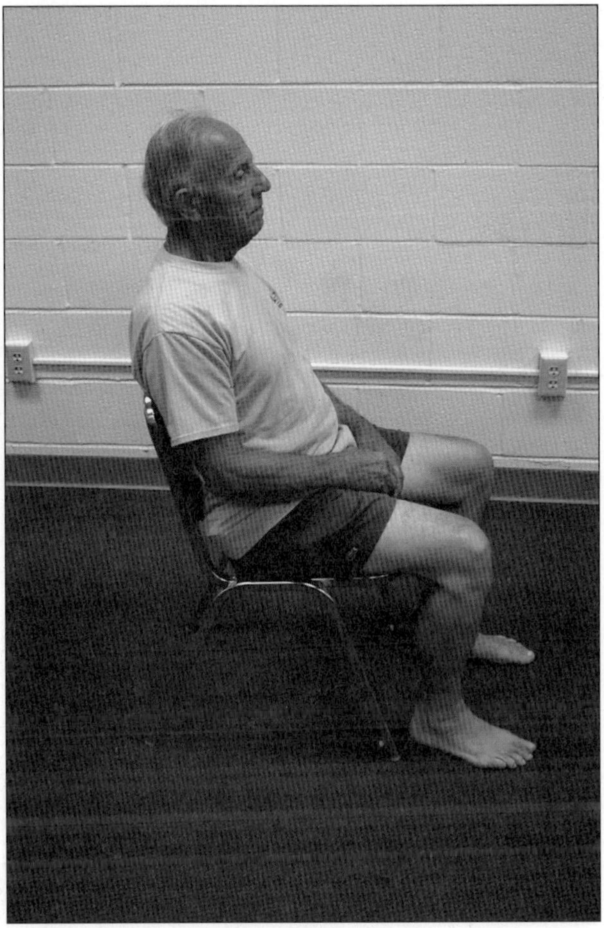

그림 4-18. 앉기.

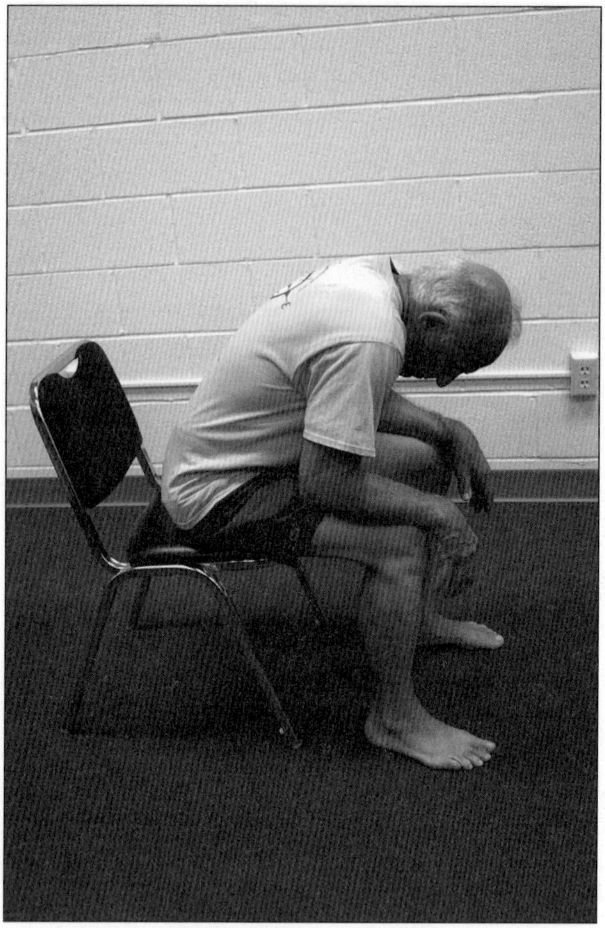

그림 4-19. 구부리고 앉기.

파행에 이르는 트레드밀 시간
(Treadmill Time to Claudication)

검사 자세

- 눈금이 매겨진 트레드밀에서 걷기

실행(Action)

- 검사 중지 1분전에, 발목 위팔 지수(ABI)를 측정하고 나서, 운동 전 수준으로 발목 상완 지수가 회복 될 때까지 수분 간 바로 누워서 회복한다.[1]
- 프로토콜 #1: 지속 등급=12%, 증가 속도 1.5 혹은 2.0mph
- 프로토콜 #2: 지속 속도= 2mph, 증가 등급 2%, 2분마다
- 검사 하는 동안 파행 척도를 사용한다.[2]

Table 4-4

파행에 이르는 트레드밀 시간

등급	통증/불편한 수준	묘사
1	최소	겨우 느껴지는
2	보통	주의를 딴데로 돌릴 수 있는
3	극심한	주의를 딴데로 돌릴 수 없는
4	몹시 고통스러운, 참기 힘든	경험한 가장 최악의 고통

Adapted from American College of Sports Medicine. ACSM Guidelines for exercise testing and exercise prescription. Baltimore, MD: Lippincott Williams &Wilkins; 2010.

- 파행이 시작될 때, 초기 파행 거리(ICD), 혹은 시간을 기록하고 환자의 파행 통증이 최대(완전한 파행 거리〔ACD〕)에 도달 할 때 검사를 종료한다.[1, 3]
- 다른 만성 증상이 있으면 기록한다.[1, 3]

정상 소견

- 걷고 난 후 혹은 걷는 동안 파행 통증 없음

양성 소견

- PAD[4]에 대한 진단 메시지인 파행으로 보행이 제한 될 때 운동 후 발목 위팔 지수는 ≥25% 이하로 감소한다.

말초 혈관계 검사

특별 고려사항

- 최소 12주[1]에서 6개월[2] 동안 일주일에 3회, 한 세션 당 30–45분간의 지도 재활 보행 프로그램 실시 결과 파행이 시작되는 거리, 최대 파행 통증 발생까지의 거리, 그리고 전체 보행 거리가 증가하는 것으로 나타났다.[5, 6]
- 완전한 파행거리(ACD)는 보행간 사이 휴식점으로 이용되어야 한다.

참고문헌 | References

1. Hirsh AT, Haskal ZJ, Hertzer NR, et al. ACC/AHA 2005 practice guidelines for the management of patients with peripheral arterial disease (lower extremity, renal, mesenteric, and abdominal aortic): a collaborative report from the American Association for Vascular Surgery/Society for Vascular Surgery, Society for Cardiovascular Angiography and Interventions, Society for Vascular Medicine and Biology, Society of Interventional Radiology, and the ACC/AHA Task Force on Practice Guidelines (Writing Committee to Develop Guidelines for the Management of Patients With Peripheral Arterial Disease): endorsed by the American Association of Cardiovascular and Pulmonary Rehabilitation; National Heart, Lung, and Blood Institute; Society for Vascular Nursing; TransAtlantic Inter-Society Consensus; and Vascular Disease Foundation. *Circulation*. 2006;113:e463-e654.
2. American College of Sports Medicine. *ACSM Guidelines for Exercise Testing and Exercise Prescription*. Baltimore, MD: Lippincott Williams & Wilkins; 2010.
3. Hiatt WR, Hirsch AT, Regensteiner JG, et al. Clinical trials for claudication: assessment of exercise performance, functional status, and clinical end points. *Circulation*. 1995;92:614-621.
4. Creager MA, Libby P. Peripheral arterial diseases. In: Libby P, Bonow RO, Mann DL, Zipes DP, eds. *Braunwald's Heart Disease: A Textbook of Cardiovascular Medicine*. 8th ed. Philadelphia, PA: Saunders Co; 2008.
5. Gardner AW, Katzel LI, Sorkin JD, et al. Improved functional outcomes following exercise rehabilitation in patients with intermittent claudication. *J Gerontol A Biol Sci Med Sci*. 2000;55:M570-M577.
6. Gardner AW, Poehlman ET. Exercise rehabilitation programs for the treatment of claudication pain: a meta-analysis. *JAMA*. 1995;274:975-980.

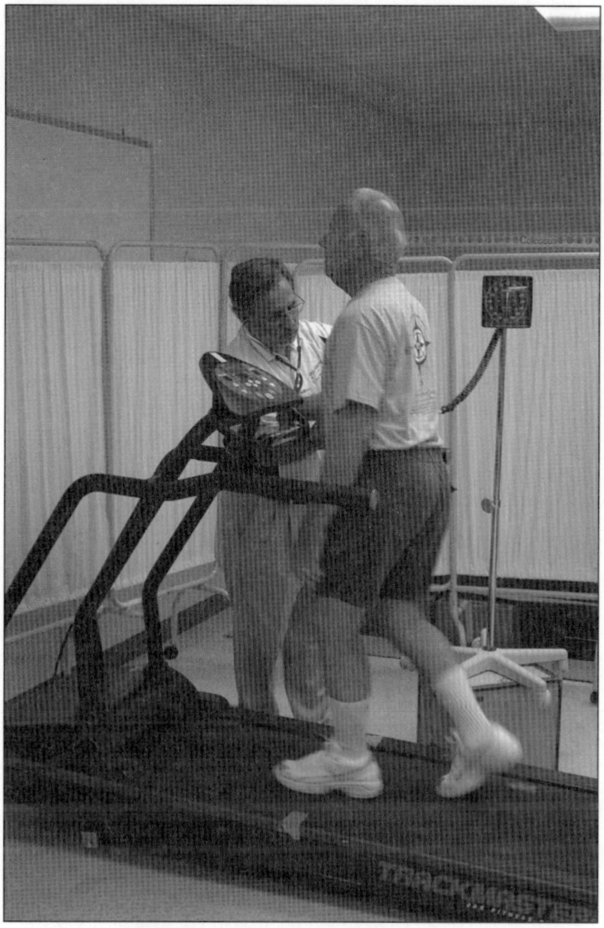

그림 4-20. 트레드밀 파행 검사.

능동 페달 발바닥굴곡 간헐성 파행 검사

(Active Pedal Plantarflexion(APP) Intermittent Claudication Test)

검사 자세

- 발바닥 굴곡 검사를 위해서는 기립; 발목 위팔 지수 측정을 위해서는 바로 눕기

실행(Action)

- 먼저 발목 위팔 지수를 측정하고 1분 안에 다음 검사를 실시한다.
- 벽을 보고 서며, 무릎은 완전히 펴고, 팔꿉관절은 굽힌다- 균형을 잡기 위해 손가락으로 벽을 터치할 정도의 90° 미만 굴곡
- 발바닥 굴곡을 50회 연속 증상-제한 횟수까지 수행한다.[1]
- 발바닥 굴곡의 질을 관찰하고 완벽한 검사를 위해 시간을 기록한다.

정상 소견

- 말초동맥 질환으로 알려진/의심되는 환자가 ≥43±10 이상 반복

양성 소견

- 33회 미만 반복 그리고/ 혹은 검사를 중지 할 정도의 심한 통증

특별 고려사항

- 말초동맥 질환으로 알려진 혹은 의심되는 100명의 연구에서 덜 심각한 환자(ABI >0.8)와 더 심각한 환자(ABI ≤ 0.8)[1] 사이에(r= 0.77-0.90) 강한 상관관계가 있음이 드러났다.
- 검사 후 트레드밀에 대한 ABI 측정과 APP 검사 간에 큰 차이는 없었다.[1]
- APP 검사는 말초동맥 질환으로 알려지거나 의심되는 환자들을 위해 간단하고, 안전하며, 정확하고, 객관적인 비침습적 방법이다.

참고문헌 | References

1. McPhail IR, Spittell PC, Weston SA, Bailey KR. Intermittent claudication: an objective office-based assessment. *J Am Coll Cardiol.* 2001;37:1381-1385.

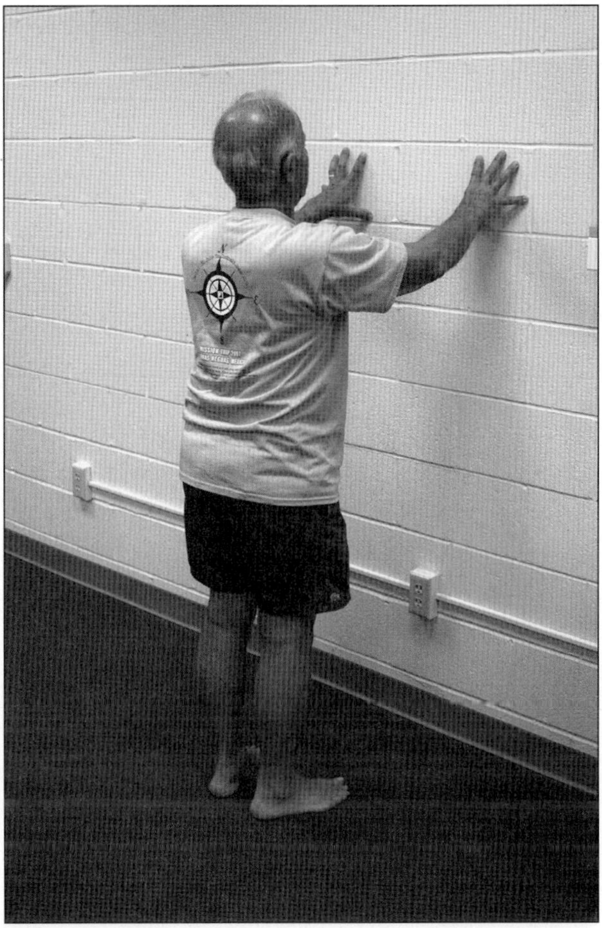

그림 4-21. APP: 발을 바닥에 밀착 시킨 기립(Flat-Footed Stance).

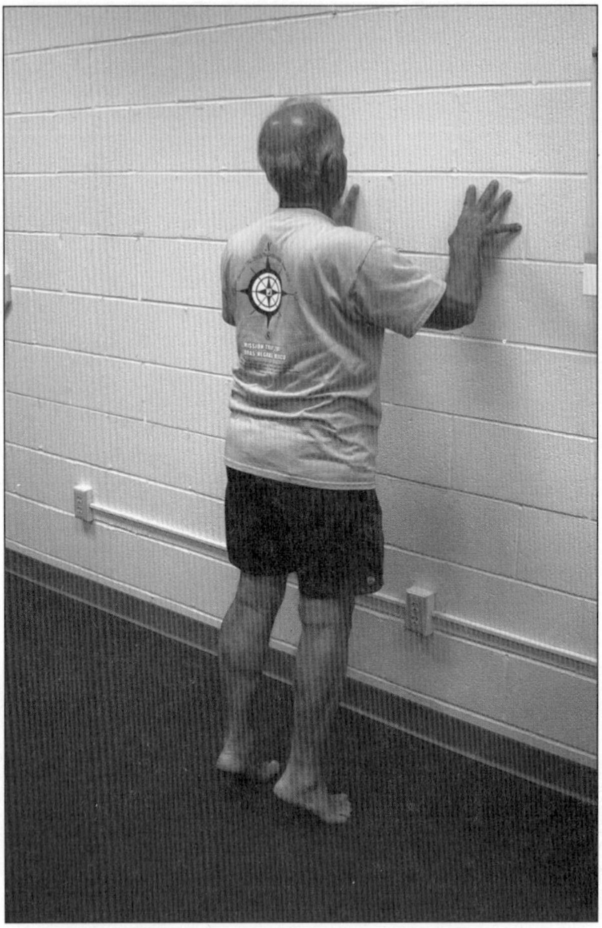

그림 4-22. APP: 뒷꿈치 들기(Heels Raised).

알렌 손 혈액순환 검사
(Allen' s Test for Hand Circulration)

검사 자세

- 앉거나 섬

실행(Action)

- 주먹을 쥐기에 앞서 손을 재빨리 쥐었다 폈다 한다.
- 검사자의 엄지를 경상돌기 수준에서 노동맥과 자동맥 위에 놓는다.
- 환자가 손을 펴면 손바닥이 보인다.
- 검사자는 동맥 한쪽에서의 압박을 풀고 재충만을 평가한다.
- 다른 동맥에서도 같은 과정을 반복한다.
- 양쪽 손을 비교하다.

정상 소견

- 노동맥과 자동맥의 재충만

양성 소견

- 혈관이 이완되어도 여선히 손바닥은 창백

특별 고려사항

- 검사를 통해 손으로 공급되는 주요 동맥을 평가한다.

참고문헌 | References

1. Magee DJ. *Orthopedic Physical Assessment*. 5th ed. St. Louis, MO: Saunders; 2008.

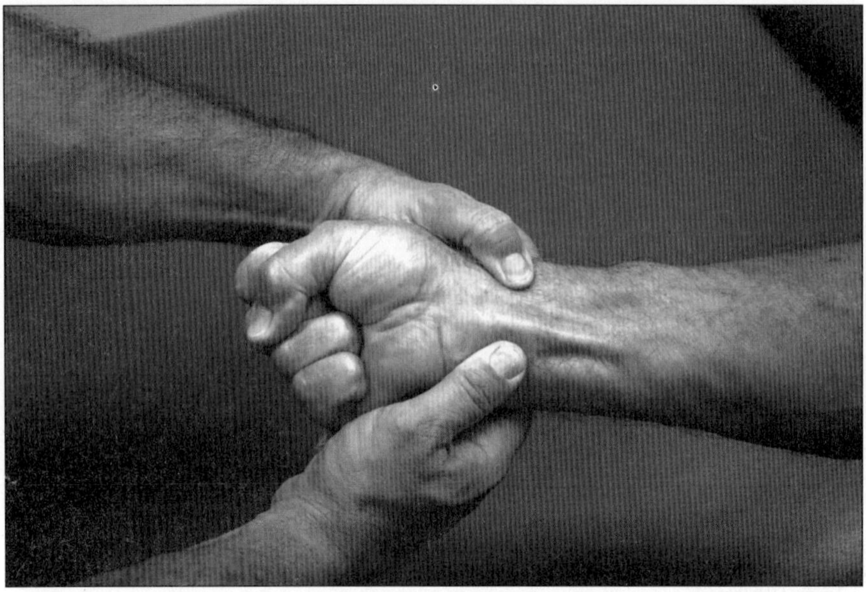

그림 4-23. 주먹을 쥠.

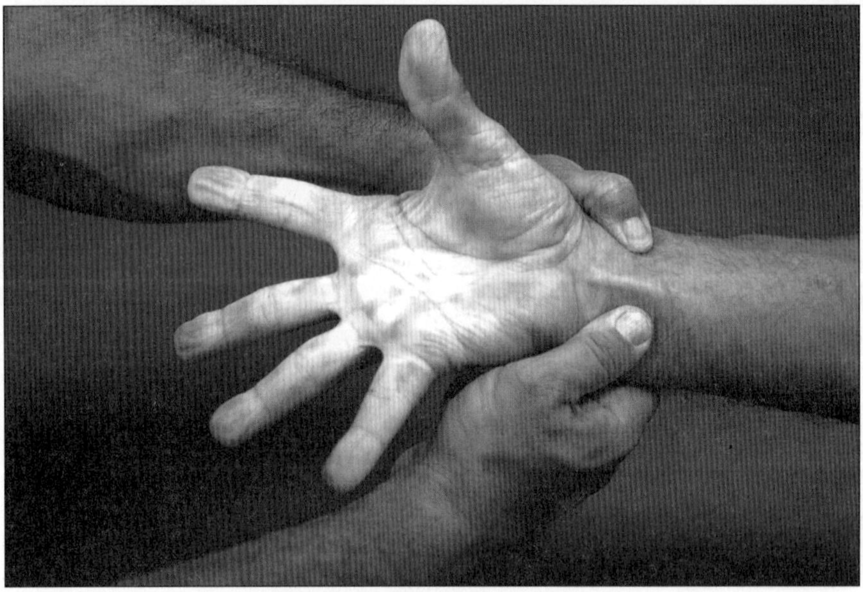

그림 4-24. 손을 펴자 하얘진 손.

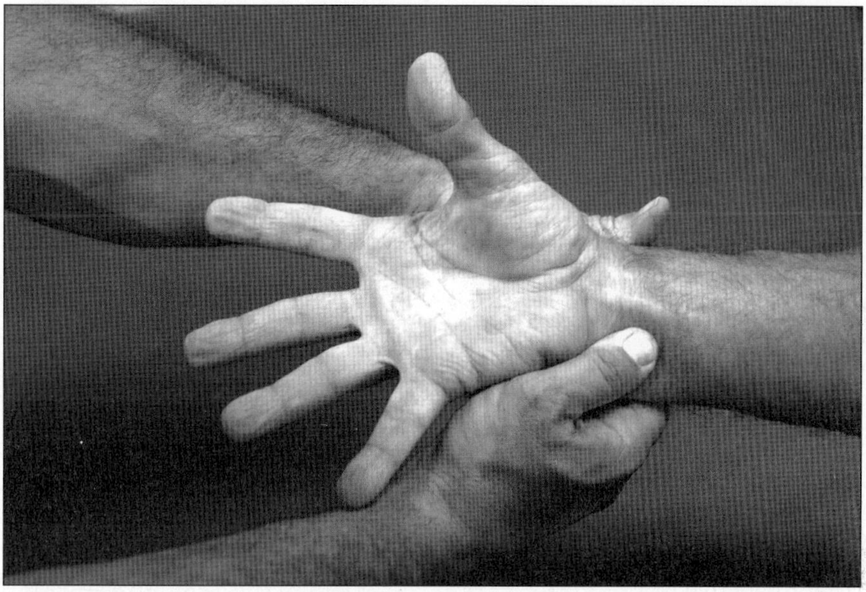

그림 4-25. 노동맥 이완.

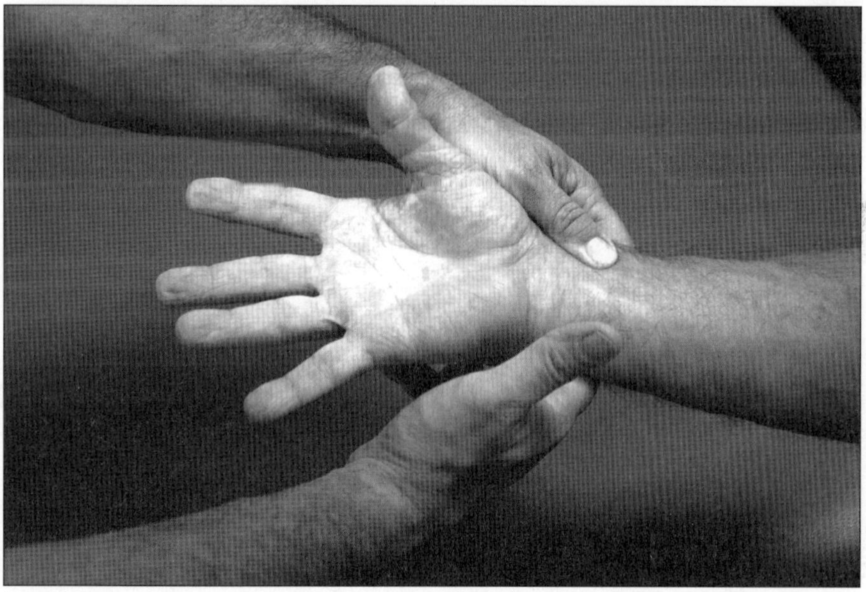

그림 4-26. 자동맥 이완.

추골 동맥 검사
(Vertebral Artery Test)

검사 자세

- 눈을 뜨고 바로 눕는다.

실행(Action)

- 현훈(dizziness), 복시(diplopia), 실어증(dysphasia), 구음장애(dysarthria), 넘어짐 발작(drop attacks), 오심 (nausea), 안진(nystagmus)[1]
- 수동으로 머리/목을 신전 시키고, 다음에 측면굴곡, 그리고 마지막에 동측으로 회전 시킨다.[2]
- 각 자세를 10-30초간 유지한다.[2]
- 만약 증상이 발생하면 검사를 멈추고, 경추 가동운동/매니플레이션(manipulation)은 피한다.
- 음성 검사(nagative test)는 머리/목을 중립으로 재 위치시키고 나서, 반대측을 검사한다.

정상 소견

- 참기 힘든 증상 징후 없음

양성 소견

- 안진(Nystagmus), 현훈(dizziness), 가벼운 두통, 오심(nausea)

특별 고려사항

- 양성 검사는 다른 날 다시 실시한다.
- 양성 결과가 두 번이면 추가 검사를 의뢰한다.
- 추골 동맥 검사는 민감도가 0이고 높은 특이성을 갖고 있으나, 일반적으로 의료법적인 목적으로 수행한다.[2]

참고문헌 | References

1. Cook CE, Hegedus EJ. *Orthopedic Physical Examination Tests: An Evidence-Based Approach*. Upper Saddle River, NJ: Pearson Prentice Hall; 2008.
2. Magee DJ. *Orthopedic Physical Assessment*. 5th ed. St. Louis, MO: Saunders; 2008.

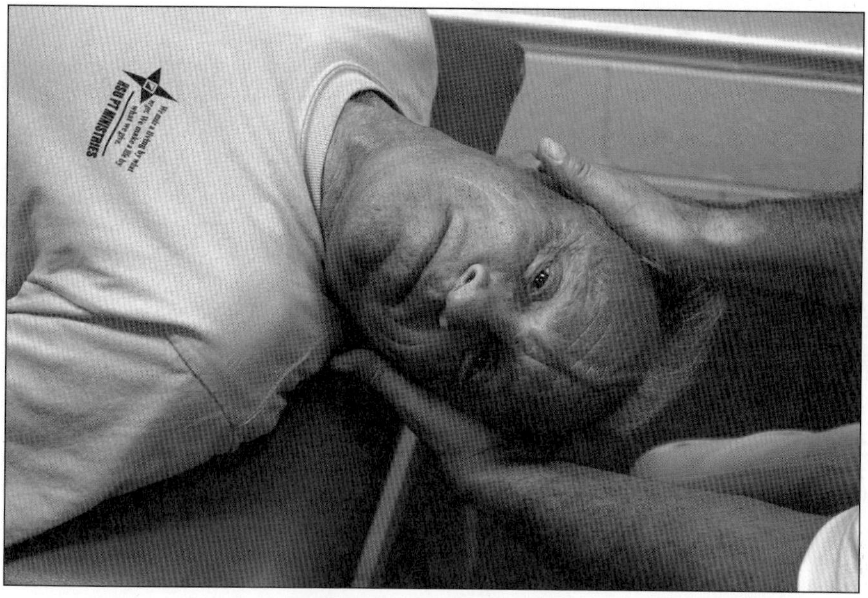

그림 4-27. 추골 동맥 검사.

말초 혈관계 검사

흉곽출구증후군을 위한 루스 검사

(Roos Test For Thoracic Outlet Syndrome; TOS)

검사 자세

- 앉아서, 전두면(frontal plane) 보다 약간 뒤로 90° 외전하고 팔꿉관절은 90° 굴곡한다.[1]

실행(Action)

- 3분간 손을 천천히 쥐었다 폈다 한다.

정상 소견

- 미미한 피로감만 있고 3분간의 검사 완료

양성 소견

- 자세 유지 불능
- 만성 통증, 무거움, 팔의 심한 약화, 감각이 없는, 혹은 손의 아린감(tingling)

특별 고려사항

- 흉곽출구증후군 때문이라기보다 피로로 인해 수행에 제한 있을 수도 있다.

참고문헌 | References

1. Magee DJ. *Orthopedic Physical Assessment.* 5th ed. St. Louis, MO: Saunders; 2008.

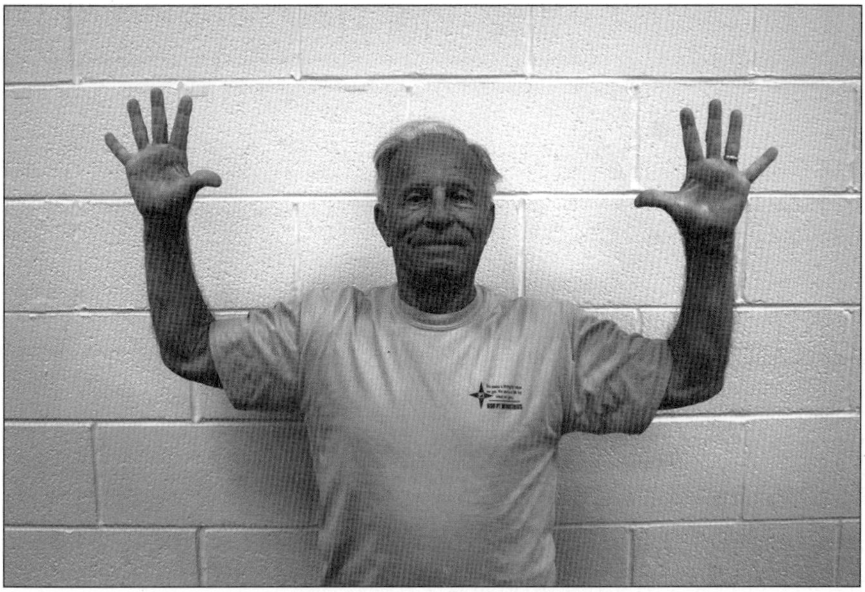

그림 4-28. Roos 검사: 손을 폄.

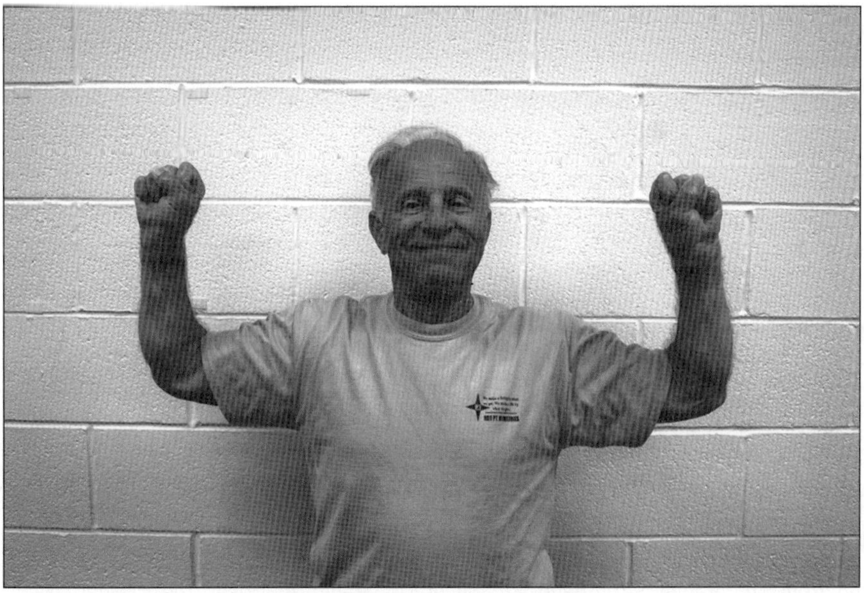

그림 4-29. Roos 검사: 주먹 쥠.

발목–위팔 지수
(Ankle–Brachial Index; ABI)

검사 자세

- 적어도 5분간 휴식을 취하면서 바로 눕는다.

실행(Action)

- 위팔 동맥과 발등 동맥 혹은 앞정강뼈 동맥위에서 양측 수축기 압을 측정하고 기록한다.
- 전도 겔을 바른다; 수직에서 50° 각도로 도플러(doppler) 탐침을 유지한다.
- 탐침 각도를 조정해서 최상의 가청 신호를 얻도록 위치를 찾는다.
- 마지막 Korotkoff 소리 위에서 0~30mm Hg의 압력을 커프(cuff)에 증가시킨다.
- 초당 0~2mm Hg의 속도로 커프 압력을 서서히 감소 시킨다.
- 압력을 기록하고 발목 위팔 지수(ABI)를 측정한다.
- 우측 다리/우측 팔 압력 그리고 좌측 다리/ 우측 팔 압력

정상 소견

- 0.901– 1.22

양성 소견[1]

Table 4–5

양성 발목–위팔 지수 소견

점수	진단
>1.3	양성 오류, 동맥 질환, 혹은 당뇨
0.71–0.90	미미한 동맥 질환, 아마도 파행(claudication)
0.41–0.70	보통 수준의 동맥 질환, 파행, 안정시 통증
<0.40	심각한 통증, 안정시 통증

Adapted from NA, Rahim SA, Anand SS, Simel DL, Panju A. Doses the clinical exam JAMA. 2006;295:536–546.

- 수치가 0.9를 초과하면 혈관조영검사 상에서 드러난 폐색으로 확인 되거나, 94%–100%의 특이성과 95%의 민감성을 갖는 협착증으로 인정된다.

특별 고려사항

- 발목–위팔 지수(ABI)는 ~한 사람들만 평가 해야한다.
  - ◈ 50세 이상의 당뇨 환자
  - ◈ 10년 이상 당뇨를 앓거나 PAD 위험 요소를 갖고 있는 50세 이하의 당뇨 환자
  - ◈ PAD 증상 환자[2]
- 파행 환자에서 운동 후 ABI 감소가 25% 이상이면 PAD로 진단한다.[2]
- 낮은 관찰자간 변동성(≤ 7.0%), 협착을 알아내는 높은 타당성[3]
- 90%의 민감성, 98%의 특이성[3]

참고문헌 | References

1. Khan NA, Rahim SA, Anand SS, Simel DL, Panju A. Does the clinical examination predict lower extremity peripheral arterial disease? *JAMA*. 2006;295:536-546.
2. American Diabetes Association. Peripheral arterial disease in people with diabetes. *Diabetes Care*. 2003;26:3333-3341.
3. Doobay AV, Ananad SS. Sensitivity and specificity of the ankle brachial index to predict future cardiovascular outcomes: a systematic review. *Arteriosder Thromb Vascular Biol*. 2005;25:1463-1469.

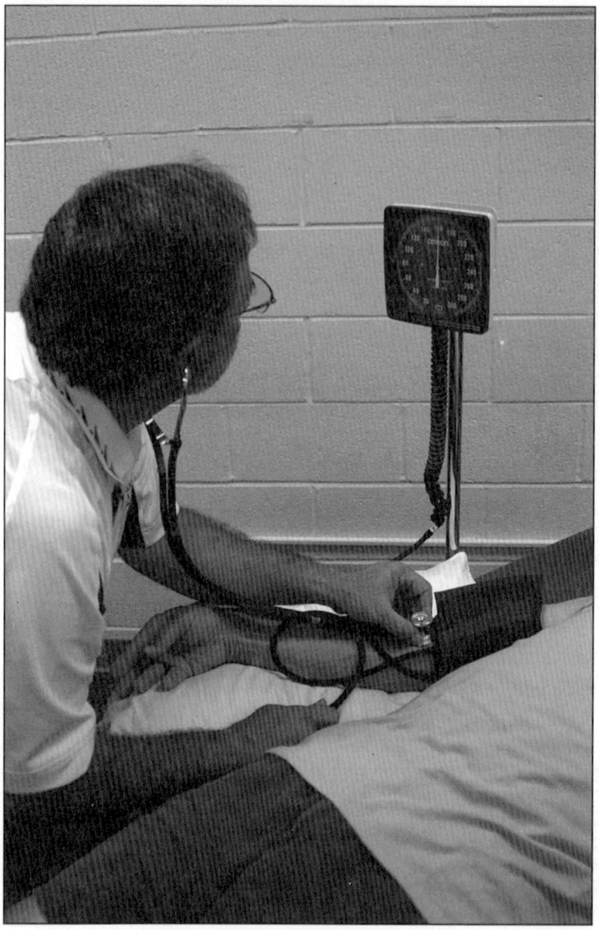

그림 4-30. ABI 팔 혈압 측정.

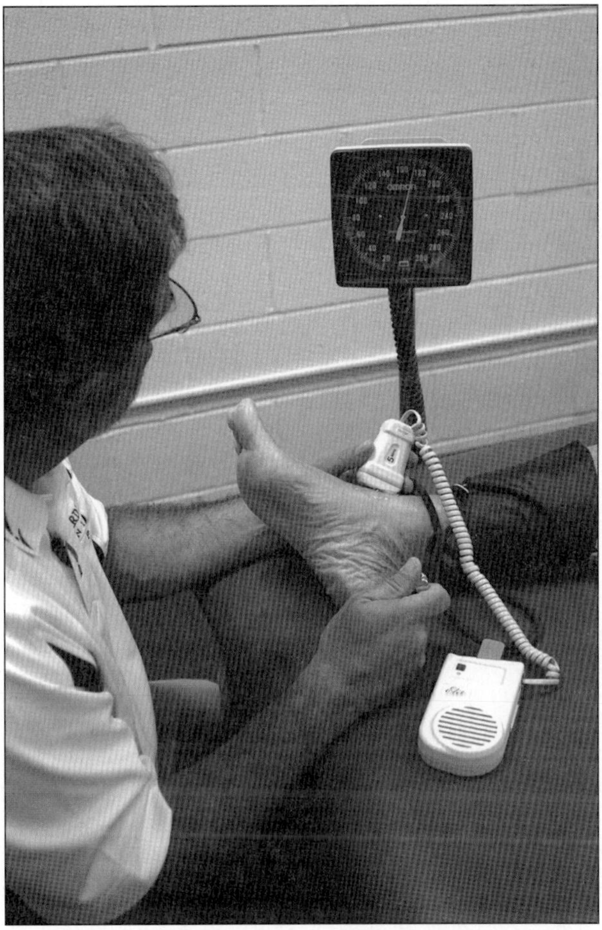

그림 4-31. ABI 다리 혈압 측정.

호만 검사
(Homans' Test)

검사 자세

• 환자는 바로 눕고, 검사자의 손은 환자의 종아리와 발등 쪽에 위치한다.

실행(Action)

• 강하고 빠르게 환자의 발목을 등쪽 굴곡시키고, 오금 부위와 종아리 후방에서의 통증을 평가한다.

정상 소견

• 신장되는 느낌을 보고

양성 소견

• 등쪽 굴곡 중에 통증, 종종 극심한 통증

특별 고려사항

• 양성 Homans' 징후를 유발하는 다른 요인: 종아리 근육 경련 혹은 단축, 신경성 다리 통증, 파열된 Baker 낭(cyst), 그리고 봉와직염
• 심부정맥 색전증(DVTs)으로 확인된 환자에서, 이런 검사의 정확성은 8%– 56%이다.[1]
• Homans' 검사에서는 심부정맥 색전증(DVTs)[1]이 없는 증상 환자의 50% 이상이 양성인 것으로 나타났다
• 이 검사는 민감성과 특이성이 부족하지만, 유용성과 역사적 전례 때문에 임상 현장에서 지속적으로 이용되고 있다.

참고문헌 | References

1. Urbano FL. Homans' sign in the diagnosis of deep venous thrombosis. *Hospital Physician*. 2001;3:22-24.

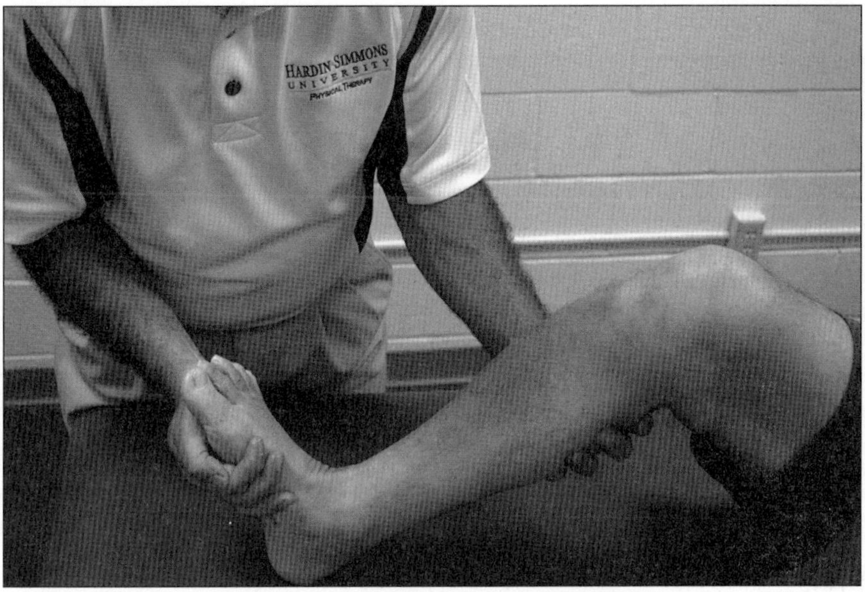

그림 4-32. 호만 검사(Homans' Test).

심부 정맥 색전증을 위한 임상 예측 원칙

(Wells Clinical Prediction Rule for Deep Vein Thrombosis)

실행(Action)

- 차트 검토, 병력, 그리고/혹은 평가를 통해 정보를 얻는다.
- 추가 요소; 심부정맥 색전(DVT)의 가능성을 확인
- 심부정맥 색전(DVT) 가능성에 근거하여 환자를 의뢰하거나 치료한다.

Table 4-6

임상 결정 원칙

임 상 소 견[1]	점수[a]
활성 종양(6개월 이내 진단 혹은 임시 치료)	1
마비, 부전마비, 혹은 하지의 석고 고정	1
최근에 자리 보전한 지 3일 초과 혹은 임상 결정 원칙 적용 4주안에 큰 수술	1
심부정맥 분포를 따라 국소 압통[b]	1
하지 전체 부종	1
건 측 하지와 비교 했을 때 3cm 보다 큰 종아리 부종[c]	1
함몰 부종(증상이 있는 하지에서 더 큼)	1
부행(collateral) 표면 혈관	1
심부정맥 혈전증 보다 가능성이 더 큰 혹은 있음직한 대체 진단[d]	−2

a 점수 해석: ≤0=3%의 근위 하지 심부정맥 색전증(PDVT)가능성(95% 신뢰구간〔CI〕=1, 7%-5.9%) 1혹은 2=17%의 PDVT 가능성(95% CI=12%-23%), ≥3=75%의 PDVT 가능성 (95%CI=63%-84%).

b 심부정맥 시스템에서의 압통은 후방 종아리 중앙, 오금부, 그리고 전방넙다리부의 넙다리 정맥 그리고 서혜부 정맥에 대한 강한 촉진을 통해 평가 된다

c 경골 조면 아래로 10cm에서 측정된

d 대부분의 일반적 대체 진단에는 봉와직염, 종아리 좌상, 그리고 수술 후 부종

Developed Wells and colleogues, Reproduced with permission from Riddle DL, Wells PS. Diagnosis of lower-extremity deep vein thrombosis in outpatients. Phys Ther. 2004;84:729-738.

말초 혈관계 검사

소견[1]

- 점수가 1, 2, 혹은 더 크면 각각 3%, 17%, 그리고 75%의 가능성을 의미한다.[1]

특별 고려사항

- 110명의 1차 의료 제공자들과 1295명의 연이은 환자들을 이용한 연구는 D-dimer 검사를 했음에도 불구하고, 위험성이 낮은 환자들에서 심부정맥 색전을 간과했다.[2]
- 1000명 이상을 대상으로 한 연구에서는 D-dimer 검사가 음성이면서 Wells 예측 점수가 낮은 환자들에서 심부정맥 혈전을 제외 할 수 있는 것으로 나타났다.[3]

참고문헌 | References

1. Riddle DL, Wells PS. Diagnosis of lower-extremity deep vein thrombosis in outpatients. *Phys Ther*. 2004;84:729-738.
2. Oudega R, Hoes AW, Moons KGM. The Wells rule does not adequately rule out deep venous thrombosis in primary care patients. *Ann Intern Med*. 2005;143:100-107.
3. Wells PS, Anderson DR, Rodger M, et al. Evaluation of D-dimer in the diagnosis of suspected deep vein thrombosis. *N Engl J Med*. 2003;349:1227-1235.

폐색전증을 위한 웰스 임상예측 원칙

(Wells Clinical Prediction Rule for Pulmonary Embolism)

실행(Action)

- 차트 검토, 병력, 그리고 평가를 통해 정보를 얻는다.
- 폐색전증을 결정하기 위해 특수 임상 특징에 대한 요소를 추가한다.(PE)[1]

Table 4-7

폐색전증에 대한 환자 점수를 결정하기 위한 변수

임 상 소 견	점수
심부정맥 색전증의 임상 증상(최소의 다리 부종과 심부 정맥 촉진시 통증)	3.0
대체 진단으로 폐색전증(PE)은 가능성이 낮다	3.0
심박동수 >100번/분	1.5
4주 전에 수술 혹은 고정[a]	1.5
이전의 심부정맥 색전증 혹은 폐색전증[b]	1.5
객혈(Hemoptysis)	1.0
악성 종양(치료 중, 6개월간 치료 받은 혹은 임시 처방)	1.0

[a] ≥3일 연속 이하(욕실 특권을 제외하고)

[b] 객관적으로 진단된

Reproduced with permission Wells PS, Anderson DR, Rodger M, et al. Derivation of a simple clinical model to categorize patients probability of pulmonary embolism: increasing the models utility with the SimpliRED D-dimer. Thromb Haemost.2000;83:416-420.

정상 소견

- 2점 아래의 점수는 적어도 폐색전증을 추정 할 수 있을 것이다.

양성 소견[2]

Table 4-8

폐색전증에 대한 웰스 원칙 점수 매기기

점수	폐색전증 가능성	위험 수위
<2	3.4%	낮은
2-6	27.8%	보통
≥7	78.4%	높은

Reproduced with permission Wells PS, Anderson DR, Rodger M, et al. Derivation of a simple clinical model to categorize patients probability of pulmonary embolism: increasing the models utility with the SimpliRED D-dimer. Thromb Haemost. 2000;83:416-420.

특별 고려사항

- 예측 원칙은 이용하기 쉬우나 폐색전증 보다 다른 진단의 가능성이 적은 지를 결정하기 위한 표준 방법이 없기 때문에 제한적이다.
- 여전히 어떤 검사에서도 주관적 인상이 중요 요소이다.[3]

참고문헌 | References

1. Wells PS, Anderson DR, Rodger M, et al. Derivation of a simple clinical model to categorize patients probability of pulmonary embolism: increasing the models utility with the SimpliRED D-dimer. *Thromb Haemost.* 2000;83:416-420.
2. Wells PS, Anderson DR, Rodger M, et al. Excluding pulmonary embolism at the bedside without diagnostic imaging: management of patients with suspected pulmonary embolism presenting to the emergency department by using a simple clinical model and D-dimer. *Ann Intern Med.* 2001;135:98-107.
3. The PIOPED Investigators. Value of the ventilation/perfusion scan in acute pulmonary embolism: results of the prospective investigation of pulmonary embolism diagnosis (PIOPED). *JAMA.* 1990;263:2753-2759.

상지 심부정맥 색전증을 위한 임상예측 원칙

(Clinical Prediction Rule for Upper Extremity Deep Vein Thrombosis)

실행(Action)

- 차트 검토, 병력, 그리고 평가를 통해 정보를 얻는다.
- 특수 임상 특징에 기초한 총 4개의 아이템 척도

Table 4-9

상지 심부 정맥 색전증의 독립 선행 요소

점수	임상 특징
+1	쇄골하(subclavian) 혹은 목정맥 혹은 심장 박동기 안에 정맥 재료
+1	국소 팔 통증
+1	편측 함몰 부종
−1	적어도 상지 심부정맥 색전증으로 대체 진단이 가능한

Reproduced with permission Costans J, Salmi LR, Sevestre-Pietri MA, et al. aclinical prediction score for upper extremity deep vein thrombosis Thromb Haemost.2008;99:202–207.

정상 소견

- 빗장뼈밑 혹은 목정맥 이용, 정맥내 심박동기(intravenous pacemaker) 이용 병력, 국소 통증, 혹은 편측 함몰 부종이 없음

양성 소견

- 예측 원칙을 얻기 위해 이용된 3개 표본에서 기인함
- 신뢰 구간이 95%인 상지 심부정맥 색전증을 갖고 있는 표본의 백분위

Table 4-10

상지 심부정맥 색전증을 위한 임상예측 원칙 점수매기기

점수	도출 표본 (Derivation sample)	내부 검증 표본	외부 검증 표본
	입원한 상지 심부정맥 색전증 환자 36/100	상지 심부정맥 색전증 환자 46/100	상지 심부정맥 색전증 환자 8256명 중 35%
≤0	12%(10–23)*	9%(0–20)	13%(6–19)
1	20%(9–30)	37%(19–55)	38%(27–50)
≥2	70%(57–83)	64%(51–77)	69%(54–85)

점수	외부 검증 표본
	상지 심부정맥 색전증 환자 8256명 중 35%
≤0	13%(6–19)*
1	38%(27–50)
≥2	69%(54–85)

* 신뢰 구간 95%

Adapted from Costans J, Salmi LR, Sevestre-Pietri MA, et al. a clinical prediction score for upper extremity deep vein thrombosis Thromb Haemost. 2008;99:202–207.

특별 고려사항

- 최상의 정밀검사 도구

참고문헌 | References

1. Costans J, Salmi LR, Sevestre-Pietri MA, et al. A clinical prediction score for upper extremity deep venous thrombosis. *Throm Haemost.* 2008;99:202-207.

정맥 기능부전/폐색을 위한 커프 검사
(Cuff Test for Venous Insufficiency/ Occlusion)

검사 자세
- 바로 눕는다.

실행(Action)
- 다리를 혈압 커프로 싸고 난 후 커프를 부풀린다.
  - ◈ 참을 수 없는 통증이 있으면 멈춘다.
  - ◈ 각각의 다리에서 측정된 수치를 비교한다.

정상 소견
- 다리에서 >40mm Hg를 넘는 압박을 견딜 수 있음[1]
- 양 쪽 다리의 견딜 수 있는 압력이 동일

양성 소견
- 다리에서 40mm Hg를 넘는 압박을 견딜 수 없음[1]
- 통증이 있거나 증상(Lowenberg sign)이 있는 다리에서 견딜 수 있는 압력이 너무 낮고, 양쪽 다리의 견딜 수 있는 압력차가 너무 큼

특별 고려사항
- 결과가 양성이면 활성 심부 정맥 색전증 가능성이 큼을 암시한다.
- 종아리의 수동 발등굴곡(Homans' sign) 혹은 강하게 종아리를 쥐어짜면 이 검사의 정확성이 증가한다.
- 커프 검사는 높은 특이성(0.85)과 낮은 민감성을 갖은 롬버그 징후를 일으킨다.[3]
  (어떤 이들은 이 검사의 특이성과 민감성에 의문을 제기하기도 한다)
- 심부 정맥 색전증에 대한 Wells 임상 결정 원칙(Wells clinical decision-making rule)과 연계해서 이 검사를 이용한다.

참고문헌 | References

1. Knight CA. Peripheral vascular disease and wound care. In: O'Sullivan SB, Schmitz TJ. *Physical Rehabilitation: Assessment and Treatment*. 4th ed. Philadelphia, PA: FA Davis Company; 2001.
2. Haeger K. Problems of acute deep venous thrombosis. I. The interpretation of signs and symptoms. *Angiology*. 1969;20:219-223.
3. Kahn SR. The clinical diagnosis of deep venous thrombosis. *Arch Int Med*. 2001;158:2315-2323.

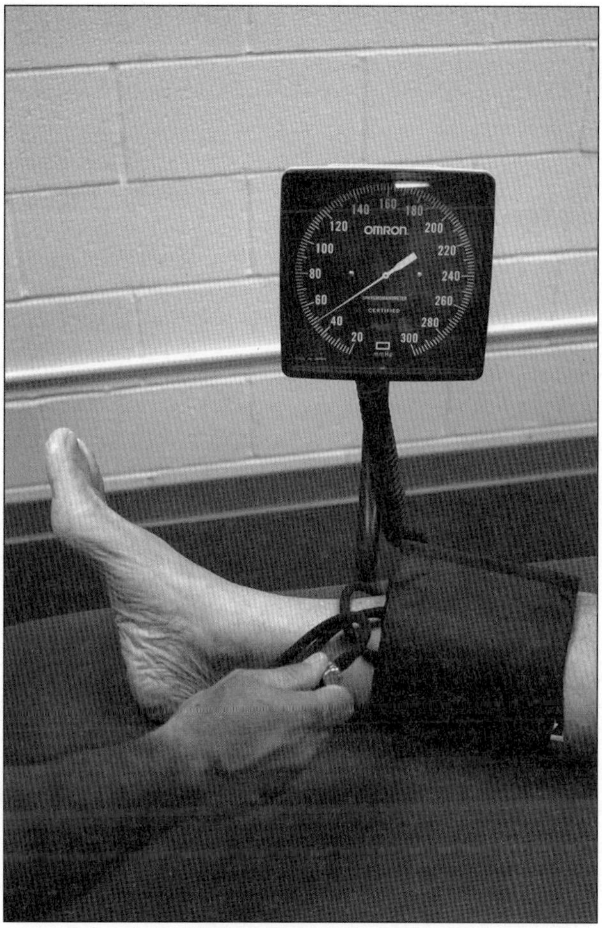
OMRON
20
40
60
80
100
120
140
160
180
200
220
240
260
280
300
CERTIFIED

그림 4-33. 커프 검사.

정맥 타진, 가볍게 두드림(탭), 혹은 기침 검사

(Venous Percussion, Tap, or Cough Test)

검사 자세

- 비 검사측 다리에 체중을 실고 선다

실행(Action)

- 무릎에서 원위로 6-8cm 떨어진 대(great)[1] 복재정맥(saphenous vein)을 촉진한다.
- 손가락 끝으로 무릎 근위부 대 복재 정맥 혹은 복재넙다리 문합(saphenofemoral junction)을 가볍게 두드린다.
- 환자에게 기침하도록 요청하고 원위 정맥을 촉진한다.

정상 소견

- 근위부 측을 가볍게 두드렸을 때 원위부 아래서 유체 파(wave of fluid)를 인지 할 수 없다.

양성 소견

- 아래서 유체 파(wave of fluid)를 인지 할 수 있다.[3]

특별 고려사항

- 유체 파가 감지되는 것은 무릎 수준에서 근위 LSV[1, 3]에 환류액을 암시하는 복재넙다리 정맥 문합과 LSV 사이에 판막이 제대로 작동하지 못함을 의미한다.
- 타진 검사는 민감성이 낮고(0.18) 특이성(0.92)은 높으며 다른 임상 검사 혹은 Doppler 검사와 결합 되어야 한다.[1]
- 대대(greater) 혹은 대(great) 복재정맥은 내측 복숭아 뼈에서 시작하여 전방으로 내측 비복근까지 가서 내측 넙다리를 통해 위로 올라간다
- 촉진 보다 도플러 검사를 이용 할 수 있다.[4]

참고문헌 | References

1. Kim J, Richards S, Kent PJ. Clinical examination of varicose veins: a validation study. *Ann R Coll Surg Engl*. 2000;82:171-175.
2. Knight CA. Peripheral vascular disease and wound care. In: O'Sullivan SB, Schmitz TJ. *Physical Rehabilitation: Assessment and Treatment*. 4th ed. Philadelphia, PA: FA Davis Company; 2001.
3. Browse NL, Burnand KG, Irvine AT, Wilson NM, eds. *Diseases of the Veins*. 2nd ed. London: Arnold; 1998.
4. Lampe KE. Lower extremity chronic venous disease. *Cardiopulm Phys Ther*. 2004;15:13-22.

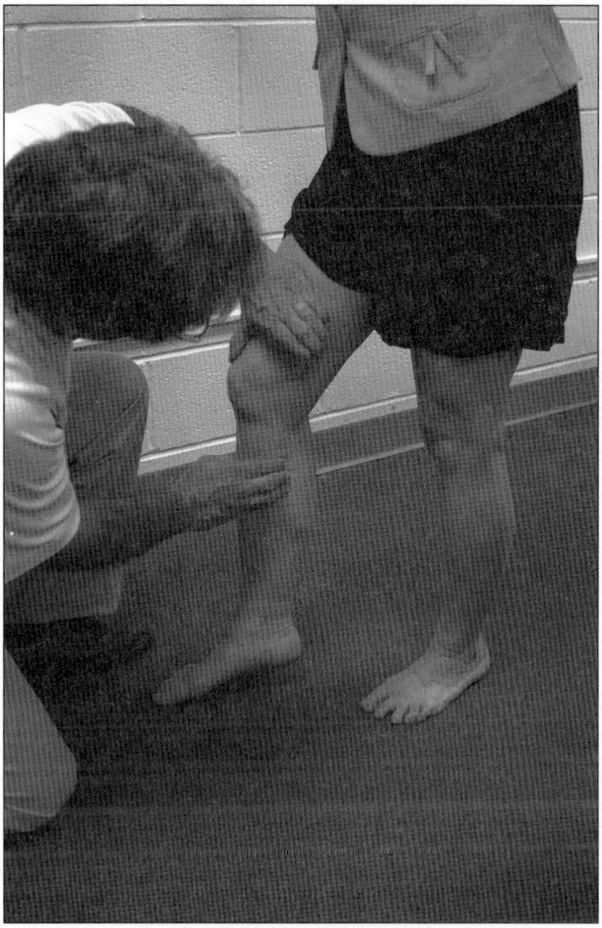

그림 4-34. 정맥 타진 검사.

정맥 충만 검사

(Venous Filling Time)

검사 자세

- 다리를 매달리게 하여 앉기, 바로 눕기

실행(Action)

- 지지 받는 동안 발등의 정맥을 표시한다.
- 바로 누워서 1분간 다리를 45° 까지 올린다.
- 빠르게 앉은 자세로 변경하고, 다리/발을 매단다.
- 피부 표면 위로 정맥이 툭 튀어나올 때 기록하고 관찰한다.

소견

Table 4-11

정맥 충만 시간

혈관 요소	정상 재 충만	재 충만 시간	양성 소견
동맥	~15-20초 분홍색	> 20초[1]	동맥 부전을 시사함[1]
정맥	>30초[2-4]	<30초[1]	정맥 불능을 시사함[2-4]

특별 고려사항

- 특이성: 94%, 민감성: 당뇨 표본에서는 22%[3]
- 매우 빠른 정맥 충만은 정맥질환을 시사한다.
- 분홍색으로 회복되는 시간이 더딘 것은 동맥질환이다.

참고문헌 | References

1. Lampe KE. Lower extremity chronic venous disease. *Cardiopulm Phys Ther.* 2004;15:13-22.
2. Boyko EJ, Ahroni JH, Davignon D, Stensel V, Prigeon RL, Smith DG. Diagnostic utility of the history and physical examination for peripheral vascular disease among patients with diabetes mellitus. *J Clin Epidemiol.* 1997;50:659-668.

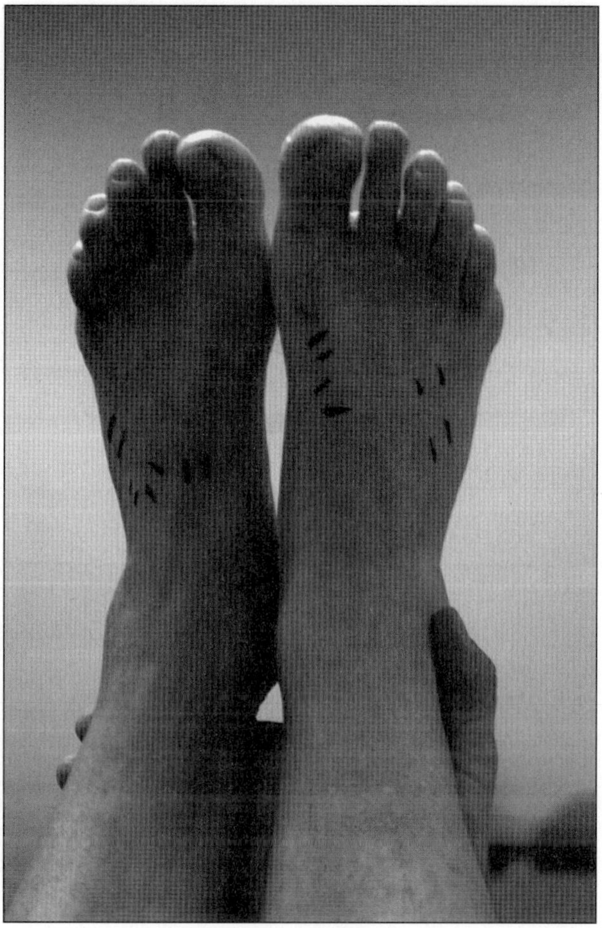

그림 4-35. 상승된 다리.

3. Kozak GP, Hoar CS, Rowbotham JL, Wheelock FC, Gibbons GW, Campbell D, eds. *Management of Diabetic Feet Problems*. Philadelphia, PA: WB Saunders; 1994.
4. Sammarco GJ, Scvioli MW. Examination of the foot and ankle. In: Sammarco GJ, ed. *The Foot in Diabetes*. Philadelphia, PA: Lea and Febiger; 1991:33.

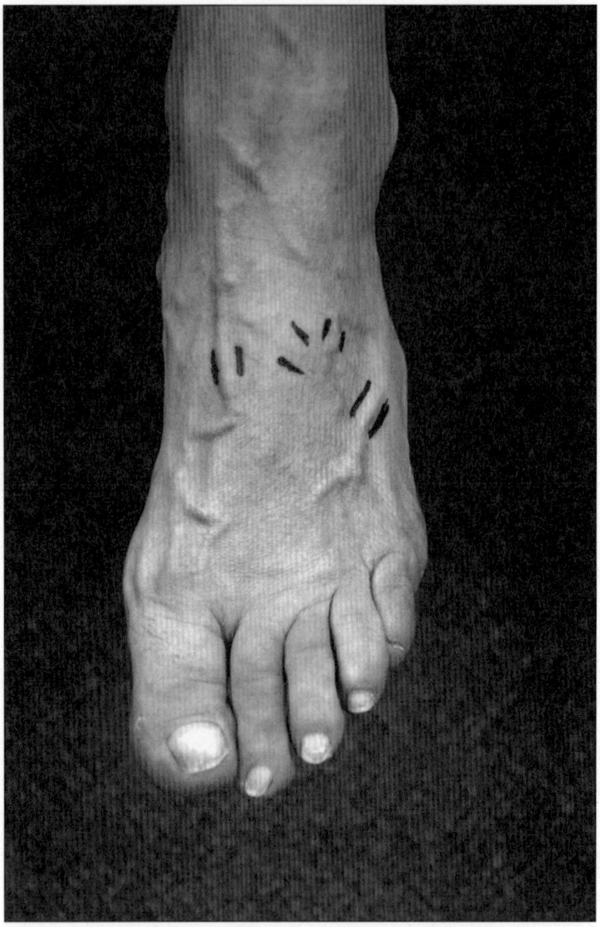

그림 4-36. 매달린, 표시한, 충만 정맥.

함몰 부종
(Pitting Edema)

검사 자세

- 발 혹은 다른 신체(예, 손) 부위를 지지받음

실행(Action)

- 15-30초간 뼈의 돌출 부위에다 손가락 세기의(digital pressure) 압력을 가한다.[1]

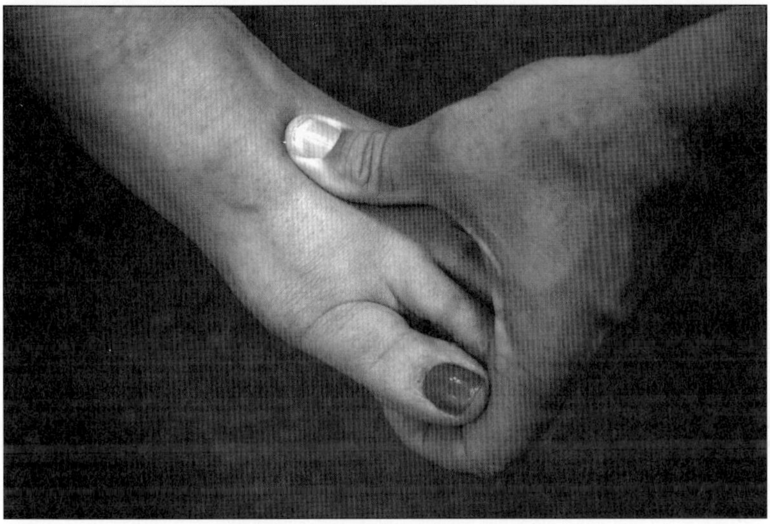

그림 4-37. 발에 가해진 압력.

- 부드러운지(함몰된), 단단한지(비함몰 부종) 확인한다.

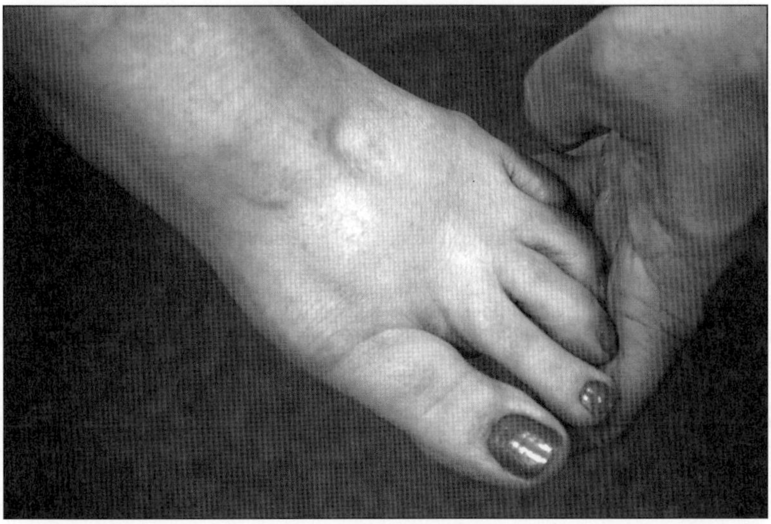

그림 4-38. 함몰 부종.

- 조직 정상화에 걸리는 시간을 기록하거나 깊이를 토대로 부종의 등급을 매긴다.

양성 소견

- 부종 회복 시간이 4초 미만이면, 저알부민혈증(hypoalbuminemia)을 의미한다.[2]
- 부종 회복 시간이 40초를 초과하면, 충혈성 심장 발작을 암시한다.[2]

Table 4-12

함몰 부종 등급(깊이)[1] 혹은 외형[3]

깊이[1]							
깊이(mm)	5	10	15	20	25	30	>35
등급	1/7	2/7	3/7	4/7	5/7	6/7	7/7

외형[3]

1+ 미미한 함몰, 약간의 자국(indentation), 다리 부종 없음

2+ 보통의 함몰, 자국의 빠른 소실

3+ 깊은 함몰, 짧은 시간동안 여전히 자국이 남아있음, 다리 부종

4+ 매우 오래 지속되는 자국과 매우 깊은 함몰, 심한 부종

Adapted from Nelson JP. The vascular history and physical examination. Clin pod Med Surg. 1992;9:1–13 and Jarvis C. physical Examination and Health Assessment. 5th ed. St. Louis, MO: Saunders–Elsevier; 2008.

특별 고려사항

- 함몰 부종의 일반적 원인에는 계통기원, 국소 기원, 약물 중독성, 혹은 다른 원인이 있다.
- 부종(edema) 원인에는 정맥성, 동맥성, 모세혈관성, 혈관 외 구획성(extravascular compartment), 혹은 림프성 원인이 있을 수 있다.[2]
- 깊이 보다 함몰 회복 시간이 더 중요하게 이용된다.
- 림프성 부종(lymphedema)과 부종(edema) 사이에 차이점(Table 4–13)

참고문헌 | References

1. Nelson JP. The vascular history and physical examination. *Clin Pod Med Surg*. 1992;9:1-13.
2. Yale SH, Mazza JJ. Approach to diagnosing lower extremity edema. *Compr Ther*. 2001;27:242-252.
3. Jarvis C. *Physical Examination and Health Assessment*. 5th ed. St. Louis, MO: Saunders-Elsevier; 2008.

말초 혈관계 검사

Table 4-13

림프성 부종(lymphedema) 대 정맥 정체성 부종

부종의 특징	림프성 부종	정맥 정체성 부종
시작	다양한	나이가 들면서
위치	70% 편측	편측 혹은 양측
피부	마지막 단계에 두꺼운, 각화증(hyperkeratotic), 진피 섬유증,	늘어진, 미란(erosions), 표피 박리증(excoriation)
조직 연속성	가루 반죽 같은(doughy), 마지막 단계에는 딱딱해질 것이다	매우 부드러운
압통	미미한	없음
궤양	없음	있다, 가끔 내측 복숭아뼈에
상승의 효과	초기에는 미미, 말기에는 대단한 영향 미침	도움이 됨
색깔		갈색

Adapted from Yale SH, Mazza JJ. Approach to diagnosing lower extremity edema. Compr Ther. 2001;27:242-252.

카포시 스템머 징후(부종 대 림프부종)

(Kaposi Stemmer Sign(Edema Us Lymphedema))

검사 자세

- 바로 눕는다.

실행(Action)

- 두 번째 발가락 배측에서 피부 주름을 들어올린다.[1]

정상 소견

- 피부 주름을 꼬집을 수 있다.

양성 소견

- 피부주름을 꼬집[1]을 수 없다는 것은 림프부종을 시사한다.

특별 고려사항

- 부종 팔다리에서는 피부주름을 집어 올릴 수 있지만, 만성 림프부종이 있는 다리에서는 집어 올릴 수 없을 것이다.[1]
- 초기 림프부종과 정맥 정체는 이런 검사를 통해 구분이 가능하다.[1]
- 급성으로 발생하는(<72시간) 편측 부종, 심부정맥 색전증[1]일 가능성이 높다.
- 만성 편측 부종, 만성 정맥 부전[1]일 가능성이 높다.
- 만성 양측성 부종은 정맥성, 심장성, 동맥성/모세혈관, 폐, 그리고 림프성 요인 때문에 발생 할 수 있거나 저알부민증, 월경주기, 약물, 비만, 임신으로 발생 할 수 도 있을 것이다.
- 림프부종과/ 혹은 정맥 정체 부종이 있는 환자는 봉와직염(cellulitis)이 있을 수 있고, 발 침범(foot involvement), 그리고 함몰이 발생 할 수 있다.

참고문헌 | References

1. Ely JW, Osheroff JA, Chambliss ML, Ebell MH. Approach to leg edema of unclear etiology. *J Am Board Fam Med*. 2006;19:148-160.
2. Yale SH, Mazza JJ. Approach to diagnosing lower extremity edema. *Compr Ther*. 2001;27:242-252.

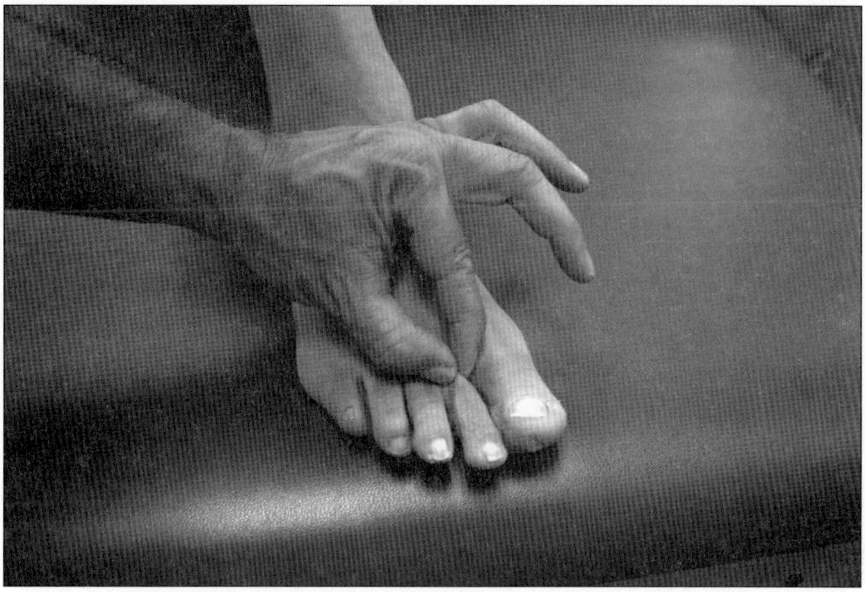

그림 4-39. 두 번째 발가락 등쪽에서 피부 주름을 들어올림.

목동맥 청진
(Auscultation of Carotid Artery)

검사 자세

- 머리를 검사자와 먼쪽으로 살짝 돌리고, 바로눕거나 앉는다.

실행(Action)

- 청진기 벨(bell)을 하악각(angle of jaw), 목동맥 분기부(carotid bifurcation), 목의 기저, 다음으로 쇄골하 동맥에 갖다 댄다.
- 환자는 숨을 들여 마시고 내쉰 다음, 15초간 호흡을 멈춘다.[1]
- 숨을 내쉬는 동안 그리고 내쉰 다음, 바로 청진 할 수 있다.
- 검사자는 지속적인 잡음에 귀를 기울인다.(수축기-이완기)

정상소견

- 종종 맥박음이 들리기도 한다.
- 목정맥에서의 웅웅거리는 소리(hum)는 아동과 젊은 성인인 경우 정상이다.[1]
- 목정맥에서의 웅웅거리는 소리(hum)는 바로 누우면 사라지거나 감소한다.

양성 소견

- 목동맥, 수축기 소음은 난류(turbulence)를 의미하는 분출(blowing), 휙하는(swishing) 소리이다.
- 목동맥 소음이 증가 하거나 휴식 중에서 변하지 않는다.[1]

특별 고려사항

- 맥박은 수축기동안 소리 없이 정상으로 들린다.
- 무의미한 쇄골하동맥 수축기 잡음은 정상 아동이나 성인에게서 들리기도 한다.
- 목동맥 잡음은 아동이나 젊은 성인에서 드물다.
- 목동맥 잡음을 확인 하는 것은 내경 동맥 협착에 대한 효과적 검사법이다.[2, 3]
- 쇄골하 동맥 소리는 어깨 신전을 하면 사라진다.
- 목동맥에 과도한 압박을 가하면 가성 잡음이 들릴 수 있다.[1]
- 목정맥에서의 웅웅거리는 소리(hum)는 우측 쇄골에서 잘 들리는 잡음이고 목으로 소리가 방사 될 것이다.
- 목동맥 잡음은 목동맥 협착증에 대해 높은 특이성(90%)을 갖고 있으며 죽상 동맥 경화증[4]의 유용한 지표이다.

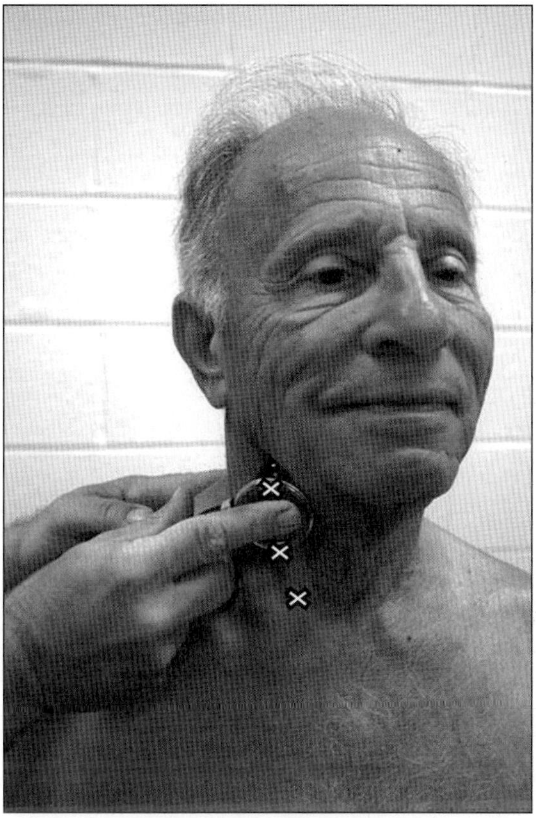

그림 4-40. 목동맥 청진.

참고문헌 | References

1. Wilms JL, Schneiderman H. *Physical Diagnosis*. Baltimore, MD: Williams & Wilkins; 1996.
2. Jarvis C. *Physical Examination and Health Assessment*. 5th ed. St. Louis, MO: Saunders-Elsevier; 2008.
3. Richardson DA, Shaw FE, Bexton R, Steen N, Kenny RA. Presence of a carotid bruit in adults with unexplained or recurrent falls: implications for carotid sinus massage. *Age Ageing*. 2002;31:379-384.
4. Paraskevas KI, Hamilton G, Mikhailidis DP. Clinical significance of carotid bruits: an innocent finding or a useful warning sign? *Neurol Res*. 2008;30:523-530.

제 5 절

최대하 운동평가
(Submaximal Exercise Evaluation)

최대하 운동검사의 개념

(Concepts of Submaximal Testing)

목적

- 최대산소소모량(VO_2 max)을 예측하고 최대하 수준에서 운동반응이 정상적으로 진행되는지 확인

특이성

- 검사는 환자의 일, 운동, 혹은 여가생활 중에서 특정한 것이어야 한다.
- 트레드밀에서 뛰는 사람, 자전거 에르고미터 위에서 자전거 타는 사람, 암 크랭크(arm crank) 위에 선원
- 만약 측정 할 수 있다면 다른 에르고미터를 이용한다.

안정시 대사(steady-state metabolism)

- 안정 상태는 지속적인 업무가 끝나고 2-3분 후 부터를 말한다.
- 안정시 최대산소 소모는 무산소 운동 역치 아래로 발생한다.
- 심박동수와 간접 대사 측정양은 일의 양이 증가 할수록 증가 하지만, 2-3분간 낮은 수준의 업무를 수행 하는 동안엔 ±5/분 미만의 변화만 보인다.

불안정 상태에서의 대사

- 일의 강도가 증가할 수록 대사양도 증가한다.
  - ◈ 건강이 좋지 않은 상태에서, 대사량은 최대 산소소모량의 65% 수준으로 낮다.
  - ◈ 건강이 양호한 상태에서는, 거의 최대산소소모량의 100%에 가깝다.

최대하 검사의 장점

- 심박동수, 혈압, 운동자각도, 산소포화도(SpO_2), 그리고 다른 생리적, 지각 변수를 실시간 운동 체험에서 환자를 교육하는데 이용 할 수 있다.
- 특정 수준에서 이상이 있는 것을 확인 할 수 있고 그다음에 특정 소견 이하인 10-15 박동/분 강도로 운동처방을 내릴 수 있다.[1]

참고문헌 | References

1. American College of Sports Medicine. *ACSM Guidelines for Exercise Testing and Prescription*. 7th ed. Philadelphia, PA: Lippincott Williams & Wilkins; 2006.

산소 소모와 대사활동량

(Oxygen Consumption and METs)

일반 개념

- 최대산소흡수량은(VO_2max)은 심폐 지구력 측정 기준이다.
  ◈ 운동하는 동안에 소모된 최대산소량
- 산소소모량은 최대 운동 후 쉴 때 측정된다.
- 내뿜어진 공기의 부피를 측정하고 산소와 이산화탄소 양도 측정한다.
- 환자가 더 이상 운동을 지속 할 수 없을 때까지 몇 번의 최대하 운동을 진행한다.

최대 산소소모량을 얻기 위한 기준[1]

- 최대산소소모량은 업무량이 증가함에 따라 150mL · min^{-1}까지 증가하는데 실패한다.
- 심박동수는 업무량이 증가함에 따라 증가하는데 실패한다.
- 호흡교환율 >1.1
- 감지 할 수 있는 운동 수준 >17/20 혹은 10/10
- 운동 후 젖산 혈중 농도>8mmol
- 최대 산소 소비(Maximal oxygen consumption), 최대 유산소운동 능력(Maximal aerobic capacity), 최대 유산소 운동력(Maximal aerobic power), 혹은 최대 유산소 흡수(Maximal aerobic uptake)는 동의어다.

산소 소모 표현법

- 최대 혹은 최대하 산소소모량 값은 체중을 고려한 mL · kg^{-1} · min^{-1}로 표현된다.
- 상대적 VO_2÷3.5=대사량(metabolic equivalent)
- 1 대사량(metabolic equivalent)= 1 MET
- 1 MET = 3.5mL · $kg^{-1}min^{-1}$
- 산소소모량은 절대항(absolute terms)으로 표현 할 수 있다 (liters/minute).

전환 계수(Conversion Factors)

- 1 MET=3.5mL · $kg^{-1}min^{-1}$
- 환자는 체중 1kg(2.2lbs)에 대해 3.5mLO_2/min^{-1}를 소비한다.
- 1L=1000mL
- 소모된 산소량=열에너지 5.0kcals

참고문헌 | References

1. American College of Sports Medicine. *ACSM Guidelines for Exercise Testing and Prescription*. 7th ed. Philadelphia, PA: Lippincott Williams & Wilkins; 2006.

최대하운동평가

대사량
(Metabolic Equivalents; METs)

일반적 개념

- 대사량은 산소소모량의 약칭이다.
- 1MET = 3.5 $mL \cdot kg^{-1} min^{-1}$
- 1MET = 바로 눕거나 앉아있는 상태에서의 안정
- 모든 안정 상태 혹은 일 수행은 최대 대사량의 백분율로 나타낸다.
- 식사 할 때가 안정시보다 좀 더 대사 수준이 높다.
- 활동 수준은 최대 대사량과 관계 있다.
- 일 수행 대사량=[max METs−1(안정)× 수준]+안정 최대 대사량

Table 5-1

일상생활동작(ADL) 일수행과 최대 대사량[1]

수행(Task)	대사량(METs)[1]	5 최대 대사량에 대한 백분율 (Relative % of 5 MET max)
안정	1	20
식사 혹은 카드놀이	1.4	35
굽기	2.1	53
식료품 구매 혹은 마루 걸레질	3.5	88
청소 혹은 먼지 털기	3.6	90
세탁	3.7	93
창문 닦기	3.8	96
정원 파기	4.1	103
세차	4.2	105
진공청소기 쓰기	5.0	125

Adapted from McArdle WD, Katch FI, Katch VL. Exercise physiology:Energy, Nutrition, and Human performance. 6th ed. philadelphia, PA:Lippincott Williams &Wilkins;2007.

- 운동능력이 <5 MET이면 사망 위험률이 증가한 것으로 볼 수 있다.[2]
- 모든 아동과 성인들에게 가능한 한 높은 수준으로 최대 대사량을 증가 시키기 위해 자신들의 심폐 시스템을 훈련하도록 권장해야한다.
- 최대 대사량 수준이 높을수록 주어진 업무 수행에 대한 부담감이 줄어든다.
- 대사량 Table은 표본 크기가 작아서 고유 오차가 있는 것 같다.[3]

참고문헌 | References

1. McArdle WD, Katch FI, Katch VL. *Exercise Physiology: Energy, Nutrition, and Human Performance.* 6th ed. Philadelphia, PA: Lippincott Williams & Wilkins; 2007.
2. Franklin BA. Survival of the fittest: evidence for high-risk and cardioprotective fitness levels. *Curr Sports Med Rep.* 2002;5:257-259.
3. O'Connell DG, O'Connell JK. A MET isn't just a baseball player from New York. *WORK.* 1994;4:220-222.

운동 심박동수 측정
(Measuring Exercise Heart Rate)

검사 상황

- 운동: 환자는 앉기, 절반 눕기, 눕기, 서기를 취함

실행(Action)

- 10, 15, 30, 혹은 60초 동안 측정함

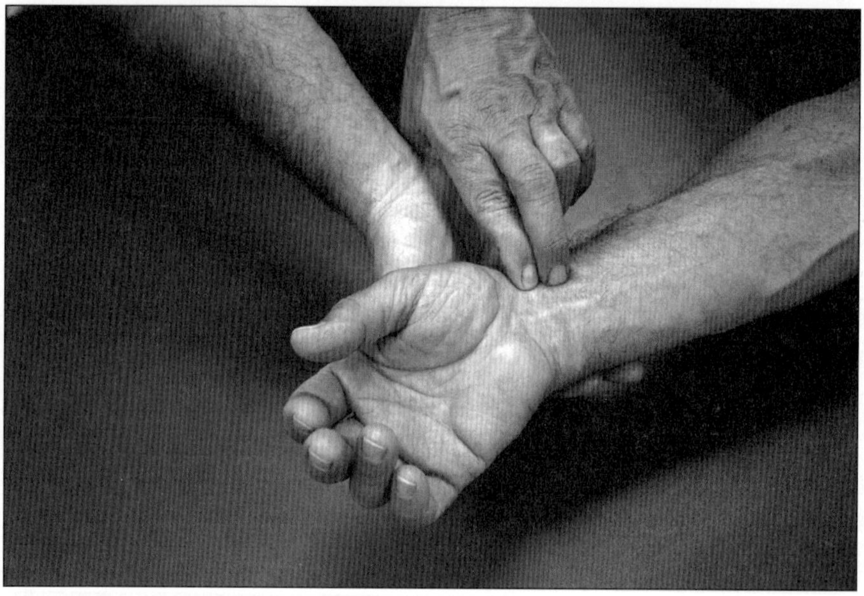

그림 5-1. 노맥박 측정.

- 10-15초가 가장 실용적이다.
- 가장 업무량이 많은 마지막 2분의 최후 순간(10-15초) 동안의 심박동수를 평균한다.
- 촉진 혹은 청진을 통한 운동 심박동수
  다음 페이지 Table 5-2 참고
- 가슴 스트랩 수신기를 통한 운동 심박수
  ◈ 각 업무량의 마지막 5-10초간 심박동수를 평균 낸다.

정상 소견

- 업무 강도가 증가하면 심박동수도 증가한다.
- 불안해하는 환자인 경우 안정시에도 심박동수가 증가하고, 운동 초기에는 감소 했다가 나중에 다시 증가한다.
- 심박동수는 시간이 지남에 따라 점차 위로 이동하는 경향이 있다.

Table 5-2

운동 심박동수를 얻기 위한 시간과 위치

에르고미터	위치	측정 시간
팔 사이클 혹은 조정 에르고미터 (Arm cycle or rowing ergometer)	노뼈맥박 혹은 심첨 맥박	업무 수행 직후(10초)
다리 사이클(Leg cycle)	노뼈맥박 혹은 심첨 맥박	운동 하는 동안
스테핑(Stepping)	노뼈맥박 혹은 심첨 맥박	업무 수행 중 혹은 직후(10초)
트레드밀(Treadmill)	노뼈맥박 혹은 심첨 맥박	업무 수행 중 혹은 직후(10초)

최대하 심박동률 자료를 통해 최대산소섭취량 추정
(Predicting VO_2max from Submaximal Heart Rate Data)

심박동수-산소섭취량(HR-VO_2) 관계

- 산소소모량과 심박동수는 110과 150 beats/minute 사이에서 연속적인 관계를 갖는다.
- 이런 관계를 통해 최대하 심박동에서 최대산소섭취량 자료까지 추정이 가능해진다.
- 베타(beta) 차단제, 칼슘 채널 차단제, 니코틴, 알콜, 그리고 피로로 인해 이런 관계는 영향을 받을 수 있다.

표준화 과정

- a) 검사 24시간 전 고강도 활동, 검사 2-3시간 전 b) 과식, 카페인, 그리고 니코틴은 피한다.
- 실용적인 검사를 한다.[1]
- 구두 격려(verbal encouragement)를 표준화 한다.
- 가능한 한 자주, 많은 반응(예, 심박동수, 혈압)을 측정한다.

실행(Action)

- 환자의 예상 최대 심박동수 2, 3를 나타내는 수평선을 그린다.
- 220에서 환자 나이를 뺀다.
  - ◈ 예: 30세, 비흡연자, 약물 복용 없음
  - ◈ 안정 심박동수 = 60 beats/min
  - ◈ 220-30 = 190 = 예상 최대 심박동수
- 각 업무 중 2-3분 동안 심박동수를 얻어서 평균한다.
  - ◈ 만약 2-3분간 심박동수가 5beat이상 차이가 나면, 1분을 추가해서 3-4분간 심박 동수를 평균한다.
- 각 업무에 대한 고정 상태 심박동수를 그래프로 표현한다.
  - ◈ 예: 각각, 300과 450 kg · m · min^{-1} 에서 110과 125의 고정 심박동수
  - ◈ 운동 심박동수를 연결해서 선을 그린다.
  - ◈ 도표화된 심박동수 아래로 수직선을 그리고 추정 최대 심박동수 선이 가로지르게 한다.(2.1 L/min^{-1})

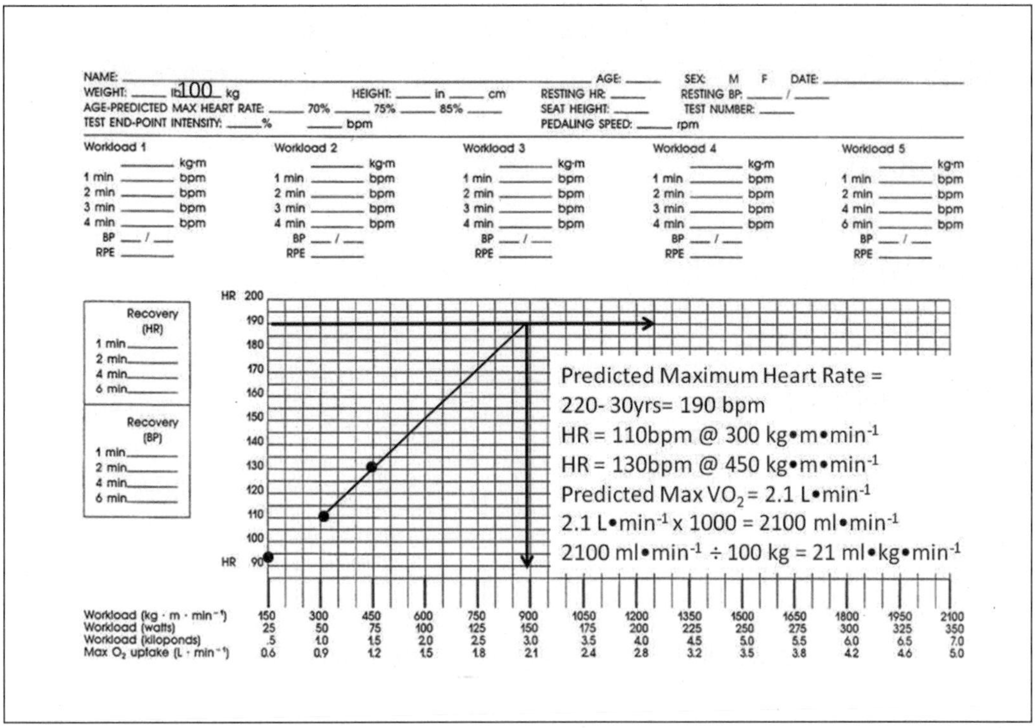

그림 5-2. 최대산소섭취량을 추정하기 위해 운동 심박동수 그래프 그리기(Used With Permission from Golding LA, ed. YMCA Fitness and Assessment Manual 4Th ED. Champaign, IL:YMCA of the Testing of the USA;2000.)

특별 고려사항[1, 2]

- 추정 최대 심박동수는 ±10–12beats/min^{-1}까지 다양하다.
- 최대하 심박동에서 최대 산소섭취량을 추정했을 때 추정 오류가 존재한다.

참고문헌 | References

1. Tonino RP, Driscoll PA. Reliability of maximal and submaximal parameters of treadmill testing for the measurement of physical training in older persons. *J Gerontol.* 1988;43:101-104.
2. American College of Sports Medicine. *ACSM Guidelines for Exercise Testing and Prescription.* 7th ed. Philadelphia, PA: Lippincott Williams & Wilkins; 2006.
3. Altug Z, Hoffman JL, Martin JL. *Manual of Clinical Exercise Testing, Prescription, and Rehabilitation.* Norwalk, CT: Appleton-Lange; 1993.

최대하운동평가

최대 대사활동량 규범 자료

(Max METs Normative Data)

실행(Action)

- 최대산소섭취량을 측정 혹은 추정해서 3.5로 나눈다.
- 아래 규범 자료와 비교 한다.

정상 소견

- 평균 체력이상이거나 평균

양성 소견

- 평균 체력이하

Table 5-3

최대 대사 활동량 규범(Max MET Norms)

남성

나이	Poor	Fair	Average	Good	Excellent
<29	≤6.9	7.1-9.7	9.7-12.5	12.6-15.1	≥15.1
30-39	≤6.5	7.1-8, 8	8.9-12.0	12.1-14.3	≥14.3
40-59	≤5.7	5.7-7.7	7.7-10.8	11.1-12.8	≥12.8
50-59	≤5.1	5.1-7.1	7.1-10.8	10.9-12.3	≥12.3
60-69	≤4.5	4.6-6.5	6.6-10.3	10.3-11.7	≥11.7

여성

나이	Poor	Fair	Average	Good	Excellent
<29	≤6.8	6.9-8.8	8.9-11.1	11.1-14.0	≥14.1
30-39	≤5.7	5.7-8.0	8.0-10.5	10.6-12.8	≥13.1
40-49	≤4.8	4.8-7.1	7.1-10.5	7.7-12.0	≥12.2
50-59	≤4.3	4.3-6.3	6.3-9.7	9.7-11.4	≥10.7
60=69	≤3.7	3.7-6.0	6.0-9.4	9.4-10.5	≥9.9

Adapted from McArdle WD, Katch FI, Katch VL. Exercise Physiology: Energy, Nutrition, and Human performance. 6th ed. philadelphia, PA: Lippincott Williams & Wilkins; 2007.

운동검사 및 처방에 대한 위험도

(Risk Stratification for Exercise Testing or Prescription)

운동검사 전 혹은 유산소 운동프로그램을 시작하기에 앞서, 뜻밖의 운동사고 위험성을 고려해야한다.

실행(Action)

- 1단계: 나이를 확인하고 Table 5-4에 있는 위험요소를 추가한다.

Table 5-4

관상동맥 질환에 대한 위험 요소

위험 요소 (Risk Factor)	기준한정 (Defining Criteria)	추가기준 (Further Criteria)
가족력	심근경색, 관상 동맥 우회술, 스텐트(stent), 급사(sudden death)	아버지 혹은 55세 이상의 1촌 남자 친척, 혹은 어머니/65세이상의 1촌 여성 친척
흡연	최근 혹은 6개월전에 끊었음	
고혈압	≥140mm Hg 수축기 ≥90mm Hg 이완기 혹은 혈압약 복용	2가지 별개 원인
이상지질단백혈증 (Dyslipidemia)	LDL≥130mg/dL^{-1} 혹은 HDL<40mg/dL^{-1} 혹은 지질 농도 낮추는 약물 처방	총 콜레스테롤 값을 얻을 수 있는 경우, >200mg/dL
공복 혈당 장애 (impaired fasting glucose)	≥100mg/dL^{-1}	2가지 별개 원인
비만	BMI>30kg/㎡	허리둘레>102cm ♂, 혹은 >88cm♀
좌식 생활	일주일 중 대부분의 일상 생활을 30분이상 앉아서 지냄	
높은 콜레스테롤	≥60mg/dL^{-1}	다른 위험 요소에서 뺌

Adapted from American College of Sports Medicine. ACSM Guidelines for exercise testing and exercise prescription.7th ed. philadelphia, PA: Lippincott Williams & Wilkins; 2006.

• 2단계: Table 5-5를 참고하여 운동하는 동안 급성 심혈관 사고의 위험을 확인한다.

Table 5-5

위험 요소를 추가하고 위험 상황을 확인

위험	나이/성	위험 요소
저	< 45세	0 혹은 1
	< 55세	0 혹은 1
보통	≥ 45세	≥ 2
	≥ 55세	≥ 2
높은	계통질환이 있는 모든 사람	심혈관, 폐, 갑상선, 신장, 혹은 간질환, 혹은 당뇨

Adapted from American College of Sports Medicine. ACSM Guidelines for exercise testing and exercise prescription.7th ed. philadelphia, PA: Lippincott Williams & Wilkins; 2006.

- 3단계: 급성 심혈관 사고 위험에 근거하여, 운동검사 혹은 운동프로그램에 필요한 통제 유형을 결정한다.

Table 5-6

추가검토 및 검사 추천

	저위험 (low Risk)	보통 위험 (Moderate Risk)	고위험 (High risk)
운동 훈련 전에 추가 의학 검사	아니오	예	예
보통[1] 운동 훈련 전에 추가 의학 검사	아니오		예
심한[2] 운동 훈련 전에 추가 의학 검사		예	예
최대하 운동검사 동안 의학 감독[3]	아니오		예
최대 운동검사 동안 의학 감독[3]	아니오	예	예

1 보통강도 = 예비산소섭취량의 40%–59%
2 심한 강도 > 예비산소섭취량의 60%
3 감독 = 검사시 근거리에 의사

Adapted from American College of Sports Medicine. ACSM Guldelines for exercise testing and exercise prescription.7th ed. philadelphia, PA: Lippincott Williams & Wilkins; 2006.

일반 운동검사 절차 정보
(General Exercise Test Procedural Information)

운동검사 전 혹은 유산소 운동프로그램을 시작하기에 앞서, 뜻밖의 운동사고 위험성을 고려해야한다.

배경

- 많은 유산소 운동검사를 통해 최대산소섭취율(VO_2)을 추정할 수 있고 검사 신뢰성과 타당성을 고려해야한다.
- 최대하 검사시, 체력개선을 필요로 하는 성인은 최대하 강도를 넘어서면 안되기 때문에 추정 최대 심박동수를 초과해서는 안된다.
- 검사전에 훈련 심박동수를 확인하여 검사 중에 환자를 교육하는 정보로 활용한다.
- 검사전 장비의 눈금을 조정한다.
- 스텝 검사는 특정 스텝 높이와 스텝 횟수에서 수행한다.
- 대부분의 스텝 검사를 통해 확인된 체력(fitness)은 회복 심박동수 측정을 필요로 한다.
- 기계적으로 정지된 사이클 에르고미터 검사는 특정 페달 횟수를 정하여 눈금이 있는 사이클 에르고미터를 이용해 실시한다.
- 각각의 검사 중 첫 번째 검사에 앞서 사이클 에르고미터 눈금을 조정한다.
- 대부분의 사이클 에르고미터 검사는 환자의 운동 심박동수를 최소 수준으로 유지할 필요가 있다.
- 스텝 및 사이클 횟수를 메트로놈(metronome)에 맞춰놓을 수 있다.
- 검사전 1분동안 횟수를 확인하여 메트로놈의 눈금을 정한다.
- 2분과 3분 동안 평균 심박동수가 110beats/minute[1]을 초과하는 한 수차례의 연이은 3분 큰 근육 군 운동을 이용하여 최대산소섭취량을 추정 할 수 있다.
- 운동 마지막 1분 동안 혈압을 측정한다.
- 확보된 운동 자료와 심박동수 정보는 운동검사 중 환자 교육에 이용된다.
- 훈련 및 검사 중재는 동일해야 한다.

최대하운동평가

참고문헌 | References

1. American College of Sports Medicine. *ACSM Guidelines for Exercise Testing and Prescription*. 7th ed. Philadelphia, PA: Lippincott Williams & Wilkins; 2006.

부루스 트레드밀 프로토콜

(Bruce Treadmill Protocol)

실행(Action)

- 환자를 준비시켜 추정 심박동수를 측정한다.
- 기립에서의 예비검사(pretest) 안정시(resting) 생리학적 자료(심박동수, 혈압)를 확보한다.
- 매분마다 심박동수와 심전도를 각각의 3분간 운동 중 마지막 1분에서 혈압을 확인한다.
- 환자는 각 단계의 마지막 1분 혹은 필요한 단계에서 인지된 어려움(Exertion), 협심증, 호흡장애 그리고 파행을 평가한다.
- 검사 도중 난간 앞 혹은 측면에 기대거나 난간을 잡는 것을 허락 하지 않았다; 불안정 하다면 양손으로 의지는 하되 움켜잡지는 않을 것이다.

Table 5-7

부루스 트레드밀 프로토콜(난간을 잡지 않은 채)

단계(stage)	분(minute)	속도(MPH)	백분율(%) 순위	대사활동량(METs)
1	1–3	1.7	10	4.9
2	4–6	2.5	12	7.0
3	7–9	3.4	14	10.0
4	10–12	4.2	16	13.1
5	13–15	5.0	18	16.1
6	16–18	5.5	20	19.4

Adapted from Fardy PS, Bennett JL, Reitz NL, Williams MA. Cardiac Rehabilitations for the Nurse and Other Health Professionals. St. Louis, MO: CV Mosby Company; 1980.

Table 5-8

부루스 트레드밀 프로토콜(난간을 붙잡고)

분(minute)	속도(MPH)	백분율(%) 순위	최대산소섭취량 (mL · $kg^{-1}min^{-1}$)	대사활동량 (METs)
1	1.7	10	10.8	3.1
2	1.7	10	13.1	3.7
3	1.7	10	15.4	4.4
4	2.5	12	17.7	5.0
5	2.5	12	20.0	5.7
6	2.5	12	22.2	6.4
7	3.4	14	24.5	7.0
8	3.4	14	26.8	7.7
9	3.4	14	29.1	8.3
10	4.2	16	31.4	9.0
11	4.2	16	33.7	9.6
12	4.2	16	35.9	10.3

Adapted from McConnell TR, Clark BA. Prediction of oxygen consumption during handrail-supported treadmill exercise. J Cardipulm Rehabil. 1987; 324-331.

- 스스로 선택한 보행 속도(~1.5-2.5mph)로 능동 마무리 운동을 권장함
- 몸이 건강하지 않고 한계치에 다다른 환자에게서 울혈이나 창백함이 보이는지 관찰한다.
- 회복기 1, 3, 그리고 5분에 혹은 필요한 시간에 혈압을 측정한다.
- 만약 환자의 심박동수가 거의 최대에 다다르면, 방정식(Table 5-9)을 통해 최대산소섭취량을 추정한다.
- 수차례의 최대하 업무 수행 마지막 2분에서 얻어진 평균 최대산소섭취량은 도표를 그리거나 최대산소섭취량을 추정(270페이지 찾아보기 부록 D를 참고)하는데 이용 할 수 있다.

Table 5-9

부르스 트레드밀을 통해 최대 산소 섭취율(VO_2max)을 추정하기 위한 방정식(난간을 잡는 것과 잡지 않는 경우)[1, 2]

프로토콜	방정식
부루스 트레드밀(난간 지지 없이)	$VO_2max(mL \cdot kg^{-1}min^{-1}) = 14.8-1.379$ (time in min) + 0.451(time^2) − 0.012(time^3) 참고 = 3.35mL · $kg^{-1}min^{-1}$
부루스 트레드밀(난간을 지지 하고)	$VO_2max(mL \cdot kg^{-1}min^{-1}) = 2.282$(time in min) + 8.545 참고 = 4.92mL · $kg^{-1}min^{-1}$

참고 = 추정치의 일반 오류

정상 소견

- 평균 혹은 신체능력을 넘어서는(264페이지 찾아보기 부록 A 참고)
- 업무량이 증가함에 따라, SBP, 심박동수 증가

비정상 소견

- 평균 수준 이하(264페이지 찾아보기 부록 A 참고)
- 업무량이 증가함에 따라, SBP, 심박동수 증가 실패
- 이완기 혈압이 안정시 수준을 기준으로 ≥10mmHg 이상 변함

특별 고려사항

- 많은 환자들은 초기 업무량(>3 METs)과 기울기가 가파르게 변하는 도전 과제에 직면하게 될 것이다.
- 검사 전후에 비복근과 가자미근의 정적 신장이 필요하다
- 울혈을 방지하기위해 마무리 운동을 추천한다.

최대하운동평가

참고문헌 | References

1. American College of Sports Medicine. *ACSM Guidelines for Exercise Testing and Prescription*. 7th ed. Philadelphia, PA: Lippincott Williams & Wilkins; 2006.
2. Bruce RA, Kusumi F, Hosmer D. Maximal oxygen intake and nomographic assessment of functional aerobic impairment in cardiovascular disease. *Am Heart J*. 1973;85:546-562.

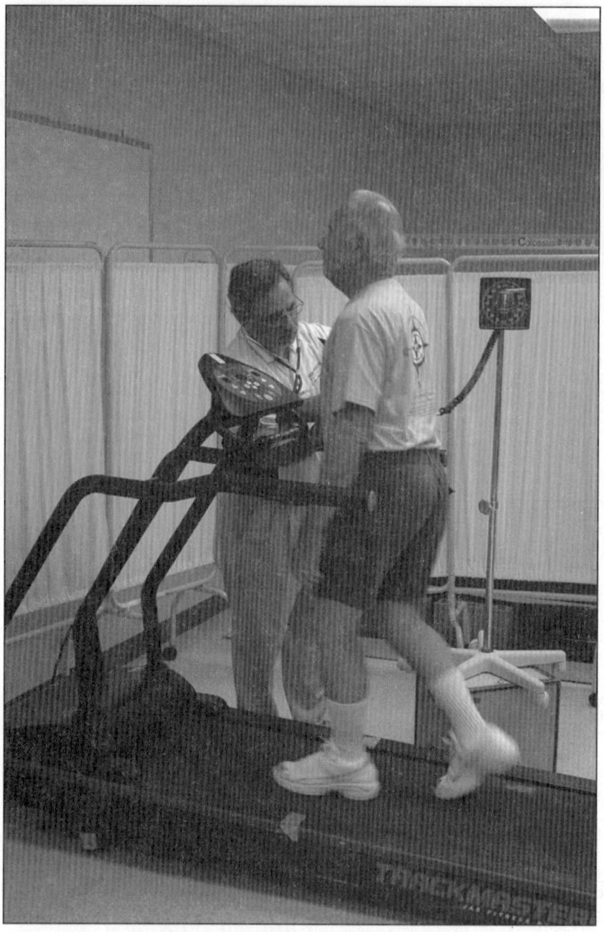

그림 5-3. 운동 트레드밀 검사.

운동검사 혹은 운동시간 종료

(Exercise Test or Exercise Session Termination)

실행(Action)

- 운동/치료 시간 혹은 비진단적(nondiagnostic) 운동검사에 참여

정상 소견

- 심박동수, SBP, 인지된 운동 수준은 업무량이 증가함에 따라 증가하며 회복기 동안 운동 전 수준으로 회복된다.

양성 소견

- 다음 페이지 Table 5-10 참고

특별 고려사항

- 운동은 낮은 강도 그리고 비경쟁 상태에서는 근본적으로 안전하다.

Table 5-10

운동검사 혹은 운동시간을 종료시키는 이유

	비진단적 체력검사 혹은 운동시간을 의사 입회 없이 중단시키는 이유	진단검사 혹은 운동시간을 중단시키는 상대적 이유	진단검사 혹은 운동시간을 중단시키는 절대적 이유
협심증	협심증 시작 혹은 그와같은 증상	4점 범위에서 1혹은 2점의 협심증 수준	4점 중에서 3점 수준의 협심증
환자 요청	중단 요구	중단 요구	중단 요구
출현	심각한 피로감 출현	심각한 피로감 출현	불안정한 보행, 균형 상실, 어지럼증, 혹은 거의 기절할 것 같은
참을 수 없는 징후	짧은 호흡, 천명, 다리 경련, 파행	짧은 호흡, 천명, 다리 경련, 파행과 피로	짧은 호흡, 천명, 다리 경련, 파행과 피로
협심증 시작 혹은 그와같은 증상	어지러움(light-headeness), 혼란, 실조증, 창백, 청색증, 오심(nausea), 혹은 차가운, 축축한 피부		어지러움(light-headeness), 혼란, 실조증, 창백, 청색증, 오심(nausea), 혹은 차가운, 축축한 피부

(계속)

Table 5-10(계속)

운동검사 혹은 운동시간을 종료시키는 이유

	비진단적 체력검사 혹은 운동시간을 의사 입회없이 중단시키는 이유	진단검사 혹은 운동시간을 중단시키는 상대적 이유	진단검사 혹은 운동시간을 중단시키는 절대적 이유
수축기 혈압 (SBP 감소)	업무량이 증가함에 따라 SBP가 기준치보다 >10mmHg를 초과하여 하강	허혈의 증거가 없는데도 업무량이 증가함에 따라 SBP가 기준치보다 >10mmHg를 초과하여 하강	허혈의 증거가 없는데도 업무량이 증가함에 따라 SBP가 기준치보다 >10mmHg를 초과하여 하강
혈압(BP) 상승	SBP와 이완기 혈압(DBP)가 >115mmHg를 초과하여 >250mmHg 미만까지 상승함	SBP와 DBP가 >115mmHg를 초과하여 >250mmHg 미만까지 상승함	SBP와 DBP가 >115mmHg를 초과하여 >250mmHg 미만까지 상승함
장비 고장	임의의 고장	임의의 고장	심전도, 혈압 장비 고장
심박동수	업무량이 증가 함에 따라 심박동수 증가 실패		

(계속)

Table 5-10(계속)

운동검사 혹은 운동시간을 종료시키는 이유

	비진단적 체력검사 혹은 운동시간을 의사 입회 없이 중단시키는 이유	진단검사 혹은 운동시간을 중단시키는 상대적 이유	진단검사 혹은 운동시간을 중단시키는 절대적 이유
부정맥	촉진 가능한/청진 가능한 리듬이 휴식으로 변함	다초점 조기심방수축(Multifocal PVCs), 세 번연속 같은 모양의 조기심방 수축, 상실성빈맥(supraventicular tachycardia), 심차단, 부정서맥, 번들(bundle), 브랜치(branch) 차단, 혹은 심실성 빈맥과 유사한 전도 지연	일관된 심실성 빈맥 혹은 다초점 조기심방 수축(PVCs), 세 번연속 같은 모양의 조기심방 수축(PVC-triplets)의 악화, 상실성 빈맥, 심장 차단, 부정 서맥, 번들(bundle), 브랜치(branch) 차단, 혹은 전도 지연
ST 상승			VI 혹은 AVR 이외에 진단 Q-파 없이 우세하게 ST상승(≥1mm)
ST 분절 하강		수평 혹은 내리막을 그리는 ST하강 >2mm	수평 혹은 내리막을 그리는 ST하강 >2mm
QRS 변화		**확연한 축이동**	**확연한 축이동**

Adapted from American College of Sports Medicine. ACSM Guidelines for exercise testing and exercise prescription. 7th ed. philadelphia, PA: Lippincott Williams & Wilkins:2006.

비운동성 조사를 통한 최대산소섭취량 추정

(Prediction of VO_2max via Nonexercise Survey)

실행(Action)

- 키와 체중을 측정하여 체질량지수(BMI)를 구한다.
- 인지된 기능적 능력 질문을 완성한다.

Table 5-11

인지된 기능적 능력 질문(Perceived Functional Ability Question)

1. 실내 트랙에서 1마일을 운동 할 예정이라고 가정한다. 어느 정도의 수준이 당신에게 알맞은가– 너무 쉽지도 너무 힘들지도 않은? 자신의 현재 능력에 가장 알맞은 번호에 동그라미를 친다(1-13번 중에)

1	느리게 걷기 (마일당 18분 혹은 그 이상)
2	
3	보통 속도로 걷기(마일당 16분)
4	
5	빠르게 걷기(마일당 14분)
6	
7	느리게 조깅하기(마일당 12분)
8	
9	보통 속도로 조깅하기(마일당 10분)
10	
11	빠른 속도로 조깅하기
12	
13	빠르게 뛰기, 경쟁하는 속도로(마일당 7분 혹은 그미만)

(계속)

Table 5-11(계속)

인지된 기능적 능력 질문(Perceived Functional Ability Question)

2. 숨가쁘지 않거나 너무 피로하지 않으면서 3마일을 얼마나 빨리 갈 수 있는가? 사실대로. 자신의 현재 능력에 가장 알맞은 번호에 동그라미를 친다(1-13번 중에).

1	느린 속도로 전체 거리를 걸을 수 있다(마일당 18분 혹은 그이상)
2	
3	보통 속도로 전체거리를 걸을 수 있다(마일당 16분)
4	
5	빠른 속도로 전체거리를 걸을 수 있다(마일당 14분)
6	
7	느린속도로 전체거리를 조깅 할 수 있다(마일당 12분)
8	
9	보통 속도로 전체거리를 조깅 할 수 있다(마일당 10분)
10	
11	빠른 속도로 전체거리를 조깅 할 수 있다(마일당 8분)
12	
13	느린속도로 전체거리를 조깅 할 수 있다(마일당 7분 혹은 그 미만)

Modified from George LD, Stone WJ, Burkett LN. Non-exercise VO_2max estimation for physically active college students. Med Sci Sports Exerc. 1997;29(3):415-423.

- 신체 활동 수준 질문을 완성한다.
  다음 페이지 Table 5-12를 참고
- 예상 최대산소섭취량[1]을 추정해서 규범 자료 최대산소섭취량($mL \cdot kg^{-1}min^{-1}$)과 비교 한다
  = 48.073 + 6.1779(성:여성 = 0, 남성 = 1) − 0.2463(나이) − 0.6186(BMI) + 0.715(PFA) + 0.679(PA-R)

정상 소견

- 평균에서 최상의 추정 최대산소섭취율 수치

Table 5-12

신체 활동수준 질문(Physical Activity Rating(PA-R) Questions)

지난 6개월간 자신의 신체 활동 수준을 가장 잘 묘사한 숫자를 선택한다:

0 = 걷거나 과한 운동은 항상 피함: 항상 승강기를 이용하고, 가능하면 차량을 이용한다

1 = 가벼운 활동: 기꺼이 걸음, 기본적으로 계단 이용, 종종 발한 혹은 호흡이 무거울 정도로 운동을 함

2 = 보통의 활동: 골프, 승마, 미용체조, 탁구, 볼링, 웨이트 들기, 정원일, 집안 청소, 운동 목적의 걷기처럼 보통 수준의 활동을 일주일에 10-60분 실시

3 = 보통의 활동: 위에서 언급한 보통의 활동을 일주일에 1시간 이상 실시

4 = 극심한 활동: 일주일에 1마일 이하를 달리거나 달리기 혹은 조깅, 풀장 왕복 수영, 사이클, 노젓기, 유산소 운동, 줄넘기, 제자리 뛰기에 비길만한 활동을 일주일에 30분 미만 실시 혹은 축구, 농구, 테니스, 라켓볼, 혹은 핸드볼 같이 격렬한 유산소 활동 시작

5 = 격렬한 활동: 일주일에 1마일에서 5마일 미만으로 달리거나 위에서 언급한 수준의 활동을 일주일에 30분에서 60분미만으로 실시

6 = 격렬한 활동: 일주일에 5마일에서 10마일 미만으로 달리거나 위에서 언급한 수준의 활동을 일주일에 한 시간에서 세 시간 미만으로 실시

7 = 격렬한 활동: 일주일에 10마일에서 15마일 미만으로 달리거나 위에서 언급한 수준의 활동을 일주일에 세 시간에서 다섯 시간 미만으로 실시

8 = 격렬한 활동: 일주일에 15마일에서 20마일 미만으로 달리거나 위에서 언급한 수준의 활동을 일주일에 여섯 시간에서 일곱 시간 미만으로 실시

9 = 격렬한 활동: 일주일에 20마일에서 25마일 이상으로 달리거나 위에서 언급한 수준의 활동을 일주일에 일곱 시간에서 여덟 시간 미만으로 실시

10 = 격렬한 활동: 일주일에 25마일 이상으로 달리거나 위에서 언급한 수준의 활동을 일주일에 여덟 시간 이상으로 실시

Modified from Jakson AS, Blair SN, Mahare SN, Mahar MT, Wier LT, Ross RM, Stuteville JE. Prediction of funcvtional aerobic capacity without exercise testing. Med Sci Sports Exerc. 1990;22(6):863-870.

양성 소견

- 추정 최대산소섭취량이 평균 아래

특별 고려사항

- 이런 방정식은 건강하고, 활동적인 남성과 여성에게 적합하다.

참고문헌 | References

1. Bradshaw DI, George JD, Hyde A, et al. An accurate VO_2max nonexercise regression model for 18-65 year-old adults. *Res Q Exerc Sport.* 2005;76:426-432.

듀크 활동상태 지수
(Duke Activity Status Index)

실행(Action)

- 심장질환이 있는 환자의 최고산소섭취량을 추정하기 위해, 듀크(Duke) 활동상태 지수를 완성 한다.

Table 5-13

듀크(Duke) 활동상태 지수 (Duke Activity Status Index)

다음 중 자신이 할 수 있는 각각의 수행에 체크한다

V	할 수 있는가:	무게
	스스로 자신을 돌볼 수 있는가(옷입기, 목욕, 혹은 화장실)?	2.75
	자신의 집주위 만큼의 실내 걷기가 가능한가?	1.75
	수평 그라운드에서 한 블록 혹은 두 블록을 걸을 수 있는가?	2.75
	계단을 오르거나 경사 길을 걸을 수 있는가?	5.00
	단거리를 뛸 수 있는가?	8.00
	청소 혹은 접시 닦기 처럼 집에서 가벼운 일을 할 수 있는가?	2.70
	진공청소기 사용, 마루 쓸기. 혹은 무거운 가구 이동시키기처럼 힘든 집안일이 가능한가?	3.50
	마루 걸레질, 혹은 무거운 가구 이동하기 혹은 들기 같은 집안일이 가능한가?	8.00
	갈퀴로 낙엽 모으기, 김매기, 혹은 잔디 깎는 동력기계 밀기 같은 정원일이 가능한가?	4.50
	성관계를 갖는가?	5.25
	골프, 볼링, 댄스, 복식 테니스, 혹은 야구공이나 축구공 던지기 같은 여가생활에 참여하는가?	6.00
	수영, 단식 테니스, 축구, 농구, 혹은 스키같은 격렬한 운동에 참여 하는가?	7.50
	최고산소섭취량(VO_2peak)(mL/Kg/min) = 〔0.43 × (총무게)〕 + 9.6	Σ

Used with permission Hlatky MA, Boineau RE, Higginbotham MB, et al. A brief self-administered questionnaire to determine functional capadity(the Duke Activity Status Index). Am J Cardiol. 1989;64(10):651-654.

- 임상의는 무게를 더해서, 방정식을 이용해, 최고산소섭취량(VO_2peak)을 구한다.

정상 소견

- 측정된 최고산소섭취량(VO_2peak)이 클 수록, 환자의 기능적 능력은 좋아진다.

양성 소견

- 최고산소섭취량(VO_2peak)이 <17.5mL/Kg/min 보다 적다는 것은 기능적 독립성에 제한이 있음을 뜻한다.

특별 고려사항

- 최대대사량(MET max[1])이 5보다 큰 사람을 위한 최고의 평가
- 듀크(Duke) 활동상태 지수(DASI)는 신뢰 할만하고, 타탕성이 있으며 이상 변화에 민감하다.[2]
- 듀크(Duke) 활동상태 지수(DASI)를 통해 관상동맥 질환, 충혈성 심부전, 그리고 만성 폐질환이 있는 환자의 최고산소섭취량(VO_2peak)을 추정한다.

참고문헌 | References

1. Hlatky MA, Boineau RE, Higginbotham MB, et al. A brief self-administered questionnaire to determine functional capacity (the Duke Activity Status Index). *Am J Cardiol.* 1989;64:651-654.
2. Alonso J, Permanyer-Miralda G, Cascant P, et al. Measuring functional status of chronic coronary clients: reliability, validity and responsiveness to clinical change of the reduced version of the Duke Activity Status Index (DASI). *Eur Heart J.* 1997;18:414-419.

2분 걷기 검사

(Two-Minute Walk Test)

실행(Action)

- 100피트 떨어진 선에 원뿔형 물체를 놓는다.(혹은 세팅 내에서 가능한 멀리 떨어뜨린다)
- 앉아서 10분 쉬고 생명 징후(vital signs)를 측정한다.
- 환자에게 가능한 빨리 걷도록 교육한다.
- 지시 및 격려는 표준화 한다.
  - ◈ 예: "당신은 1분간 완벽히 해냈습니다. 매우 잘했습니다"
- 환자가 멈추더라도 검사는 계속된다.
  - ◈ 검사 코스 중간과 마지막에 의자를 갖다 놓는다.
  - ◈ 환자가 의자에 앉는 것을 막는다; 필요한다면 휴식을 위해 서거나 앉는다.
- 만약 지장이 없으면 검사하는 동안 심박동수와 리듬을 기록한다.
- 주어진 시간에 걸은 총 거리를 기록한다.
- 검사 전후에 혈압을 측정한다.
- 기록된 속도는 산소 섭취량 값으로 전환된다.

Table 5-14

2분 걷기 검사(Two-Minute Walk Test)

안전하게 완수 (safely Completed)	재생 가능한 (Reproducible)	유효한 (Valid)	변화에 민감한 (Responsive to Change)	학습 효과 (Learning Effect)
노쇠한 노인[1]	낭포성 섬유증이 있는 5세 아동	노인 재활[3]	노인 재활[3]	
		심장 수술 이후[4]	심장 수술 이후[4]	
		소아마비[5]		
				정강뼈횡단절단 (Transtibial Amputation)[6]
		심장 수술[7]		
	신경학적 손상[8]	신경학적 손상[8]		

최대하운동평가

특별 고려사항

- 특정 속도로 걷는데 필요한 정확한 산소섭취량은 다음 방정식으로 구할 수 있다.[9]

  ◈ $VO_2(mL \cdot kg^{-1}min^{-1}) = 0.1$(속도) $+ 3.5mL \cdot kg^{-1}min^{-1}$
- 속도가 1.9mph와 3.7mph 사일 때 방정식은 유효하다
- $1mph = 26.8m/min^{-1}$

참고문헌 | References

1. Brooks D, Davis AM, Naglie G. The feasibility of six-minute and two-minute walk tests in in-patient geriatric rehabilitation. *Can J Aging*. 2007;26:159-162.
2. Upton CJ, Tyrrell JC, Hiller EJ. Two-minute walking distance in cystic fibrosis. *Arch Dis Child*. 1988;63:1444-1448.
3. Brooks D, Davis AM, Naglie G. Validity of 3 physical performance measures in inpatient geriatric rehabilitation. *Arch Phys Med Rehabil*. 2006;1:105-110.
4. Brooks D, Parsons J, Tran D, et al. The two-minute walk test as a measure of functional capacity in cardiac surgery patients. *Arch Phys Med Rehabil*. 2004;85:1525-1530.
5. Stolwijk-Swüste JM, Beelen A, Lankhorst GJ, Nollet F; CARPA study group. SF-36 physical functioning scale and 2-minute walk test advocated as core qualifiers to evaluate physical functioning in patients with late-onset sequelae of poliomyelitis. *J Rehabil Med*. 2008:40;387-394.
6. Brooks D, Hunter JP, Parsons J, et al. Reliability of the two-minute walk test in individuals with transtibial amputation. *Arch Phys Med Rehabil*. 2002;83:1562-1565.
7. Brooks D, Parsons J, Tran D, et al. The two-minute walk test as a measure of functional capacity in cardiac surgery patients. *Arch Phys Med Rehabil*. 2004;9:1525-1530.
8. Rossier P, Wade DT. Validity and reliability comparison of 4 mobility measures in patients presenting with neurology impairment. *Arch Phys Med Rehabil*. 2001;82:9-13.
9. American College of Sports Medicine. *ACSM Guidelines for Exercise Testing and Prescription*. 7th ed. Philadelphia, PA: Lippincott Williams & Wilkins; 2006.

6분 걷기 검사
(Six-Minute Walk Test)

실행(Action)

- 환자에게 6분 안에 가능한 멀리 걸어야 한다고 설명한다.
- 필요에 따라 검사하는 동안 환자는 서서히 앉고, 멈추고, 쉬고, 다시 시작해야 한다.
- 돌아서는 것을 포함해서 코스를 어떻게 걸어야 하는지 시범을 보여준다.
- 기준 심박동수, 혈압, 산소 포화도, 그리고 지각 반응(인지된 노력, 협심증, 파행, 호흡 장애)을 확보한다.
- 바퀴수를 기록하고, 중단 지점에 표시를 하며, 검사 하는 동안 걸은 거리를 측정하고 주의깊게 능동적 회복을 지켜본다.
- 건강한 성인에서 기대되는 6분 걷기 거리(6-MWD)를 추정하기 위해 유용한 방정식을 사용한다.(231페이지 참고)

정상 소견

- 노인 혹은 심신이 약한 환자[1, 2]에서 지나간 거리가 300m보다 작을 경우
- 12-16세 중국 청소년들은 659.8 ± 58.1m[3]을 걸었다.
- 추정 최대산소섭취량이 평균보다 크거나 같을 경우(264페이지에 찾아보기 부록 A 참고)

양성 소견

- 성인[1]인 경우 300m 미만이면 사망 위험성이 커짐을 의미한다.(264페이지에 찾아보기 부록 A 참고)
- 청소년인[2, 3] 경우 602m 미만이면 개선책이 필요함을 뜻 한다.
- 추정 최대산소섭취량이 평균 아래(264페이지에 찾아보기 부록 A 참고)

특별 고려사항

- 절대 금기증[1]
  - ◈ 지난 수개월 안에 불안정 협심증 혹은 심근경색 병력
- 상대적 금기증
  - ◈ 안정시 심박동수 > 120b/min
  - ◈ 안정시 이완기 혈압(SBP) > 180mmHg; 안정시 DBP > 100mmHg
- 표준화된 지시어를 사용한다.[1]
  - ◈ "좋아 보이는 군요. 5분만 더 가죠."
  - ◈ "계속 하세요. 4분 더 가야해요."

◈ "좋아 보이는 군요. 3분만 더 가죠."
◈ "계속 하세요. 2분 더 가야해요."
◈ "좋아 보이는 군요. 1분만 더 가죠."

- 질병율/ 사망률이 낮은 운동 평가 도구를 폭넓게 사용하였다[1, 4]
- 6분 걷기 거리 검사(6-MWT)는 청소년 대상으로 유용하고 신뢰할 만하다(평균 나이 = 14.2 ± 1.2세)[3]
- 6분 걷기 거리 검사(6-MWT)는 12분 검사와 밀접(r=0.96)한 관계가 있다.[5]
- 6분 걷기 거리 검사(6-MWT)에서 환자는 훈련 거리 내에서 집중력을 발휘한다.
- 학습 효과가 ~>7%이하이면, 적어도 두 번(검사 도중 30분 휴식)의 검사기회를 주어, 두 값 중 더 나은 것을 이용한다.[1]
- 실내와 실외 검사 사이에 눈에 띄는 차이점은 없다.
- 왕복 코스에서, 직선에 비해 원형/타원형 코스에서 거리가 더 길었다.
- 6분 걷기 거리(6-MWD)의 정상 최소 한계=건강한 남성과 여성(40-80세)의 각각의 한계는 423m와 355m[6]

45-85세 성인에 대한 추정 6분 걷기 거리(6-MWD)[7]

- 신장 그리고 나이, 체질량지수(BMI)
  ◈ 남성: 6-MWD(meters) = 867 - 〔5.71×나이(yr)〕 + 〔1.03×신장(cm)〕
  ◈ 여성: 6-MWD(meters) = 525 - 〔2.86×나이(yr)〕 + 〔2.71×신장(cm)〕 - (6.22×BMI)
  ◈ r^2 = 남성과 여성 각각 0.40 그리고 0.43

50-70세 건강한 피험자의 추정 최고산소섭취량(VO_2)[8]

- 거리와 비만 백분율을 측정한다.
- 최고산소섭취량=20.05+0.019(최대 거리)-0.278(비만 백분율)
- $r = 0.81$, $r^2 = 0.66$

울혈성심부전증이 있는 환자의 추정 최고산소섭취량(VO_2)[9]

- 거리, 무게, 신장, 심근부담도(rate pressure product), 그리고 나이를 확인한다.
- 최고산소섭취량=VO_2 $mL \cdot kg^{-1}min^{-1}$ = 〔0.02×거리(m)〕 - 〔0.191×나이(yr)〕 - 〔0.07×무게(Kg)〕 + 〔0.009 × 신장(cm)〕 + 〔0.26 × RPP(× 10-3)〕 + 2.45
- $r = 0.81$, $r^2 = 0.65 \rightarrow r = 0.85$, $r^2 = 0.72$

말기 폐질환을 앓고 있는 환자의 추정 최고산소섭취량(VO_2)[10]

- 거리, 나이, 그리고 무게를 확인한다.
- 최고산소섭취량(PVO_2) = 0.005×거리(ft) − 0.162 × 나이(yr) + 0.05 × 무게(Kg) − 2.04 × 노력성 폐활량(L) + 2.45 × 1초간 노력성 호기량 (L) + 0.084 × 일산화탄소 확산량 (mL · min · mmHg) + 9.75
- $r = 0.76$, $r^2 = 0.58 \rightarrow r = 0.83$, $r^2 = 0.89$

참고문헌 | References

1. ATS Committee on Proficiency Standards for Clinical Pulmonary Function Laboratories. ATS statement: guidelines for the six-minute walk test. *Am J Respir Crit Care Med.* 2002;166:111-117.
2. Rostagno C, Olivo G, Comeglio M, et al. Prognostic value of 6-minute walk corridor test in patients with mild to moderate heart failure: comparison with other methods of functional evaluation. *Eur J Heart Fail.* 2003;5:247-252.
3. Li AM, Yin J, Yu CCW, et al. The six-minute walk test in healthy children: reliability and validity. *Eur Respir J.* 2005;25:1057-1060.
4. Solway S, Brooks D, Lacasse Y, et al. A qualitative systematic overview of the measurement properties of functional walk tests used in the cardiorespiratory domain. *Chest.* 2005;119:256-270.
5. Butland RJA, Pang J, Gross ER, et al. Two-, six-, and twelve-minute walking tests in respiratory disease. *Brit Med J.* 1982;824:1607-1608.
6. Enright PL, Sherrill DL. Reference equations for the six-minute walk in healthy adults. *Am J Crit Care Med.* 1998;158:1384-1387.
7. Jenkins S, Cecins N, Camarri B, Williams C, Thompson P, Eastwood P. Regression equations to predict 6-minute walk distance in middle-aged and elderly adults. *Physiotherapy Theory Pract.* 2009;25:516-522.
8. Swisher AK, Goldfarb AH. Use of the six-minute walk/run test to predict peak oxygen consumption in older adults. *Cardiopulm Phys Ther.* 1998;9:3-5.
9. Cahalin LP, Mathier MA, Semigran MJ, Dec GW, DiSalvo TG. The six-minute walk test predicts peak oxygen uptake and survival in patients with advanced heart failure. *Chest.* 1996;110:325-332.
10. Cahalin L, Pappagianopoulos P, Prevost S, Wain J, Ginns L. The relationship of the 6-min walk test to maximal oxygen consumption in transplant candidates with end-stage lung disease. *Chest.* 1995;108:452-459.

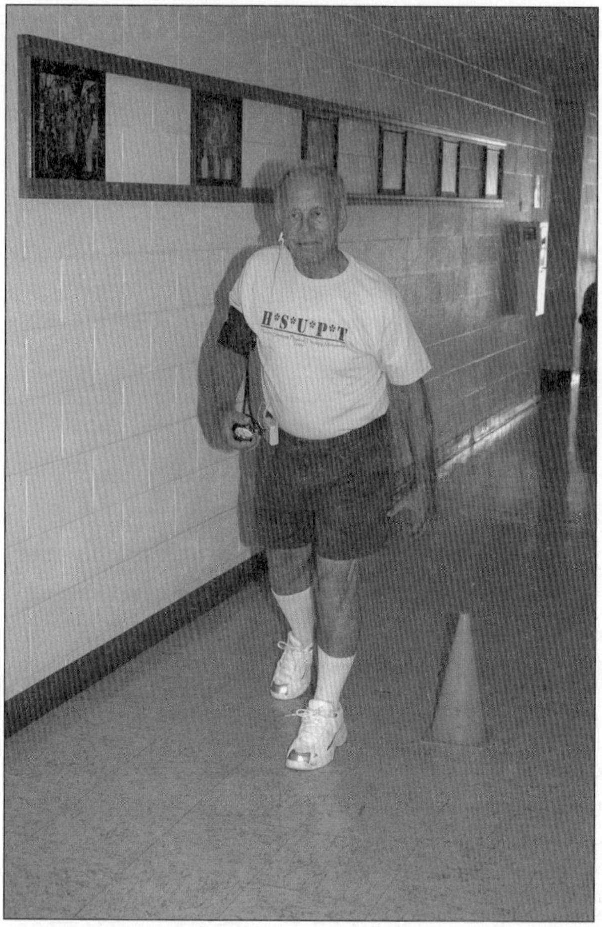

그림 5-4. 6분 걷기 검사.

건강한 성인을 위한 트레드밀 6분 걷기 검사[1]

(Six-Minute Walk Test on Treadmill for Younger Adults)

실행(Action)

- 검사 전에 몸무게(Kg)를 측정한다.
- 1% 수준으로 세팅된 트레드밀 위에서 가능한 빨리 걷도록 교육한다.
- 의뢰인은 항상 적응 할 것이다.
- 6분검사 동안 걸은 총 거리를 기록한다.
- 검사 마지막 15초간 심박동수를 확인한다.
- 추정 최대 산소 섭취량(L · min^{-1})
  - ◈ 최대산소섭취량(L · min^{-1}) = {−1.732 + [무게(Kg) × 0.049]} + {[거리(m) × 0.005}] + {[HR(beats/min) × 0.015}], r = 0.87, (SEE 0.399)[1]
  - ◈ 최대산소섭취량에 1000을 곱하고, 추정 최대산소섭취량(mL · $kg^{-1}min^{-1}$)을 체질량(Kg)으로 나눈다

정상 소견

- 평균=47.01 mL · $kg^{-1}min^{-1}$ ± 6.68(표준편차 1 범위안에서)
- 필요하면 다른 규범 데이터를 이용한다.(264페이지 찾아보기 부록 A참고)
- 정상 혈류역학(hemodynamic) 반응

양성 소견

- 추정 최대산소섭취량이 40.33mL · $kg^{-1}min^{-1}$ 보다 작으면 유산소 운동의 필요성을 의미한다.
- 비정상 혈류역학 반응

특별 고려사항

- 건강하고 젊은 성인용 추정 방정식(29.5mL · $kg^{-1}min^{-1}$ ± 9.9세)

참고문헌 | References

1. Laskin JJ, Bundy S, Marron H, et al. Using a treadmill for the 6-minute walk test: reliability and validity. *J Cardiopulm Rehabil Prev*. 2007;27:407-410.

최대하운동평가

시간을 재는 1마일 걷기
(Timed One-Mile Walk)

실행(Action)

- 가능한 빨리 1마일을 걷는다; 걷기가 끝나고 서 있는다.
- 운동이 끝나고 15초 후에 바로 심박동수를 확인한다; 분값(minute value)을 계산한다.
- 아래 방정식에 자료를 대입해서 최대산소섭취량을 추정한다.
- 최대산소섭취량=132.853 – 0.1692(Kg으로 표기된 체질량) – 0.3877(연수로 표기된 나이) + 6.315(성:0 = 남성, 1 = 여성) – 3.2649(분값으로 표기된 시간) – 0.1565(HR– 마지막 분)[1]
- r = 0.93, SEE = 5.0mL · $kg^{-1}min^{-1}$
- 규범 데이터와 추정 최대산소섭취량을 비교한다.(206페이지 Table 5-3 참고)

정상 소견

- 유산소 운동능력 이상 혹은 평균
- 정상 혈류역학 반응

양성 소견

- 유산소 운동능력 이하
- 비정상 혈류역학 반응

특별 고려사항

- 대학생은 제외하고, 30–69세에 가장 적절한 검사[2]
- 이전의 검사에서도 언급했듯이, 의뢰인은 니코틴, 카페인, 그리고 기타 심박동수를 변화시키는 약물 혹은 제품을 피해야 한다.
- 의뢰인을 적절하게 정밀검사하고 뛰지 않도록 주의를 주어야 한다.
- 의뢰인은 활동 뒤에 스트레치를 해야 하고 그리고 나서 마무리 운동을 한다.
- 구두 격려는 표준화 시켜야 한다.

최대하운동평가

참고문헌 | References

1. Kline GM, Porcari JP, Hintermeister R, et al. Estimation of VO_2max from a one-mile track walk, gender, age, and body weight. *Med Sci Sports Exerc.* 1987;19:253-259.
2. Dolgener FA, Hensley LD, Marsh JJ, Fjelstul JK. Validation of the Rockport Fitness Walking Test in college males and females. *Res Q Exerc Sport.* 1994;65:152-158.

앉은 상태에서 발판 검사

(Seated Step Test; SST)[1]

실행(Action)

- 등받이가 곧은 의자에 편하게 앉는다.
- 발바닥 오목한 부위가 발판 맨 위 가장자리에 걸쳐지도록 발판을 놓는다.
- 6-, 12-, 그리고 18-인치 발판 벤치를 이용한다.

Table 5-15

앉은 상태에서 발판 검사(Seated Step Test) 업무량, 발판 높이, 강도

업무량(Workload)	발판 높이(in)	대사량(METs)
1	6	2.3
2	12	2.9
3	18	3.5
4	18	3.9

Adapted from Smith EL, Gilligan C. Physical activity for the older adult. Phys Sportsmed. 1983;11:91-101.

- 메트로놈(metronome)을 60clicks/min 혹은 분당 15스텝의 속도로 세팅한다.
- 환자는 우측 다리로 발판을 오르락 내리락 한 후, 좌측 다리로 2분간 반복한다.
- 심박동수를 확인한다; 만약 최대심박동수의 75%라면 검사를 계속한다.[1]
- 환자는 같은 업무량에서 추가로 5분동안 걷는다.
- 심박동수는 매분 마다 그리고 혈압은 2분마다 기록한다.
- 만약 여전히 추정 최대심박동수의 75% 이하라면 12inch 와 18inch 발판에서 검사과정을 반복한다.
- 업무량 수준이 4단계이면 환자가 다리를 내리고 올릴 때, 편측 팔을 수평으로 굽힐 필요가 있다.

정상 소견

- 심장 약에 영향을 받지 않는 의뢰인인 경우, 업무량이 증가함에 따라 박동수, SBP, 인지된 노력 횟수, 혹은 호흡 횟수는 변함 없거나 약간 증가 해야한다.

비정상 소견

- 약물을 쓰지 않은 상태에서 업무량이 증가하는 데도 생리학적 반응이 증가 혹은 감소 하지 않는 경우

특별 고려사항

- 검사 전에 메트로놈의 눈금을 맞추고 발판의 높이를 확인한다.
- 베타 수용체 길항제를 투여할 경우, 심박동수와 SBP 반응은 둔화 될 것이다.
- 최대하 운동과 심박동수 반응은 신뢰할만하다.[2]
- 노인들에게 적절히 적용 할 수 있는 매우 안전한 검사[3]
- 기능수준에 대한 자가 보고서와 앉은 상태에서 발판검사(SST)를 알맞게 비교한다.[3]
- 가사노동에 준하는 업무량이 이용되는 저 강도 검사
- 보통 수준의 장애를 갖고 있는 귀가(homebound) 중 여성도 SST를 수행 할 수 있다.[3]
- 보행 장애인도 SST를 행 할 수 있다.[3]
- SST 업무량은 또한 "주지 효력" 검사로서 이용되기도 한다.

참고문헌 | References

1. Smith EL, Gilligan C. Physical activity for the older adult. *Phys Sportsmed.* 1983;11:91-101.
2. Tonino RP, Driscoll PA. Reliability of maximal and submaximal parameters of treadmill testing for the measurement of physical training in older persons. *J Gerontol.* 1988;43:101-104.
3. Simonsick E, Fried LP. Exercise tolerance and body composition. In: Guralnik JM, Fried LP, Simonsick EM, Kasper KD, Lafferty ME, eds. *The Women's Health and Aging Study: Health and Social Characteristics of Older Women With Disability.* Bethesda, MD: National Institute on Aging; 1995:106-117. NIH Publication No. 95-4009.

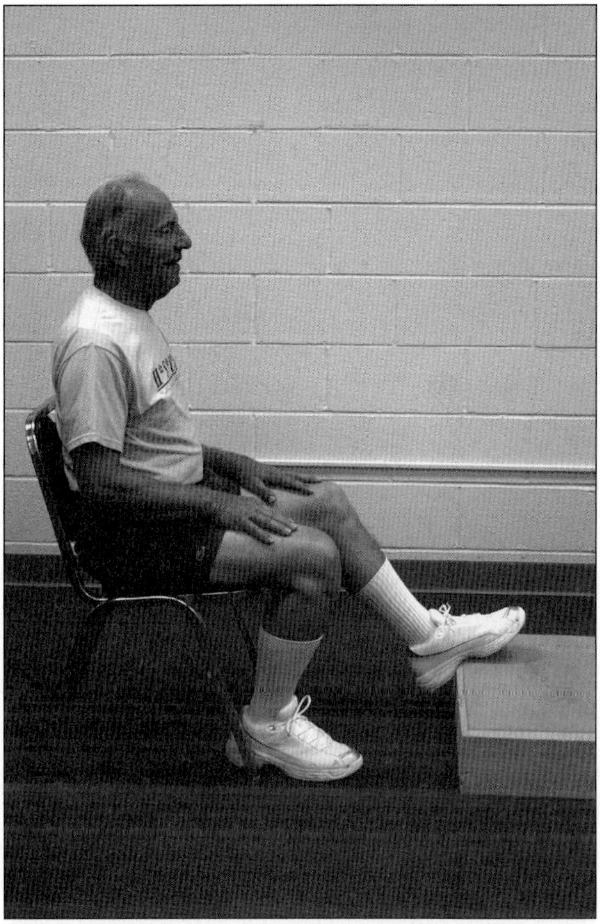

그림 5-5. 앉은 상태에서 발판 검사, 6 inch.

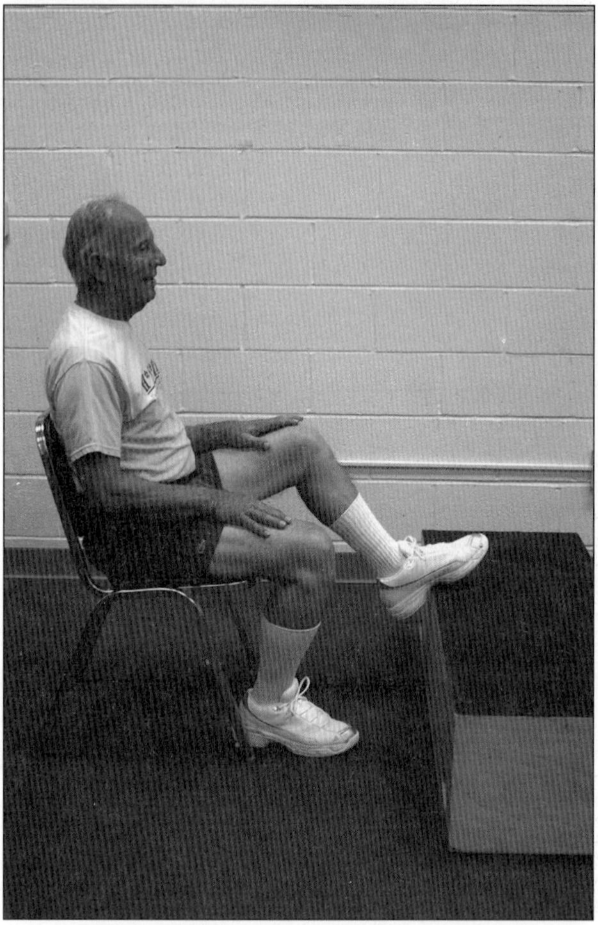

그림 5-6. 앉은 상태에서 발판 검사, 12 inch.

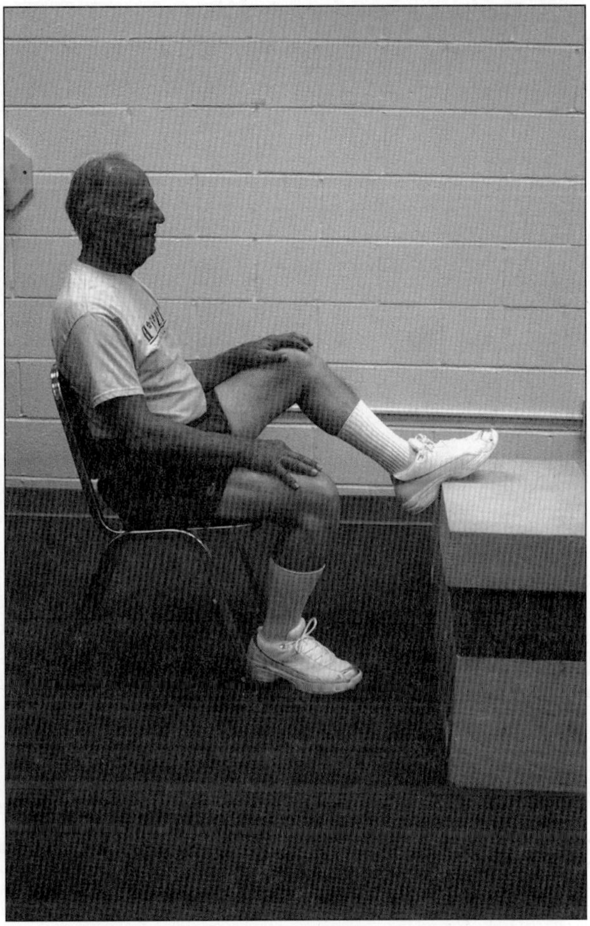

그림 5-7. 앉은 상태에서 발판 검사, 18 inch.

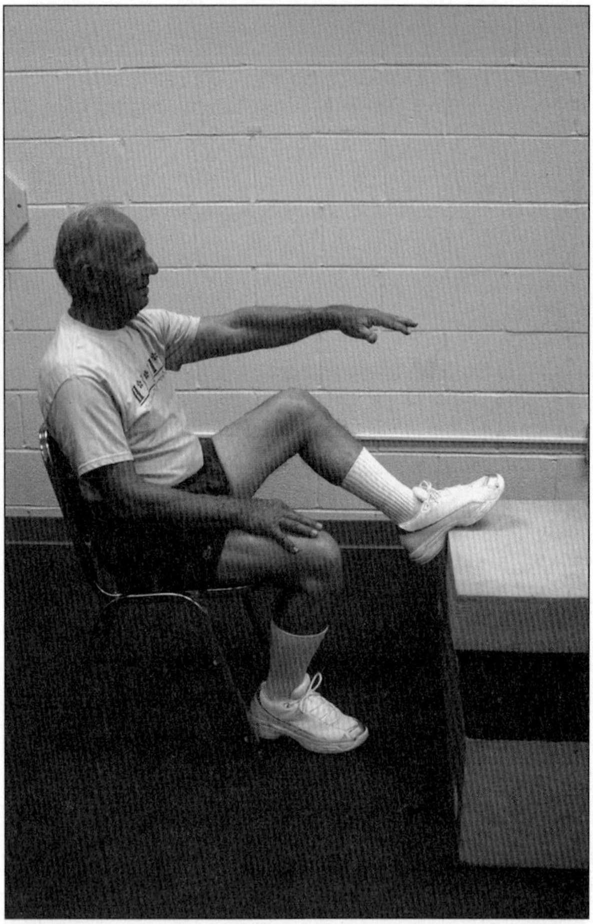

그림 5-8. 앉은 상태에서 팔을 든 채 발판 검사, 18 inch.

테컴세이 발판 검사
(Tecumseh Step Test)

실행(Action)

- 8-inch 벤치를 이용한다; 검사를 설명하고 시범을 보인다.
- 메트로놈 눈금을 96beats/minute(24step/minute)에 맞춘다.
  - ◈ 환자는 발판을 "오르고-오르고, 내리고-내리고, 오르고-오르고, 내리고-내리고"를 3분간 실시한다.
  - ◈ 양발 모두 사용하게 될 것이다.
- 검사가 끝나자마자 바로 심박동수를 기립에서 평가하고, 회복기 30-60초[1] 쯤에 심박동수를 센다
- 규범 데이터와 심박동수를 비교한다.[1, 2]
- 10-69세 까지 5448명의 남성과 여성의 규범 표본[1, 2]

Table 5-16

테컴세이 발판 검사(Tecumseh Step Test)

30-60초 규범 회복기 심박수는 1분 휴식 후 센다

분류	Outstanding	Good	Average	Fair	Poor
나이별 남성					
20-29	34-40	41-44	45-47	48-51	52-59
30-39	35-41	42-45	46-47	48-51	52-59
40-49	37-42	43-46	47-49	50-53	54-60
50-59	37=43	44-47	48-49	50-53	54-62
60-69	35-41	42-46	47-49	50-52	53-59
나이별 여성					
20-39	39-45	46-48	49-52	53-56	57-66
30-39	39-45	46-49	50-52	53-56	57-66
40-49	41-45	46-49	50-53	54-57	58-67
50-59	41-47	48-51	52-54	55-58	59-66
60-69	42-45	46-49	50-51	52-56	57-63

* 표준 3분 발판 검사 후 30-60초에 측정한 심박동수에 근거한 자료(using 8-inch step @24 step/min.)

Adapted from Montoye HJ. Physical activity and health: An Epidemiologic Study of Entire Community. Englewood Cliffs, NJ: Prentice-Hall; 1975.

정상 소견

- 평균(Average), 우수(Good), 그리고 두드러진(Outstanding) 심박동수 회복 반응

양성 소견

- 양호(Fair), 부족(Poor) 회복 심박동수 반응
- 심박동수 혹은 수축기 혈압이 상승 하지 못함; 아주 초기에 다른 징후와 증상

특별 고려사항

- 이 검사는 5.7 METs의 에너지 소비가 필요하며, 이 수치는 중년의 미국 평균 성인들의 격렬한 운동 강도와 동일하다.
- 주로 좌식 생활을 하는 성인들에겐 너무 버거울 수 도 있다.

참고문헌 | References

1. Montoye HJ. *Physical Activity and Health: An Epidemiologic Study of an Entire Community*. Englewood Cliffs, NJ: Prentice-Hall; 1975.
2. Montoye HJ. Circulatory-respiratory fitness. In: Montoye HJ, ed. *Physical Fitness*. Indianapolis, IN: Phi Epsilon Kappa Fraternity; 1970. *An Introduction to Measurement in Physical Education*; vol 4.

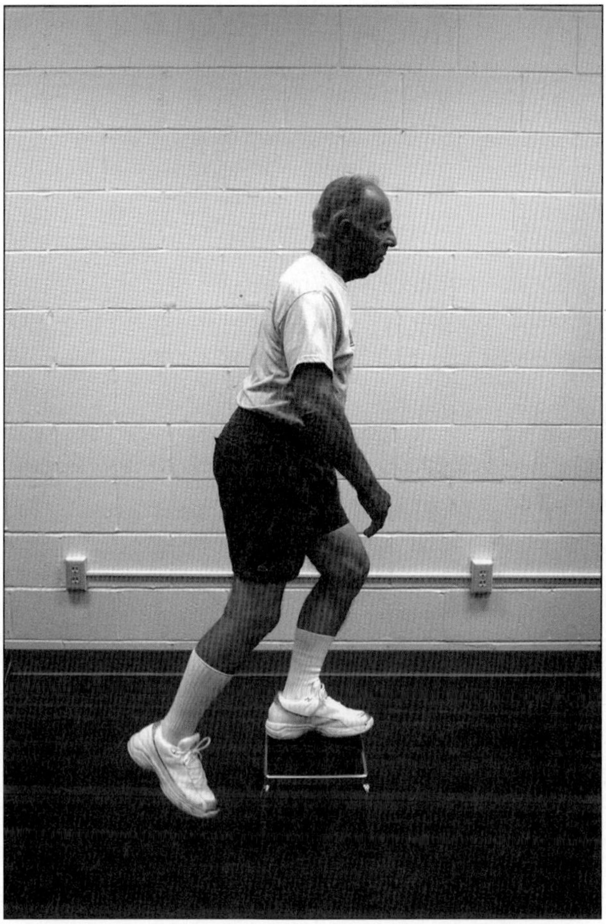

그림 5-9. 테컴세이 발판 검사(Tecumseh Step Test).

YMCA 발판 검사[1, 2]

YMCA STEP TEST[1,2]

실행(Action)

- 12-inch 발판을 사용한다; 설명하고 시범을 보인다.
- 메트로놈 눈금을 96beats/minute(24step/minute)에 맞춘다.
  - ◈ 환자는 발판을 "오르고-오르고, 내리고-내리고, 오르고-오르고, 내리고-내리고"를 3분간 실시한다.
  - ◈ 양발 모두 사용하게 될 것이다.
- 검사하는 동안 발은 마루에 편평하게 놓거나 발판 위에 있어야한다.
- 검사하는 동안 완전히 곧은 자세를 취해야한다.
- 검사가 완료되거나 중단되면 즉시 앉아야한다.
- 검사가 종료되고 10초안에 1분간 심박동수를 측정한다.
- 운동 후 심박동수 측정 후 혈압을 재야한다.
- 규범 데이터와 심박동수 반응을 비교한다.

정상 소견

Table 5-17

남성을 위한 YMCA 발판 검사 심박동수와 체력범주[2]

나이	18–25	26–35	36–46	46–55	56–65	65+
최상(Excellent)	50–76	51–76	49–76	56–82	60–77	59–81
우수(Good)	79–84	79–85	80–88	87–93	86–94	87–92
평균 이상	88–93	88–94	92–98	95–101	97–100	94–110
평균	95–100	96–102	100–105	103–111	103–109	104–110
평균 이하	102–107	104–110	108–113	113–119	111–117	114–118
부족(Poor)	111–119	114–121	116–124	121–126	119–128	121–126
매우 낮은(Very poor)	124–157	126–161	130–163	131–159	131–154	130–151

Adapted from Golding LA, ed. YMCA Fitness Testing and Assessment Manual, 4th ed. Champaing, IL:YMCA of the USA; 2000.

최대하운동평가

Table 5-18

남성을 위한 YMCA 발판 검사 심박동수와 체력범주[2]

나이	18-25	26-35	36-45	46-55	56-65	65+
최상	52-81	58-80	51-84	63-91	60-92	70-92
우수(Good)	85-93	85-92	89-96	95-101	97-103	96-101
평균이상	96-102	95-101	100-104	104-110	106-111	104-111
평균	104-110	104-110	107-112	113-118	113-118	116-121
평균이하	113-120	113-119	115-120	120-124	119-127	123-126
부족(Poor)	121-131	122-129	124-132	126-132	129-135	128-133

Adapted from Golding LA, ed. YMCA Fitness Testing and Assessment Manual, 4th ed. Champaing, IL: YMCA of the USA; 2000.

- 심박동수, 수축기 혈압, 인지된 노력 횟수, 호흡수 증가
- 평균 혹은 평균 이상인 1분 심박동수 반응

비정상 소견

- 운동 불내성(exercise intolerance) 징후와 증상
  - ◈ 심박동수 혹은 혈압 상승 실패
  - ◈ 이완기 혈압 증가 혹은 >100mmHg 미만으로 감소

특별 고려사항

- 이 검사는 7.4 METs의 에너지 소비가 필요하며, 이 수치는 중년의 건강한 미국 성인들의 최대 강도와 동일하다
- 검사 재검사 신뢰도는 높다.(r=0.90)[2]

참고문헌 | References

1. Kasch FW, Phillips WH, Ross WD, Carter JE, Boyer JL. A comparison of maximal oxygen uptake by treadmill and step-test procedures. *J Appl Physiol.* 1966;21:1387-1398.
2. Golding LA, ed. *YMCA Fitness Testing and Assessment Manual,* 4th ed. Champaign, IL: YMCA of the USA; 2000.

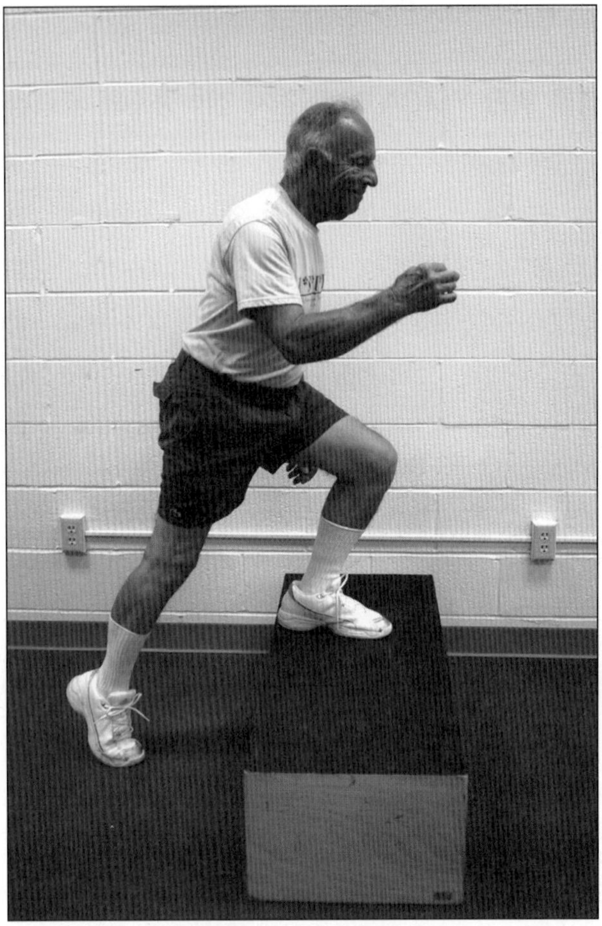

그림 5-10. YMCA 발판 검사.

아스트랜드-라이밍 사이클 에르고미터 검사

(Astrand-Ryhming Cycle Ergometer Test)

실행(Action)

- 눈금이 있는 에르고미터를 사용한다.
- 무릎은 10° 이하로 굽히고 한 쪽 발은 페달 위에서 완전히 편다
- 안정시 혈압과 심박동수를 확인한다.
- 50%- 85% 심박동수 예비 수준에서 심박동수를 확인한다.
- 혈압 커프(가압대)를 같은 장소에 감는다.
- 피실험자를 배려해서 초기 업무량을 택한다.[1]

Table 5-19

아스트랜드-라이밍(Astrand-Ryhming) 사이클 에르고미터 검사를 위한 업무량 선택 테이블[2]

	무조건	조건
남성	300 혹은 600Kg · m · min^{-1}	600 혹은 900Kg · m · min^{-1}
여성	300 혹은 450Kg · m · min^{-1}	450 혹은 600Kg · m · min^{-1}

Adapted from American College of Sports Medicine. ACSM Guidelines for exercise testing and exercise prescription. 7th ed. Philadelphia, PA: Lippincott Williams & Wilkins; 2006.

- 메트로놈은 분당 100회 클릭에, 페달은 50rpm에 눈금을 맞춘다.
  - ◈ 각 비트마다, 한쪽 발은 아래쪽에 위치해야한다.
- 속도계를 이용한 시각 피드백을 쓸 수도 있다.
- 계속해서 적절히 페달속도를 증가 시켜야한다.(246페이지 그림 5-11참고)
- 검사 중 매분마다 심박동수를 기록하고, 5분과 6분을 평균 한다.
  - ◈ 남성과 여성의 심박동수는 각각 122와 120beats/minute이다.[1]
- 운동시와 회복시 혈압을 확보한다.
- 계산 도표(nomogram) 중에서:(247페이지 그림 5-12 참고)
  - ◈ 좌측 눈금에는 평균 심박동수(5분과 6분)를 우측에는 최종 업무량을 표시한다.[1, 2]
  - ◈ 이 두점을 잇는 선을 긋고 이 선이 추정 최대산소섭취량 선의 어느 지점을 가로지르는지 확인한다.[1]

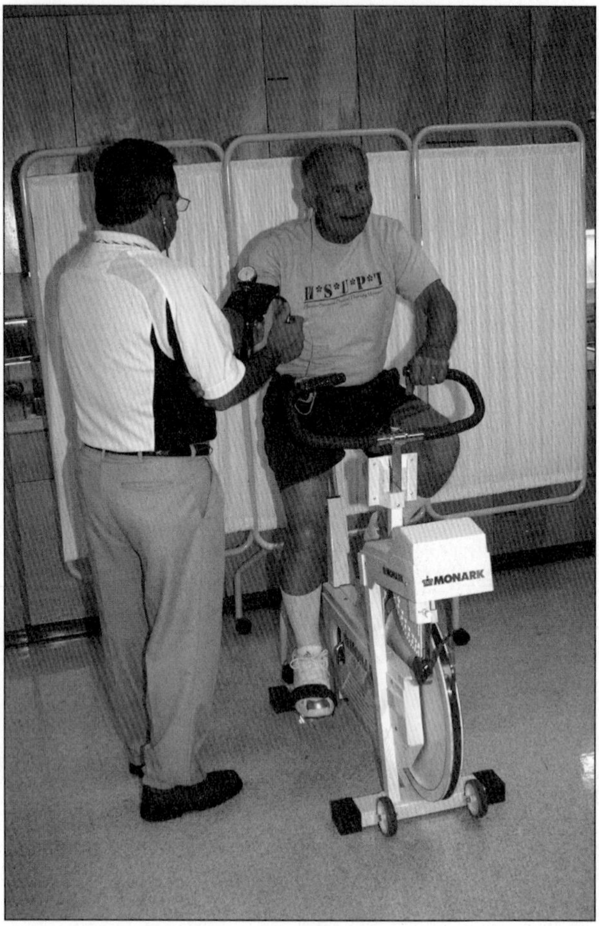

그림 5-11. Astrand-Ryhming 사이클 에르고미터(ergometer) 검사.

- 계산 도표와 나이를 통해 산소 섭취량($L \cdot min^{-1}$)을 구해서, 아래에 있는 성 특이성 통계 방정식(gender specific regression equation)을 이용해 최대산소섭취량을 계산한다.[3]
  - ◈ ♀ $VO_2max(L \cdot min^{-1}) = [0.348(X1) - 0.035(X2)] + 3.011$
  - ◈ ♂ $VO_2max(L \cdot min^{-1}) = [0.302(X1) - 0.019(X2)] + 1.593$

    ★X1=계산도표의 VO_2; X2=나이(yrs)

정상 소견

- 성별에 따른 평균 이상 혹은 평균(264페이지 찾아보기 부록 A 참고)

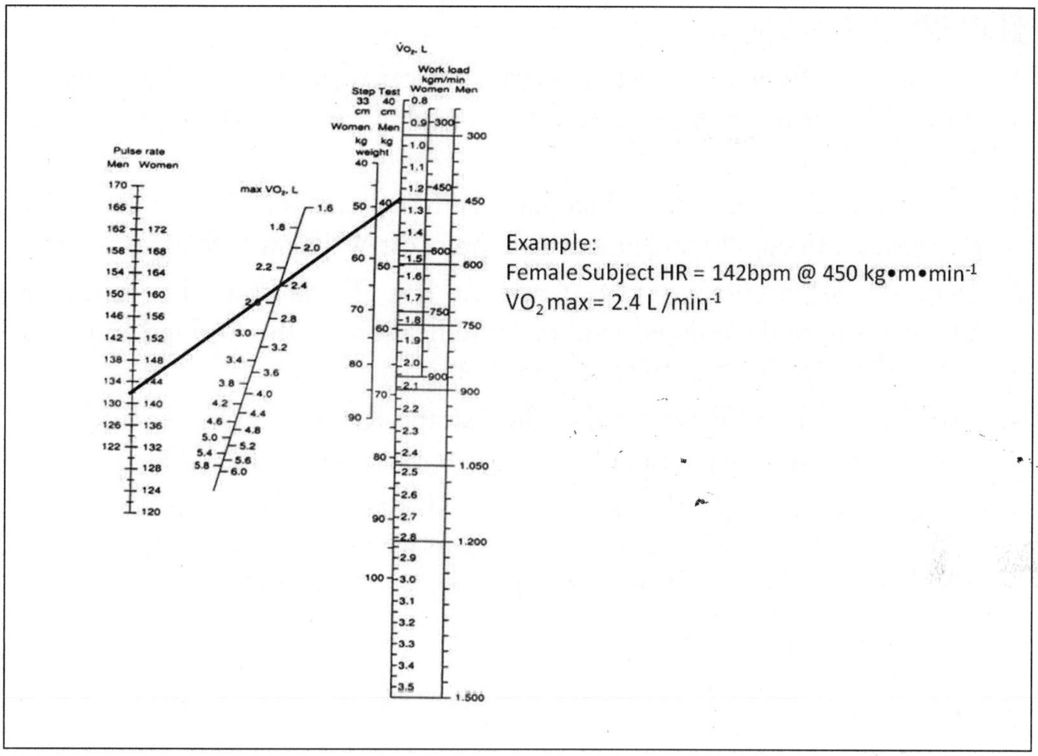

그림 5-12. Astrand-Ryhming 사이클 에르고미터(ergometer) 검사에 대한 표본 계산 도표 그래프 (Used with permission from Astrand PO, Ryhming I. A nomogram for calculation of aerobic capacity(physical fitness) from pulse rate during summaximal work. J Appl Physiol.1954;7:218-221)

비정상 소견

- 성 별 평균이하(264 페이지 찾아보기 부록 A 참고)

특별 고려사항

- 50rpm × 6m/rev × 1Kg=300Kg · m · min^{-1}
  300Kg · m · min^{-1} ÷ 6=50watts
- 검사는 타당[3, 5]하고 신뢰[5]할만 하다
- 보행자와 러너(runner)의 15%정도에서는 사이클 에르고미터로 추정된 최대산소섭취량(VO_2max)이 트레드밀 최대산소섭취량(VO_2max) 보다 크다
- Astrand의 나이 관련 수정 요소는 위 방정식에 쓰이지 않는다.

참고문헌 | References

1. Astrand PO, Ryhming I. A nomogram for calculation of aerobic capacity (physical fitness) from pulse rate during submaximal work. *J Appl Physiol.* 1954;7:218-221.
2. American College of Sports Medicine. *ACSM Guidelines for Exercise Testing and Prescription.* 7th ed. Philadelphia, PA: Lippincott Williams & Wilkins; 2006.
3. Siconolfi SF, Cullinane EM, Carleton RA, Thompson PD. Assessing VO_2max in epidemiologic studies: modification of the Astrand-Ryhming test. *Med Sci Sports Exerc.* 1982;14:335-338.
4. Cink RE, Thomas TR. Validity of the Astrand-Ryhming nomogram for predicting maximal oxygen intake. *Brit J Sports Med.* 1981;15:182-185.
5. Wilmore JH, Roby FB, Stanforth PR, et al. Ratings of perceived exertion, heart rate, and power output in predicting maximal oxygen uptake during submaximal cycle ergometry. *Phys Sports Med.* 1986;14:133-143.

YMCA 사이클 에르고미터 검사

(YMCA Cycle Ergometer Test)

실행(Action)

- 눈금이 있는 사이클 에르고미터를 이용한다.
- 무릎은 10° 이하로 굽히고 한 쪽 발은 페달위에서 완전히 편다
- 안정시 혈압과 심박동수를 확인한다.
- 50%– 85% 심박동수 예비 수준에서 심박동수를 확인한다.
- 준비된 혈압 커프를 감는다.
- 1단계: 피실험자는 50rpm(메트로놈=100beats/minute^{-1})으로 0.5Kg의 저항에 대항하여 페달을 밟는다.(3분간)
- 심박동수는 3단계 중 2분과 3분 동안 정상 상태(±5beats/minute)여야 한다.
- 만약 정상 상태가 없다면, 추가로 몇분 더 페달을 돌려, 3분과 4분을 평균한다; 정상상태가 만족 될 때까지 반복한다.
- 2nd, 3rd, 그리고 4th 단계는 이전 단계에서 얻은 평균 심박동수에 근거한다.

Table 5-20

YMCA 사이클 에르고미터 검사 업무량

1단계	1단계 이후 심박동수	2단계	3단계	4단계
0.5Kg	<80 →	2.5Kg →	3.0Kg →	3.5Kg
0.5Kg	80–89 →	2.0Kg →	2.5Kg →	3.0Kg
0.5Kg	90–100 →	1.5Kg →	2.0Kg →	2.5Kg
0.5Kg	>100 →	1.0Kg →	1.5Kg →	2.0Kg

정확한 작업 업무량(Kg · m · min^{-1})을 확인하기위해, 1회 공전(revolution)에서 플라이휠(flywheel) 이동 거리(6미터), 페달 횟수(보통 50rpm)로 저항(Kg)을 증가 시킨다

Adapted from Golding LA, ed. YMCA Fitness Testing and Assessment Manual, 4th ed. Champaing, IL: YMCA of the USA; 2000.

- 1단계에는 >110 beats/minute보다 큰 정상 상태 심박동수를 보여야하고 2단계는 <150 beats/minute 미만의 정상 상태 심박동수를 보여야한다.

- 그래프를 이용한 최대산소섭취량 추정(그림 5-13과 5-14 참고)
  - ◈ 추정 최대심박동수(220-나이)를 의미하는 수평선을 그린다
  - ◈ 각 단계 별로 정상 상태 심박동수(2분과 3분에)를 그린다
  - ◈ 각 단계에서 이들 평균 심박동수를 관통하는 선을 그린다
  - ◈ 정상 상태 선이 추정 최대심박동수 선을 이등분 할 것이다.
  - ◈ 여기 교차지점에서 수직선을 아래로 그린다
  - ◈ 추정 최대산소섭취량은 X축을 따른다
  - ◈ 최대산소섭취량(L/min)×1000 → mL/min÷체중(Kg) → mL · Kg^{-1} · min^{-1}

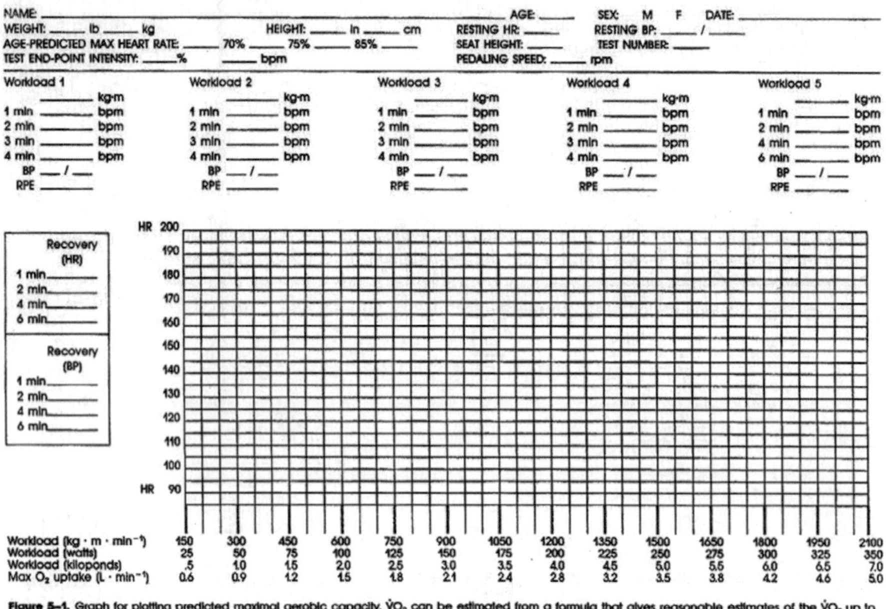

Figure 5-1. Graph for plotting predicted maximal aerobic capacity. $\dot{V}O_2$ can be estimated from a formula that gives reasonable estimates of the $\dot{V}O_2$ up to work rates of about 1200 kg · m · min^{-1} (ACSM[7]: $\dot{V}O_2$ (mL · min^{-1}) = 2 mL · kg^{-1} · m^{-1} × kg · m · min^{-1} + 300 mL · min^{-1}. *Adapted with permission from Golding LA, Myers CR, Sinning WE, eds.* Y's Ways to Physical Fitness. *3rd ed. Champaign, Ill: Human Kinetics Publishers, Inc; 1989:100, YMCA of the USA, 101 N Wacker Dr, Chicago, Ill 60606.*

그림 5-13. 정상 상태 심박동수를 통해 최대산소섭취량과 최대 대사량을 추정(Prediction of VO_2max/max METs from steady-state heart rate).(Used with permission LA.ed.YWCA Fitness and assessment Manual, 4th ed. Champaign, IL:YMCA of the USA; 2000.)

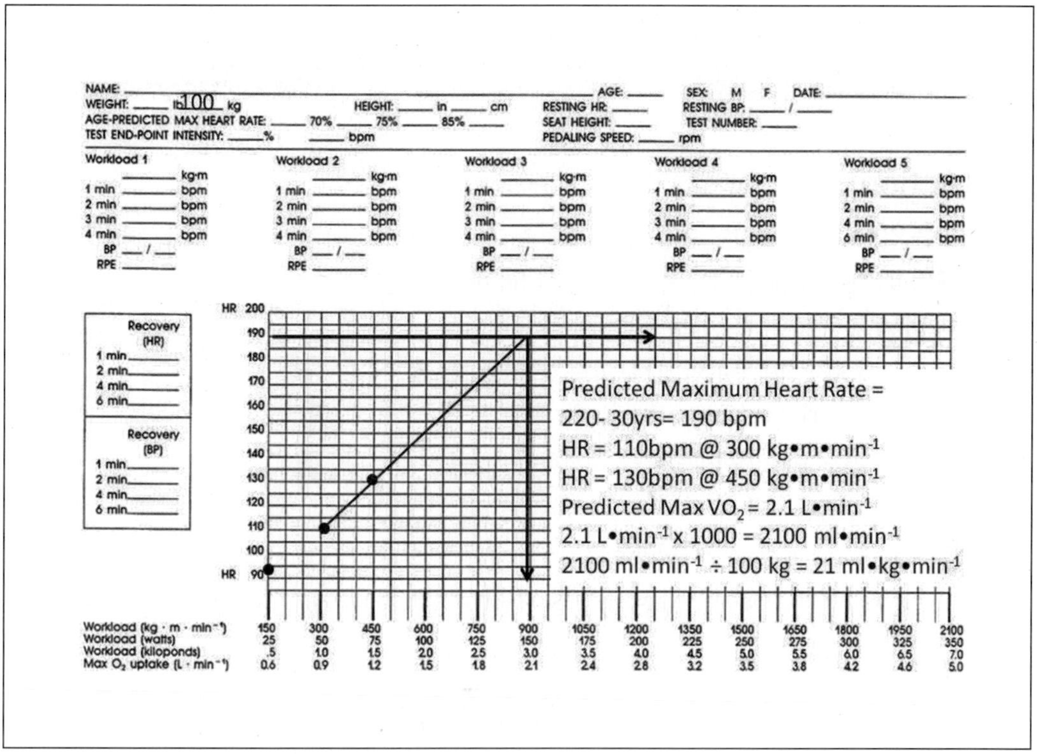

그림 5-14. 심박동수-대사량 산소섭취량 추정 예(Heart rate-METs VO_2 prediction example).(Used with permission LA.ed.YWCA Fitness and assessment Manual, 4th ed. Champaign, IL:YMCA of the USA; 2000.)

정상 소견

- 성별로 최대산소섭취량이 평균 이상이거나 평균(264페이지 찾아보기 부록 A 참고)

비정상 소견

- 성별로 최대산소섭취량이 평균 이하(264페이지 찾아보기 부록 A 참고)

단상 트레드밀 검사

(Single-Stage Treadmill Test)

실행(Action)

- 병력을 청취하고 일반적인 운동 전 평가를 행한다.
- 트레드밀을 0%에 세팅하고, 속도는 2.0-4.5mph로 맞춘다.
- 최대의 50%-70%에 해당하는 심박동수를 구한다.
- 보행 속도는 최대심박동수의 50%-70%가 발생하는 정도여야 한다.
- 4분 동안 걷고, 매분마다 심박동수를 잰다.
- 5%까지 등급을 올리고 심박동수를 측정하면서 4분간 걷는다.
- 최대산소섭취량을 구한다.[1]
- VO_2max = 〔15.1 + 21.8 × 속도(mph)〕 − 〔0.327 × 심박동수(bpm)〕 − 〔0.263 × 속도(mph) × 나이(yrs)〕 + 〔0.00504 × 심박동수 × 나이(yrs)〕 + 〔5.98 × 성(0 = 여성, 1 = 남성)〕

정상 소견

- 성별로 50%이상 혹은 50%의 최대산소섭취량(264페이지 찾아보기 부록 A 참고)
- 정상 혈류역학 반응

비정상 소견

- 성별로 50%이하의 최대산소섭취량(264페이지 찾아보기 부록 A 참고)
- 비정상 혈류역학 반응

특별 고려사항

- 타당성 있고 신뢰 할 만한 검사(r = 0.86, SEE = 4.85mL/Kg/min^{-1})[1]

참고문헌 | References

1. Ebbeling CB, Ward A, Puleo EM, et al. Development of a single-stage submaximal treadmill walking test. *Med Sci Sports Exerc*. 1991;23:966-973.

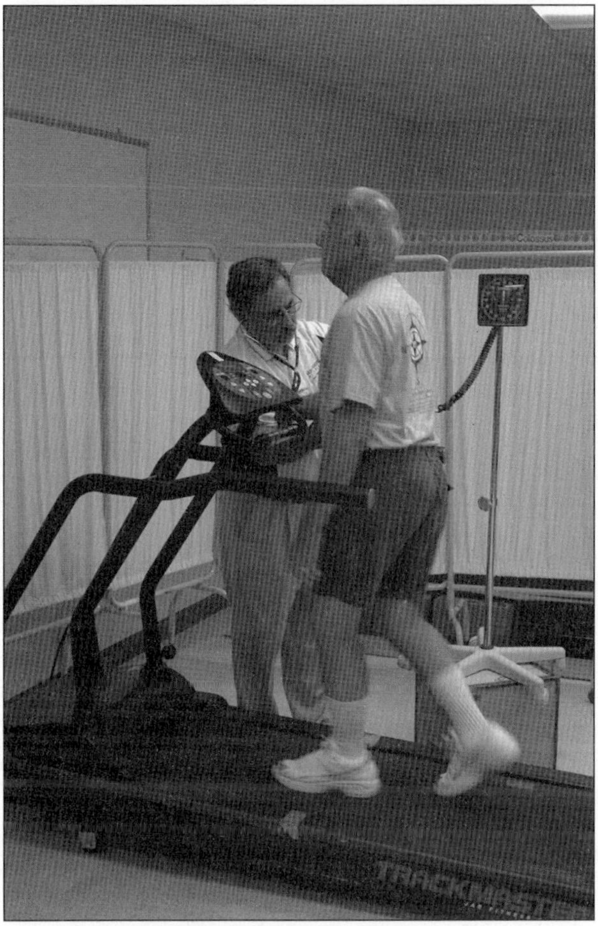

그림 5-15. 트레드밀 검사.

노턴 트레드밀 프로토콜

(Naughton Treadmill Protocol)

실행(Action)

- 병력을 청취하고 일반적인 운동 전 평가를 행한다.
- 의뢰인에게 각각의 3분 단계 동안 걷거나 뛰도록 교육한다.
- 정상 상태 심박동수, 혈압, 그리고 인지된 노력을 기록한다.

Table 5-21

노턴(Naughton) 트레드밀 프로토콜[1]

단계(Stage)	% 등급(Grade)	속도(MPH)	$VO_2max(mL \cdot kg^{-1} \cdot min^{-1})$
1	0	2	7.0
2	3.5	2	10.5
3	7.0	2	14.0
4	10.5	2	17.5
5	14.0	2	21.0
6	17.5	2	24.5
7	12.5	3	28.0
8	15.0	3	31.5
9	17.5	3	35.0

Modified from Altug Z, Hoffman JL, Martin JL. clinical Exercise Testing, Prescription, and Rehabilitation. Norwalk, CT: Appleton-lange; 1993.

- 추정 최대심박동수를 나타내는 수평선을 그린다
- 그래프를 이용하여 최대산소섭취량 추정
  - ◈ 추정 최대 심박동수(220-나이)를 의미하는 수평선을 그린다
  - ◈ >110 심박동수 < 150beats/minute인 단계(2분과 3분에)에서 정상 상태 심박동수를 그린다
  - ◈ 각 단계에서 이들 평균 심박동수를 관통하는 선을 그린다
  - ◈ 정상 상태 선이 추정 최대 심박동수 선을 이등분 할 것이다.
  - ◈ 여기 교차지점에서 수직선을 아래로 그린다
  - ◈ 추정 최대산소섭취량은 X축을 따른다.

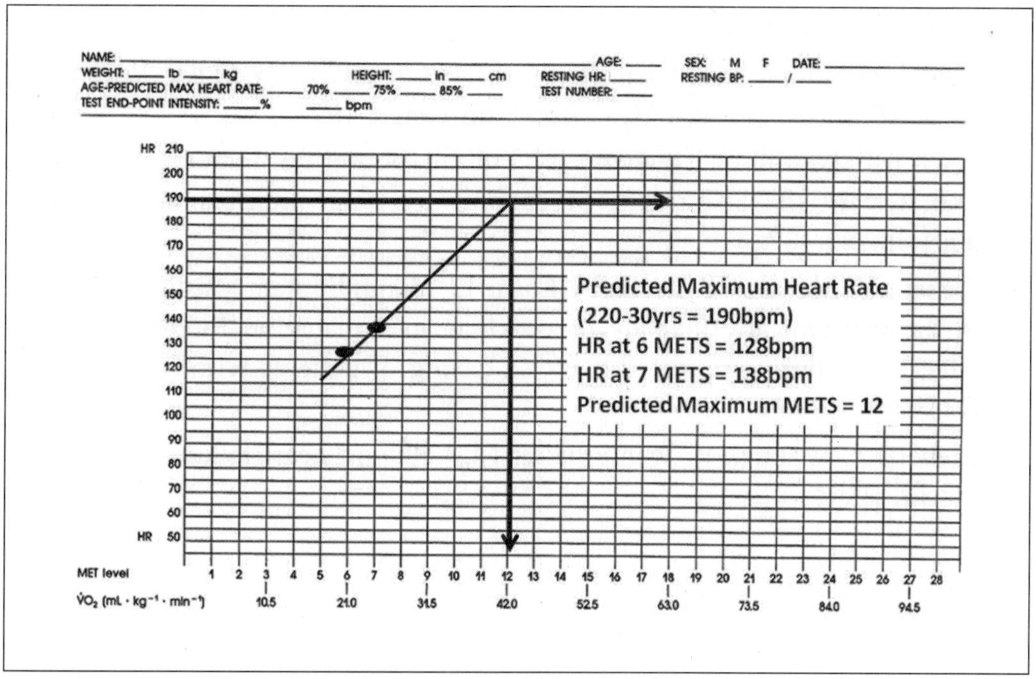

그림 5-16. 심박동수-대사량 산소섭취율 추정 예.(Used with permission from Altug Z, Hoffman JL, Martin JL.Maual of Clinical Exercise Testing, Prescription, and Rehabilitation. Norwalk, CT:Appleton-Lange; 1993.)

정상 소견

- 적절한 혈류역학적 반응 그리고 평균이상 혹은 평균의 최대산소섭취량(206페이지 Table 5-3 참고)

양성 소견

- 부적절한 혈류역학적 반응 그리고 평균이하 최대산소섭취량(206페이지 Table 5-3 참고).

특별 고려사항

- 3분 단계 당 1MET씩 증가하고 초기 강도가 낮음
- 낮은 초기 강도와 1MET씩 증가하기 때문에 걸을 수 있는 사람을 위해 최상인 트레드 밀 프로토콜
- 심장 이식 환자에게 알맞다(r=0.83)[2]
- 학습 효과는 80%의 최대하 강도에서 나타난다; 연습을 권장 해야한다.[3]
- 심부전 환자에게 가장 일반적으로 이용되는 프로토콜[4]

참고문헌 | References

1. Altug Z, Hoffman JL, Martin JL. *Manual of Clinical Exercise Testing, Prescription, and Rehabilitation.* Norwalk, CT: Appleton-Lange; 1993.
2. Lewis ME, Newall C, Townend JN, Hill SL, Bonser RS. Incremental shuttle walk test in the assessment of patients for heart transplantation. *Heart.* 2001;86:183-187.
3. Russell SD, McNeer FR, Beere PA, Logan LJ, Higginbotham MB. Improvement in the mechanical efficiency of walking: an explanation for the "placebo effect" seen during repeated exercise testing of patients with heart failure. *Am Heart J.* 1998;135:107-114.
4. Kleber FX, Waurick P, Winterhalter M. CPET in heart failure. *Eur Heart J.* 2004;6:18-25.

휠체어 검사
(Wheelchair Test)

실행(Action)

- 병력을 청취하고 일반적인 운동 전 평가를 행한다.(혈압, 심박동수, 신장 체중, 나이)
- 환자에게 심박동수 모니터를 준비해준다
- 검사를 설명하고 시범을 보여준다
  ◈ 12분 안에 가능한 멀리 실외 400미터 둘레[1] 혹은 실내 트랙[2] 0.1마일을 돈다
- 표준화된 구두 격려를 쓴다

정상 소견

- 검사하는 동안 심박동수, 환기, 혈압 증가
- 추정 최대산소섭취량 점수와 이동 거리가 평균 혹은 그 이상

Table 5-22

휠체어 검사 기준(norms)

실내 검사[2]		실외 검사[1]		
거리 (miles)	VO_2max mL • kg^{-1} • min^{-1}	거리 (miles)	VO_2max mL • kg^{-1} • min^{-1}	체력수준
<0.63	<7.7	<0.62	<12	부족(Poor)
0.6–0.86	7.7–14.5	.62–.87	13–17	평균 이하
0.87–1.35	14.6–29.1	.87–1.06	18–28	평균
1.36–1.59	29.2–36.2	1.06–1.24	28–35	우수(Good)
≥1.60	>36.3	>1.24	>36	최상

Modified from Rhodes EC, McKenzie DC, Coutts KD, Rogers AR. A field rest for the prediction of aerobic capacity in male paraplegics and quadriplegics. Can J Appl Sport Sci. 1981;6:182–186 and Franklin BA, Swant다 KI, Grais SL, Johnstone Ks, Gordon S, Timmis GC. Field test estimation of maximal oxygen consumption in Wheelchair users. Arch Phys Med Rehabi. 1990;71:574–578.

양성 소견

- 추정 최대산소섭취량 점수와 이동 거리가 평균 이하

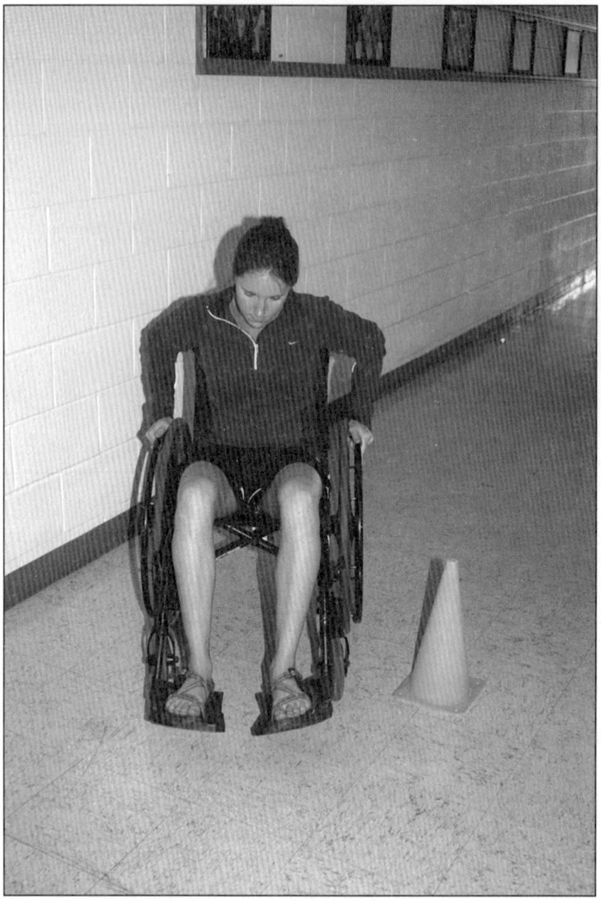

그림 5-17. 휠체어 검사.

특별 고려사항

- 모든 규범 데이터는 남성 휠체어 사용자로부터 얻어진 것 이다.
- 실외((r=0.88) 및 실내 검사(r=0.84)에서 암-사이클(Arm-cycle) 최대 산소섭취량과 휠체어 추진거리는 높은 상관관계가 있었다.

참고문헌 | References

1. Rhodes EC, McKenzie DC, Coutts KD, Rogers AR. A field test for the prediction of aerobic capacity in male paraplegics and quadriplegics. *Can J Appl Sport Sci.* 1981;6:182-186.
2. Franklin BA, Swantek KI, Grais SL, Johnstone KS, Gordon S, Timmis GC. Field test estimation of maximal oxygen consumption in wheelchair users. *Arch Phys Med Rehabil.* 1990;71:574-578.

말하기 검사(무산소 운동역치 간접 평가)

The Talk Test(Indirect Assessment of Anaerobic Threshold)

실행(Action)

- 운동 검사를 진행하는 과정 혹은 강도를 세팅하는 동안 측정한다.[1]
- 환자에게 국기에 대한 맹세(Pledge of Allegiance)를 큰소리로 읽도록 한다.
- 편안하게 말 할 수 있는지 환자에게 물어본다[1-3]
  - ◈ 가능한 대답은 "예", "잘모르겠다", "아니오"[1-3]이다.

정상 소견

- 편안하게 말하는 수준으로서 일반 대중을 위한 운동강도 권고
- 격렬한 운동선수가 늘 하는 식 대로 편하게 말하는 수준 이상, 그 정도, 이하로 운동함

비정상 소견

- 특별한 운동 목적이 없다면, 대부분의 성인은 편안하게 말하는 수준 아래 강도로 운동할 필요가 없다.

Table 15-23

소견[1, 2]

가능한 반응	환기 역치에 관해	집단[3, 4]
예	아래	대학생, 심장 질환 환자
확실하지 않음	그 수준 혹은 아래	대학생, 심장 질환 환자
아니오	위에	대학생, 심장 질환 환자

다른 운동 강도 자료도 또한 모아야한다[2]

특별 고려사항

- 말하는 것이 불편하다는 것은 환기 역치에 이르렀다는 것이다.
- 심장 환자인 경우 환기 역치에 다다르면 심근허혈이 올 수 있다.[4]
- 건강한 사람인 경우, 체력 단련을 하는 동안 역치를 초과 할 필요는 없다.
- 토크(talk) 검사는 사이클 에르고미터와 트레드밀[3]을 타는 대학생 들에게 매우 일관성 있는 운동처방법이다.
- 정상 심박동수와 상대적 최대산소섭취량 운동처방 강도[4] 범위 내에서는 긍정적이고 모호한 대답이 나올 것이다.

참고문헌 | References

1. Dehart-Beverley M, Foster C, Porcari JP, Fater DCW, Mikat RP. Relationship between the talk test and ventilatory threshold. *Clin Exerc Physiol*. 2000;2:34-38.
2. Voelker SA, Foster C, Porcari JP, Skemp KM, Brice G, Backes R. Relationship between the talk test and ventilatory threshold in cardiac patients. *Clin Exerc Physiol*. 2002;4:120-123.
3. Persinger R, Foster C, Gibson M, Fater DC, Porcari JP. Consistency of the talk test for exercise prescription. *Med Sci Sports Exerc*. 2004;36:1632-1636.
4. Meyer K, Samek L, Pinchas A, Baier M, Betz P, Roskamm H. Relationship between ventilatory threshold and onset of ischaemia in ECG during stress testing. *Eur Heart J*. 1995;16:623-630.

목표 심박수 계산
(Calculating Target Heart Rates)

최대심박동수 추정(PMHR)

- 220-나이= 추정된 최대심박동수

목표 심박수 계산(Calculate Target Heart Rates)

- **방법1**: 심박동수 이용
  - ◈ 최대심박동수 추정
  - ◈ 안정시 심박동수(RHR) 측정
  - ◈ 운동 강도 선택
    - ☆ 심신이 매우 약하거나 많이 아픈 대상자는 40%
    - ☆ 조금 심신이 약한 대상자는 50%
    - ☆ 좌식 생활을 많이 하는 대상자는 >50%
    - ☆ 일반 사람들은 <85%
  - ◈ 목표 심박동수 = [(최대 심박동수 추정(PMHR) − 안정시 심박동수(RHR) × 안정시 심박동수]
  - ◈ 특별 고려사항
    - ☆ 이 방법은 두 번째 방법 보다 다소 덜 보수적이다.
    - ☆ 이 방법의 운동 강도는 최대 산소 소모의 동일 백분율에 상응한다.
- **방법 2**: 직선 백분율(straight percentage)
  - ◈ 최대심박동수 추정(PMHR) x 강도
- **방법 3**: 심박동수 플러스 방법
  - ◈ 안정시 심박동수+20 beats/minute[1]
    - ☆ 최근에 심근 경색을 겪은 환자 혹은 극심한 걱정 혹은 위기가 있는 환자
  - ◈ 안정시 심박동수+30 beats/minute[1]
    - ☆ 혈관 이식 받은 환자를 위해(관상동맥 우회술, 스텐트)

예(Example)

- 환자1: 일견 건강한 사람
- 50세, 안정시 심박동수 = 70beats/minute
- 최대심박동수 추정(PMHR) = 170beats/minute(220−50)

방법1

- [최대심박동수 추정(PMHR) − 안정시 심박동수(RHR) × 강도] + 안정시 심박동수
- [(170 − 70) × .7] + 70

- [(100) × .7] + 70
- 목표 심박동수 = 140beats/minute

방법2

- PMHR ×강도
- 170 × 0.70
- 목표 심박동수 = 119 beats/minute

조기 재활(입원 환자)

- RHR + 20beats/minute[1]
- 목표 심박동수 = 70 + 20 = 90beats/minute

약간 심각한 심장 상태

- 환자 한명이 흉통으로 응급실을 내원해서 스텐트(stent)시술을 받았다
- RHR + 30beats/minute[1]
- 목표 심박동수 = 70 + 30 = 100beats/minute

참고문헌 | References

1. American College of Sports Medicine. *ACSM Guidelines for Exercise Testing and Prescription*. 7th ed. Philadelphia, PA: Lippincott Williams & Wilkins; 2006.

부 록

(Appendices)

부록 A

최대 유산소 운동력
(Maximal Aerobic Power)

남성에서 최대 유산소 운동력에 대한 백분위수
(Percentile Values for Maximal Aerobic Power in Men)(mL · $kg^{-1}min^{-1}$)

	나이				
백분위수	20-29	30-39	40-59	50-59	60+
90	51.4	50.4	48.2	45.3	42.5
80	48.2	46.2	44.1	41.0	38.1
70	46.8	44.6	41.8	38.5	35.3
60	44.2	42.4	39.9	36.7	33.6
50	42.5	41.0	38.1	35.2	31.8
40	41.0	38.9	36.7	33.8	30.2
30	39.5	37.4	35.1	32.3	28.7
20	37.1	35.4	33.0	30.2	26.5
10	34.5	32.5	30.9	28.0	23.1

여성에서 최대 유산소 운동력에 대한 백분위수
(Percentile Values for Maximal Aerobic Power in Men)(mL · $kg^{-1}min^{-1}$)

	나이				
백분위수	20-29	30-39	40-49	50-59	60+
90	44.2	41.0	39.5	35.2	35.2
80	41.0	38.6	36.3	32.3	31.2
70	38.1	36.7	33.8	30.9	29.4
60	36.7	34.6	32.3	29.4	27.2
50	35.2	33.8	30.9	28.2	25.8
40	33.8	32.3	29.5	26.9	24.5
30	32.3	30.5	28.3	25.5	23.8
20	30.6	28.7	26.5	24.3	22.8
10	28.4	26.5	25.1	22.3	20.8

Adapted from: ACSM's Guidelines for exercise testing and Exercise Prescription. 7th ed. Philadelphia, PA: Lippincott, Williams & Wilkins; 2006.

부록 B

모나크 사이클 에르고미터 조정[1]

(Monark Cycle Ergometer Calibration)

실행(Action)

- 기계적 사이클 에르고미터 눈금을 조정하고 환자는 적절한 리듬을 유지해야 한다
- 다리 사이클 에르고미터 눈금 조정:
  - ◈ 저항 벨트를 분리시킴
  - ◈ 금속판에 "0"을 추와 맞춘다
  - ◈ 만약 맞지 않으면 정열이 맞을 때까지 윙 너트(wing nut)로 조정한다
  - ◈ 4Kg의 무게를 고리에 걸고 금속판에 숫자와 추가 일치하는지 확인한다
  - ◈ 맞지 않으면 스크루드라이버(screwdriver)로 조정 나사를 돌린다
  - ◈ "0"을 다시 확인한다

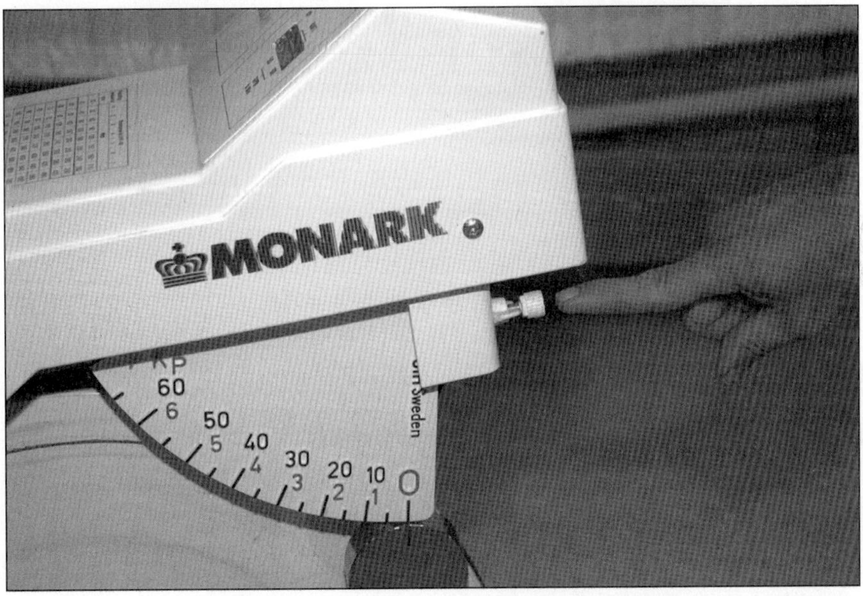

그림 B-1. 사이클 눈금 조정(윙너트를 가리킴)

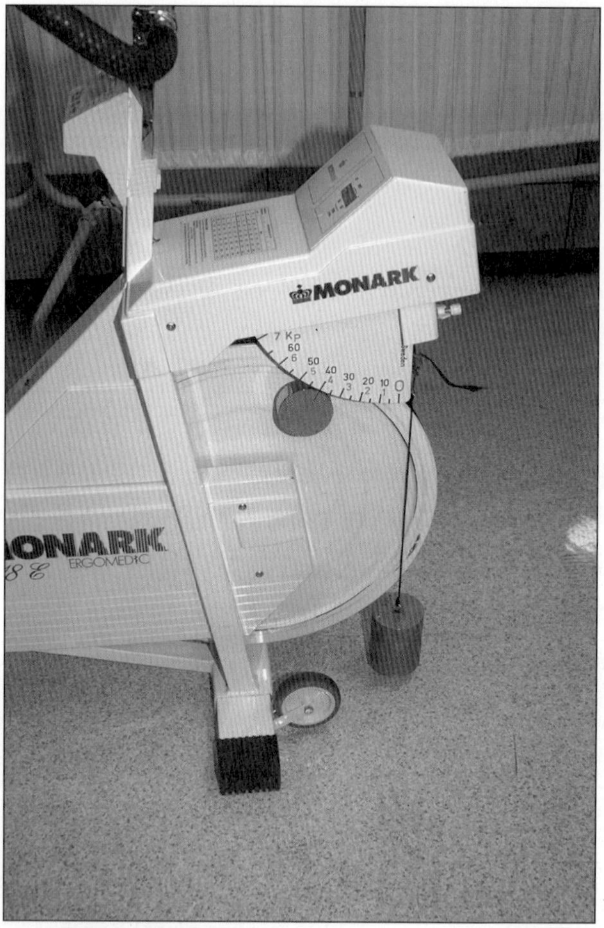

그림 B-2. 사이클 눈금 조정(측정 무게를 걸다).

참고문헌 | References

1. Astrand PO. *Work Tests With the Bicycle Ergometer*. Varberg, Sweden: Monark Crescent AB; 1988:14.

부록 C

트레드밀 조정

(Treadmill Calibration)

실행(Action)

- 속도 조정
  - ◈ 전체 벨트 길이를 측정
  - ◈ 테이프로 "시작 점"을 표시한다
  - ◈ 벨트 전체 길이를 측정하기 위해 벨트가 굴러 가도록(그림 C-1) 손으로 민다
  - ◈ 우측, 좌측, 그리고 중간 벨트 길이 두배와 평균 길이를 측정한다
  - ◈ 트레드밀 측면에 시작점을 표시한다
  - ◈ 특정 속도로 시작한다
  - ◈ 벨트 시작점이 트레드밀 시작점을 지나 갈 때 스톱워치를 작동시킨다
  - ◈ 트레드밀에서 완전한 10th 공회전이 이루어지는 특정 지점을 벨트가 지나가는 순간 스톱워치를 멈추게 한다
  - ◈ 분당회전수(Rev/min)= 600/10번
  - ◈ 마일(MPH)= 벨트길이(인치) x #분당회전수 ÷ 1056
    - ☆ 1056=시간당 마일을 분당 인치(inch)로 전환
- 조정
  - ◈ 측정한 속도가 면판(faceplate) 속도에 비해 ±0.5mph를 초과하여 차이가 나면 적절한 조정이 필요하다
    - ☆ 조절 패널(panel) 전방 작은 구멍 안에 눈금 조정나사를 이용하거나 서비스 직원을 부른다
  - ◈ 여러분의 설비에서 일반적으로 쓰이는 프로토콜 전반의 정확성을 확인하기 위해 속도를 다르게 하여 눈금 조정 과정을 반복한다
  - ◈ 눈금 확인을 기록한다
- 상승 혹은 경사 측정(그림 C-2와 C-3)
  - ◈ 만약 마루와 트레드밀이 수평하다면(분도기 각도 = 0°)
    - ☆ 거리 내내 보통 사용되는 등급 몇가지를 검사하라.
  - ◈ 경사 조정 검사(간단한 방법)
    - ☆ 일반적으로 동네 가게에서 구입 가능한 분도기(protractor) 사용

☆ $45^\circ / 100\% = X^\circ /$선택된 경사%

☆ 10% 경사를 이용하면 4.5° 가 된다

☆ 만약 실제 상승이 면판 수치보다 0.5% 더 큰 차이가 난다면 적절한 조정을 하거나 서비스 기사를 부른다

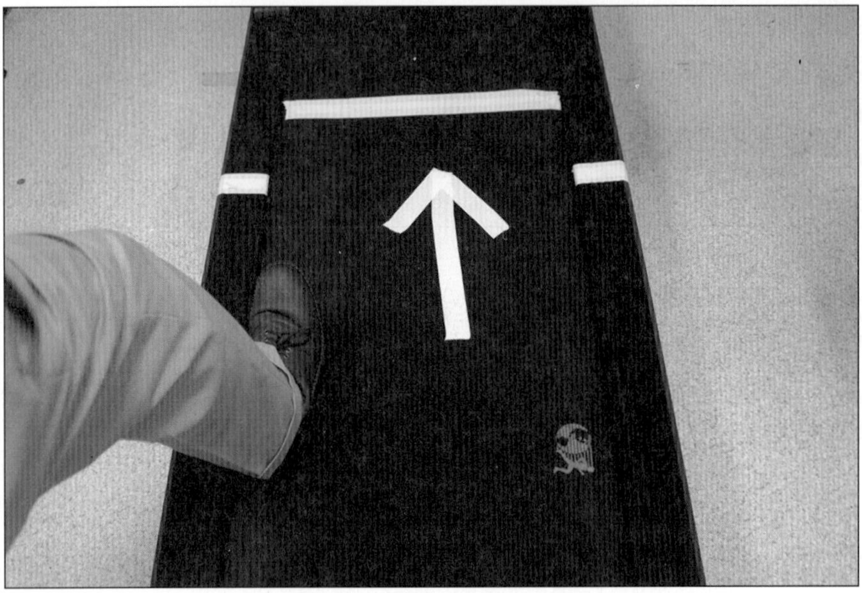

그림 C-1. 트레드밀 속도 조정.

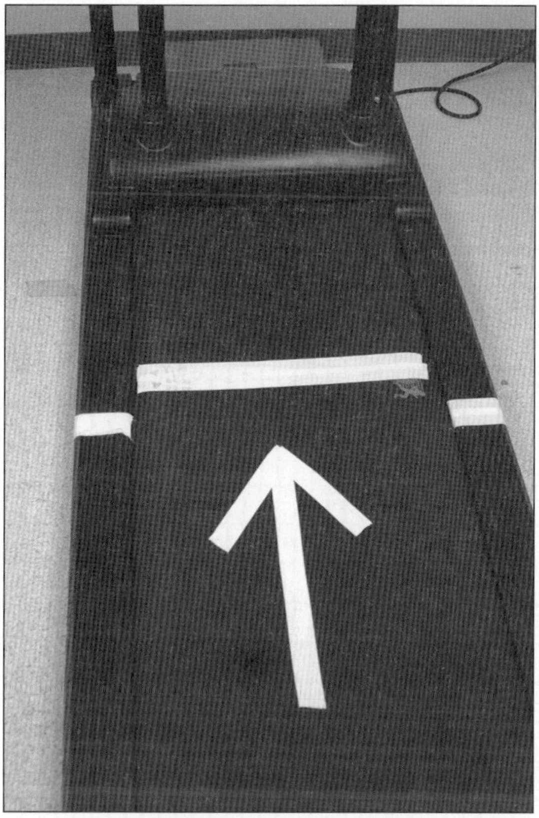

그림 C-2. 드레드밀 수준.

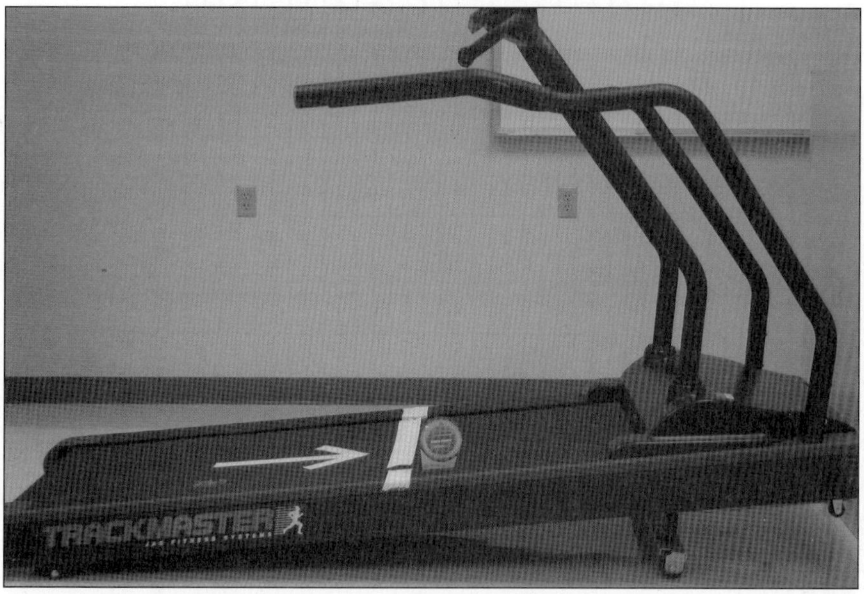

그림 C-3. 트레드밀 상승=10%, 분도기 각도=4.5°.

부록 D

정상 상태 심박동수를 통한 최대산소섭취량/최대대사량 추정

(Prediction of VO_2Max/Max METs From Steady-State Heart Rate)

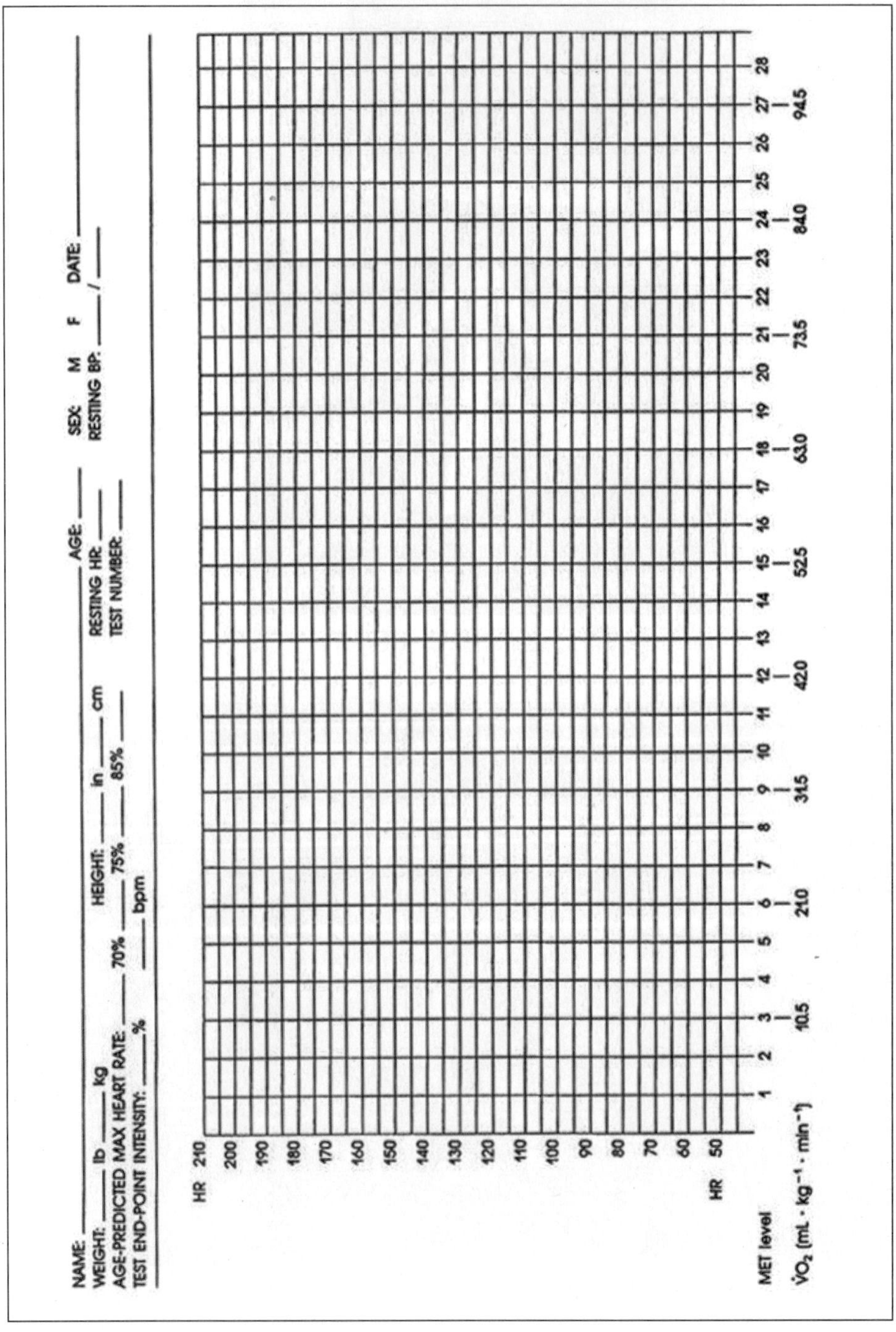

그림 D-1. 추정 최대 유산소운동 능력을 도표화 하기 위한 그래프. 그림 5-16. 심박동수-대사량 산소섭취량 예.(Used with permission from Altug Z, Hoffman JL, Martin JL. Maual of Clinical Exercise Testing, Prescription, and Rehabilitation. Norwalk, CT: Appleton-Lange; 1993.)

부록 E

YMCA 심박동수-최대산소섭취량 차트

(YMCA HR-VO_2max Chart)

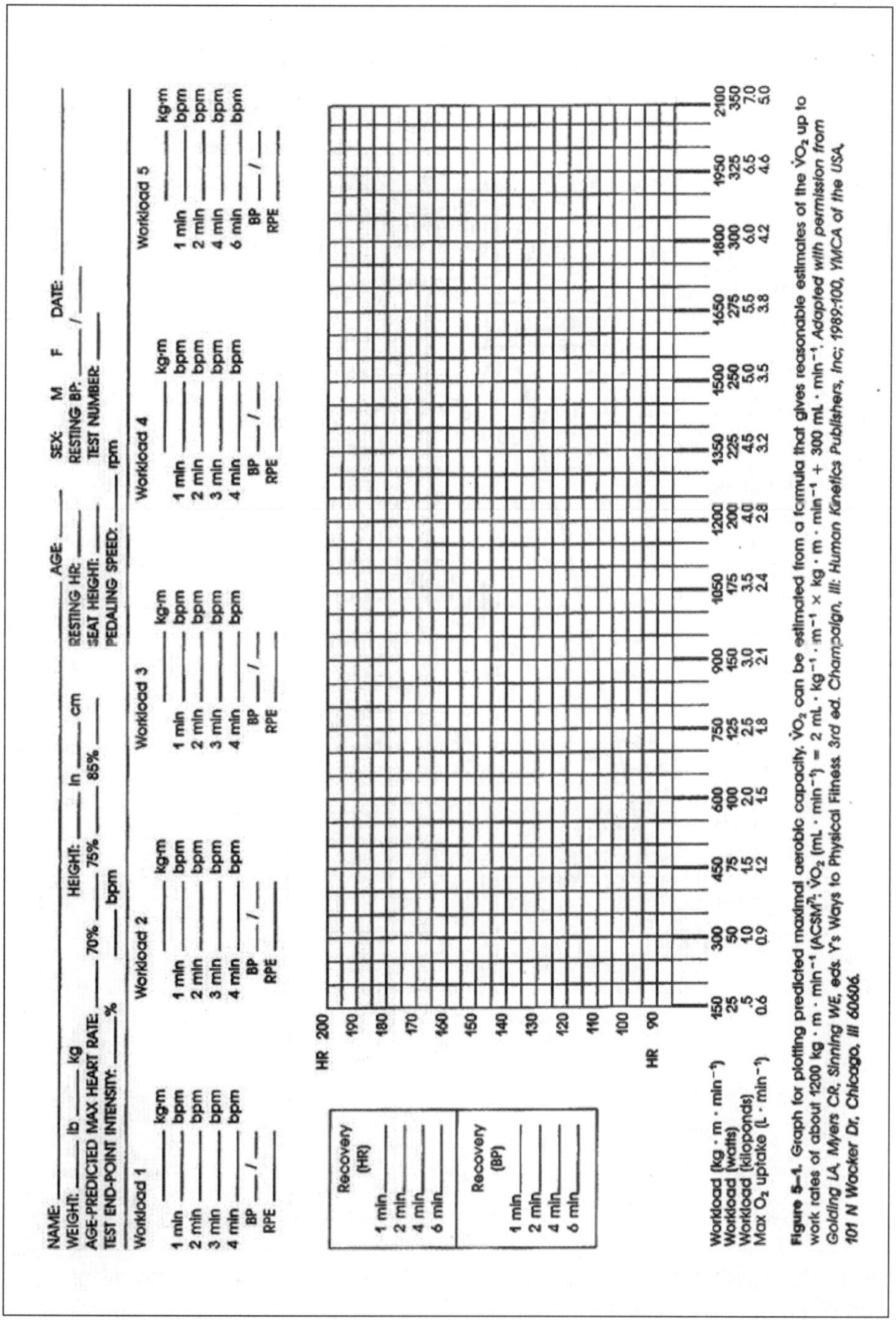

그림 E-1. 추정 최대 유산소운동 능력을 도표화 하기 위한 그래프.(Used with permission LA. ed. YMCA Fitness and Assessment Manual, 4th ed. Champaign, IL: YMCA of the USA; 2000.)

부록 F

아스트랜드-라이밍 노모그램
(Astrand-Ryhming Nomogram)

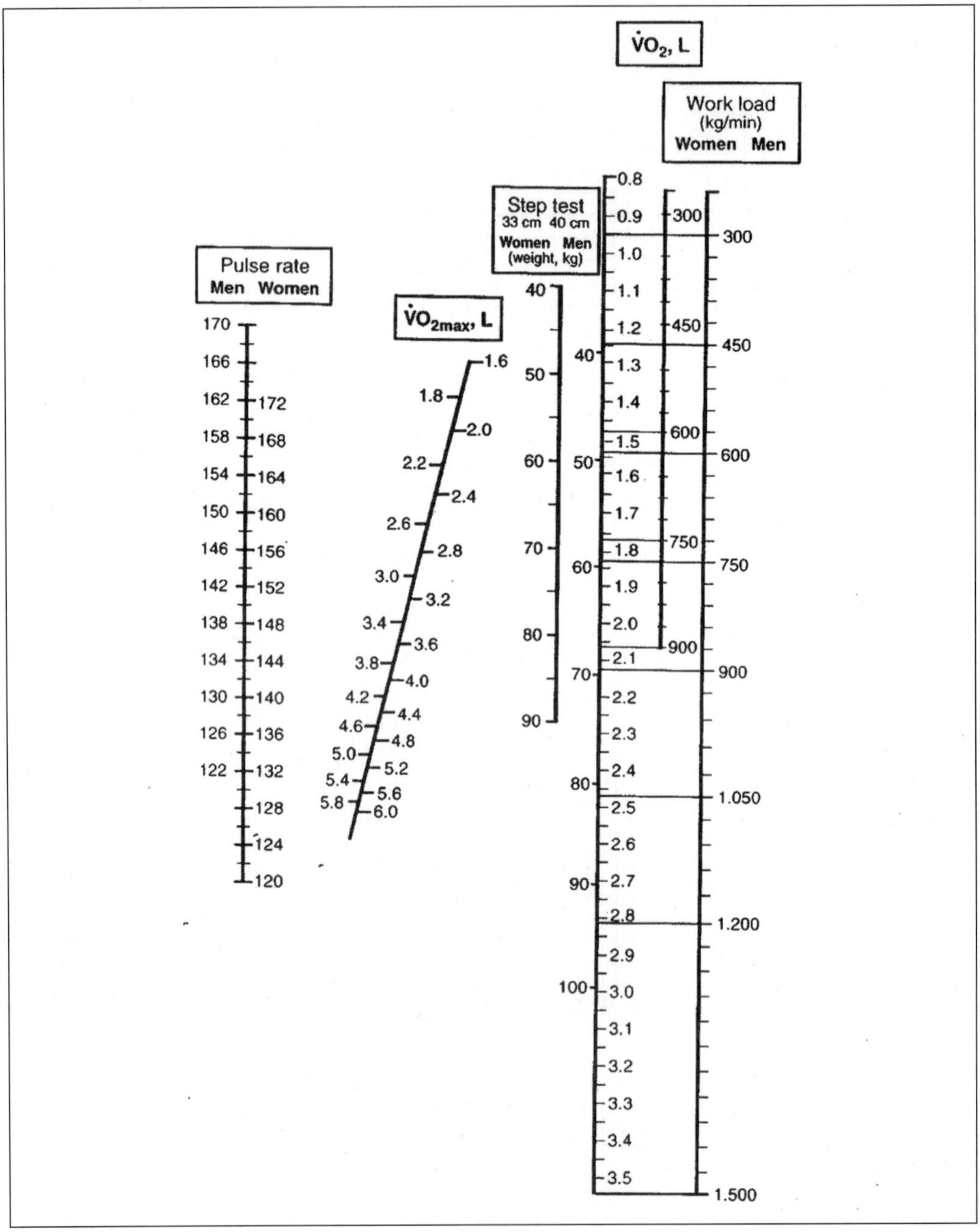

그림 F-1. (Used with permission from Astrand PO, Ryhming I. A nomogram for calculation of aerobic capacity (physical fitness) from pulse rate during summaximal work. J Appl Physiol. 1954;7:218-221)

찾아보기
(Index)